全国中医药行业中等职业教育"十三五"规划教材

外科学基础

（第二版）

（供中医、中药、农村医学、中医康复保健、康复技术、护理等专业用）

主 编◎伞 宁

U0335345

中国中医药出版社
·北 京·

图书在版编目（CIP）数据

外科学基础 / 伞宁主编 . —2 版 .—北京：中国中医药出版社，2018.8（2022.3重印）
全国中医药行业中等职业教育"十三五"规划教材
ISBN 978 – 7 – 5132 – 4912 – 6

Ⅰ . ①外…　Ⅱ . ①伞…　Ⅲ . ①外科学—中等专业学校
—教材　Ⅳ . ① R6

中国版本图书馆 CIP 数据核字（2018）第 079901 号

中国中医药出版社出版

北京经济技术开发区科创十三街 31 号院二区 8 号楼
邮政编码　100176
传真　010-64405721
保定市西城胶印有限公司印刷
各地新华书店经销

开本 787×1092　1/16　印张 20.75　字数 432 千字
2018 年 8 月第 2 版　2022 年 3 月第 2 次印刷
书号　ISBN 978 – 7 – 5132 – 4912 – 6

定价　79.00 元
网址　www.cptcm.com

服 务 热 线　010-64405510
购 书 热 线　010-89535836
维 权 打 假　010-64405753

微信服务号　zgzyycbs
微商城网址　https：//kdt.im/LIdUGr
官 方 微 博　http：//e.weibo.com/cptcm
天猫旗舰店网址　https：//zgzyycbs.tmall.com

如有印装质量问题请与本社出版部联系（010-64405510）

李伏君（千金药业有限公司技术副总经理）

李灿东（福建中医药大学校长）

李建民（黑龙江中医药大学佳木斯学院教授）

李景儒（黑龙江省计划生育科学研究院院长）

杨佳琦（杭州市拱墅区米市巷街道社区卫生服务中心主任）

吾布力·吐尔地（新疆维吾尔医学专科学校药学系主任）

吴　彬（广西中医药大学护理学院院长）

宋利华（连云港中医药高等职业技术学院教授）

迟江波（烟台渤海制药集团有限公司总裁）

张美林（成都中医药大学附属针灸学校党委书记）

张登山（邢台医学高等专科学校教授）

张震云（山西药科职业学院党委副书记、院长）

陈　燕（湖南中医药大学附属中西医结合医院院长）

陈玉奇（沈阳市中医药学校校长）

陈令轩（国家中医药管理局人事教育司综合协调处副主任科员）

周忠民（渭南职业技术学院教授）

胡志方（江西中医药高等专科学校校长）

徐家正（海口市中医药学校校长）

凌　娅（江苏康缘药业股份有限公司副董事长）

郭争鸣（湖南中医药高等专科学校校长）

郭桂明（北京中医医院药学部主任）

唐家奇（广东湛江中医学校教授）

曹世奎（长春中医药大学招生与就业处处长）

龚晋文（山西卫生健康职业学院/山西省中医学校党委副书记）

董维春（北京卫生职业学院党委书记）

谭　工（重庆三峡医药高等专科学校副校长）

潘年松（遵义医药高等专科学校副校长）

赵　剑（芜湖绿叶制药有限公司总经理）

梁小明（江西博雅生物制药股份有限公司常务副总经理）

龙　岩（德生堂医药集团董事长）

中医药职业教育是我国现代职业教育体系的重要组成部分，肩负着培养新时代中医药行业多样化人才、传承中医药技术技能、促进中医药服务健康中国建设的重要职责。为贯彻落实《国务院关于加快发展现代职业教育的决定》（国发〔2014〕19号）、《中医药健康服务发展规划（2015—2020年）》（国办发〔2015〕32号）和《中医药发展战略规划纲要（2016—2030年）》（国发〔2016〕15号）（简称《纲要》）等文件精神，尤其是实现《纲要》中"到2030年，基本形成一支由百名国医大师、万名中医名师、百万中医师、千万职业技能人员组成的中医药人才队伍"的发展目标，提升中医药职业教育对全民健康和地方经济的贡献度，提高职业技术院校学生的实际操作能力，实现职业教育与产业需求、岗位胜任能力严密对接，突出新时代中医药职业教育的特色，国家中医药管理局教材建设工作委员会办公室（以下简称"教材办"）、中国中医药出版社在国家中医药管理局领导下，在全国中医药职业教育教学指导委员会指导下，总结"全国中医药行业中等职业教育'十二五'规划教材"建设的经验，组织完成了"全国中医药行业中等职业教育'十三五'规划教材"建设工作。

中国中医药出版社是全国中医药行业规划教材唯一出版基地，为国家中医中西医结合执业（助理）医师资格考试大纲和细则、实践技能指导用书、全国中医药专业技术资格考试大纲和细则唯一授权出版单位，与国家中医药管理局中医师资格认证中心建立了良好的战略伙伴关系。

本套教材规划过程中，教材办认真听取了全国中医药职业教育教学指导委员会相关专家的意见，结合职业教育教学一线教师的反馈意见，加强顶层设计和组织管理，是全国唯一的中医药行业中等职业教育规划教材，于2016年启动了教材建设工作。通过广泛调研、全国范围遴选主编，又先后经过主编会议、编写会议、定稿会议等环节的质量管理和控制，在千余位编者的共同努力下，历时1年多时间，完成了50种规划教材的编写工作。

本套教材由50余所开展中医药中等职业教育院校的专家及相关医院、医药企业等单位联合编写，中国中医药出版社出版，供中等职业教育院校中医（针灸推拿）、中药、护理、农村医学、康复技术、中医康复保健6个专业使用。

本套教材具有以下特点：

1. 以教学指导意见为纲领，贴近新时代实际

注重体现新时代中医药中等职业教育的特点，以教育部新的教学指导意

见为纲领，注重针对性、适用性以及实用性，贴近学生、贴近岗位、贴近社会，符合中医药中等职业教育教学实际。

2. 突出质量意识、精品意识，满足中医药人才培养的需求

注重强化质量意识、精品意识，从教材内容结构设计、知识点、规范化、标准化、编写技巧、语言文字等方面加以改革，具备"精品教材"特质，满足中医药事业发展对于技术技能型、应用型中医药人才的需求。

3. 以学生为中心，以促进就业为导向

坚持以学生为中心，强调以就业为导向、以能力为本位、以岗位需求为标准的原则，按照技术技能型、应用型中医药人才的培养目标进行编写，教材内容涵盖资格考试全部内容及所有考试要求的知识点，满足学生获得"双证书"及相关工作岗位需求，有利于促进学生就业。

4. 注重数字化融合创新，力求呈现形式多样化

努力按照融合教材编写的思路和要求，创新教材呈现形式，版式设计突出结构模块化，新颖、活泼，图文并茂，并注重配套多种数字化素材，以期在全国中医药行业院校教育平台"医开讲–医教在线"数字化平台上获取多种数字化教学资源，符合职业院校学生认知规律及特点，以利于增强学生的学习兴趣。

本套教材的建设，得到国家中医药管理局领导的指导与大力支持，凝聚了全国中医药行业职业教育工作者的集体智慧，体现了全国中医药行业齐心协力、求真务实的工作作风，代表了全国中医药行业为"十三五"期间中医药事业发展和人才培养所做的共同努力，谨此向有关单位和个人致以衷心的感谢！希望本套教材的出版，能够对全国中医药行业职业教育教学的发展和中医药人才的培养产生积极的推动作用。需要说明的是，尽管所有组织者与编写者竭尽心智，精益求精，本套教材仍有一定的提升空间，敬请各教学单位、教学人员及广大学生多提宝贵意见和建议，以便今后修订和提高。

国家中医药管理局教材建设工作委员会办公室

全国中医药职业教育教学指导委员会

2018 年 1 月

《外科学基础》是全国中医药行业中等职业教育"十三五"规划教材之一。本教材为落实《中医药健康服务业发展规划（2015—2020年）》、《中医药发展战略规划纲要（2016—2030年）》及《中医药现代职业教育体系建设规划（2015—2020年）》精神，推进中医药职业教育教学改革，实现中等职业教育与产业需求、岗位胜任能力严密对接，提高中职学校学生的实际操作能力的需求，由全国中医药职业教育教学指导委员会、国家中医药管理局教材建设工作委员会办公室统一规划指导，中国中医药出版社组织实施。《外科学基础》供中医、中药、农村医学、中医康复保健、康复技术、护理等专业使用。

本教材以外科常见疾病的临床表现、诊断治疗为主线，在编写形式上做了新的尝试，采用模块化教学，内容设置按照学习目标、正文、复习思考等项目进行。本教材特色：①体现中等职业的教学特色，遵循理论知识"必需、够用、实用"原则。②技能与知识结合，突出工学结合的教学思想，以学生为中心，调整教学模块，增加附录实践内容。③采用案例导入式教学模式，让学生带着问题去学习；复习思考配以答案，即复习相应知识点。

本教材共二十个模块，篇前有绪论一篇。其中，绪论和模块十七由伞宁编写，模块二至模块四由周毕军编写，模块五、模块二十由姜学编写，模块六、模块十二由陈京来编写，模块一、模块七、模块十八由郭伟光编写，模块八、模块十九由曾鸣编写，模块九、模块十四由马晏龙编写（吕艳参与模块九项目一、二的编写），模块十、模块十一、模块十三由王旭振编写，模块十五至模块十六由万媛媛、吕艳编写。实践指导由相应模块编者编写。

本教材凝聚了外科学教学一线教师的智慧和心血，他们在百忙教学工作中放弃休息时间查阅大量资料，汲取兄弟院校教材建设成果，同心协力，真诚合作，得到了各参编院校领导大力支持和帮助，尤其是黑龙江护理高等专科学校的付广权老师完成了模块十五至模块十六课件的编写工作，在此深表感谢！

本教材使用中如发现不足之处，诚请广大师生在使用过程中提出宝贵意见和建议，以便再版时修订提高。

《外科学基础》编委会

2018年1月

目录

扫一扫，看课件

绪　论

【学习目标】
1. 熟悉外科疾病的分类。
2. 了解外科学发展简史。

一、外科学的定义和分类

外科学（surgery）这一英文词是由希腊文 cheir 和 ergon 组合而成，直译过来的意思是用"手"治疗疾病的专科。外科学是临床医学科学的一个重要组成部分，主要研究如何利用外科手术方法去解除患者的病痛，从而使患者得到治疗。随着临床医学科学的发展，现代外科学不仅要求掌握外科疾病的相关基础理论，还要研究与外科疾病相关的发生和发展规律。现代外科疾病大致分为七类。

1. 损伤　由各种致伤因子引起的人体组织结构破坏或功能障碍，例如腹部实质性脏器破裂、四肢骨折、关节脱位、烧伤等，这些损伤多需要手术或其他外科处理，以修复组织和恢复功能。

2. 感染　致病微生物或寄生虫侵袭人体，导致组织、器官的损害、破坏，发生坏死形成脓肿，这类局限的感染病灶需要手术治疗，例如坏死性阑尾的阑尾切除术、肛周脓肿的切开引流术，浅部化脓性感染（如疖、痈、甲沟炎）已成脓的切开引流术等。

3. 肿瘤　绝大多数的肿瘤需手术处理。良性肿瘤手术切除多数可达到根治的疗效；而对恶性肿瘤，手术有达到根治、延长生存时间或者缓解症状的效果。

4. 畸形　包括先天性畸形和后天性畸形。先天性畸形，如先天性心脏病、唇腭裂等；后天性畸形，如损伤后的瘢痕挛缩。

5. 内分泌功能失调　如甲状腺功能亢进症（简称甲亢）。

1

6. **寄生虫病** 如胆道蛔虫症。

7. **其他** 常见的有器官梗阻，如肠梗阻；血液循环障碍，如下肢静脉曲张、门静脉高压症等；结石形成，如胆石症、尿石症等。

外科疾病与内科疾病是相对的。单从治疗方面来看，虽然外科以需要手术或手法为主要疗法的疾病为对象，内科一般以应用药物为主要疗法的疾病为对象。但是外科疾病也不是都需要手术的，而是在一定的发展阶段才需要手术，例如外科感染，在早期一般先用药物治疗，形成脓肿后再行切开引流；大部分的尿路结石可以应用体外冲击波碎石术。况且，近年来由于介入放射医学和内镜诊疗技术的迅猛发展，使得外科与内科及其他专科更趋于交叉。

二、外科学发展简史

外科学发展简史和整个医学史一样，是人们长期同疾病做斗争的经验总结。现从以下三方面简述外科学发展简史。

1. **我国古代外科学的发展** 我国古代外科早在商代就有文字记载。在周代外科已成为一门独立学科，外科医生称为"疡医"。汉代医家华佗擅长外科技术，使用麻沸散给患者麻醉，进行死骨剔除术，并行剖腹术等。隋代巢元方著《诸病源候论》中对丹毒、疔疮、痔漏、蛇兽的咬伤，断肠吻合术、手术丝线结扎血管等都有系统论述。明代陈实功《外科正宗》中对急性乳腺炎（乳痈）和乳腺癌（乳岩）也有较确切的描述。清代祁广生《外科大成》完善了中医外科理论并丰富了临床经验，高文晋《外科图说》是一本以图释为主的中医外科学著作。

2. **现代外科学的发展** 现代外科学奠基于 19 世纪 40 年代。这一时期随着现代工业和科学技术的崛起，西方外科学开始迅速发展。人们进一步完善了对人体器官结构解剖的认识，先后解决了麻醉、手术疼痛、伤口感染和手术止血、输血等问题（如 Morton 首先使用乙醚全身麻醉解决了手术疼痛，Wells 发现止血钳开创手术止血方法）。并对外科手术基本操作技术有了进一步的改进，如英国外科医生 Lister 使用了无菌的可吸收缝线和消毒法。20 世纪以来，随着超声、核素扫描、计算机体层成像（CT）、磁共振成像（MRI）、数字减影血管造影（DSA）等检查及影像的三维重建技术的发展，介入治疗、基因治疗的发展，内镜和微创外科技术的发展等，使得现代外科学发在深度和广度方面生都发生了质的飞跃。

3. **新中国成立以来我国外科学的发展和成就** 1949 年后我国各地都成立了高等医学院校。1980 年后我国外科学迅猛发展，当今外科领域最具代表的发展方向是微创外科和器官移植。

三、如何学习外科学

1. 全面提高医学生的自身素质　学习外科学的根本及首要问题，是为人类健康服务的问题。医学生必须正确地处理服务对象与学习的关系，要善于在服务中学习，即只有树立了正确的人生观和价值观，才能更好地为患者服务，只有在为患者的思想指导下，全面提高自身素质。具体的讲是在学习中保持谦虚谨慎的作风，在工作和实践中发扬团队协作的精神。在学习、实践和工作中养成胆大心细、果断敏锐的职业素质，强健自身的体魄。值得一提的是在今后的工作中，医护人员应该懂得如何解决技术与情感之间的矛盾、必须严格遵守医学（护理）伦理和道德标准。

2. 必须坚持理论与实践相结合的原则　外科学是一门实践性很强的学科。除了认真学习书本上的理论知识，还要亲自参加医学实践活动。具体来讲就是在学习理论知识的过程中，可以进行案例分析、加强见习和实习，尽可能地参与动物实验、参加临床各种诊疗操作，在实践中提高自己发现问题、分析问题和解决问题的能力。

3. 重视基础理论、基本知识、基本技能的学习　基础理论和基本知识的学习不仅包括临床知识的学习，还包括解剖学、病理学、生理学等重要医学基础学科的学习。只有在基础理论、基本知识扎实的基础上医学生才能准确地掌握外科基本技能。外科基本技能主要包括询问病史、体格检查、书写病历，培养严格的无菌观念，熟练基本操作（手术的切开、分离、止血、缝合、各种穿刺及导管的使用及其他操作技术）。

4. 培养医学生终身学习的能力　外科学是不断进步和变化的，养成良好的学习能力就会站在科学的发展中适应临床的需要。

复习思考

1. 现代外科疾病大致分几类？
2. 作为一名中职医学生，如何学好外科学？

扫一扫，知答案

扫一扫，看课件

模 块 一

无菌术

【学习目标】

1. 掌握无菌术概念。

2. 熟悉手臂消毒、穿无菌手术衣和戴无菌手套的基本操作。

3. 了解手术室相关知识。

　　微生物普遍存在于人体和周围生存的环境中。在外科手术及各种医疗处置的过程中，如不采取有效措施，病原微生物可通过直接接触、飞沫或空气传播进入伤口，引起感染。无菌术是针对可能的感染来源和途径采取的有效预防方法，由灭菌法、消毒法和一定的操作规则及管理制度所组成。

项目一　常用手术物品与器械的灭菌和消毒

　　灭菌是指杀灭一切活的微生物，而消毒指杀灭病原微生物和其他有害微生物，使其达到无害化处理，并不要求清除或杀灭所有微生物（如芽孢等）。有关的操作规则和管理制度则是防止已经灭菌和消毒的物品、已行无菌准备的手术人员或手术区不再被污染，以免引起伤口感染。

一、灭菌法

　　灭菌法是应用物理方法彻底消灭掉与手术区或伤口接触的物品上所附带的微生物。有的化学品如甲醛、戊二醛、环氧乙烷等，可以杀灭一切微生物，故也可在灭菌法中应用。手术使用的医疗器械、器具及物品必须达到灭菌标准。以下是常用的灭菌方法。

1. 高压蒸气灭菌法 是目前应用最普遍且效果可靠的灭菌方法。要求条件是：蒸气压力 103.97～137.2kpa，温度 121～126℃，持续 30 分钟。适用于耐湿、耐热的物品，如金属器械、玻璃、搪瓷器皿、敷料、橡胶、药液等的灭菌。

2. 低温灭菌法 目前应用最多的低温灭菌法是环氧乙烷灭菌法。环氧乙烷作用浓度为 450～1200mg/L，灭菌温度 37～63℃，相对湿度 40%～80%，灭菌时间 1～6 小时。适用范围广，穿透力强，可杀灭各种微生物达到灭菌效果，不损伤拟灭菌的物品。尤其适用不耐高温、湿热的物品，如电子仪器、光学仪器、塑料制品、内镜和一次性使用的诊疗用品等。

3. 煮沸灭菌法 是一种较简便的灭菌方法，条件较差的医院仍采用。采用煮沸灭菌器，或铝锅洗净去脂污后，可作煮沸灭菌用。正常压力下，在水中煮沸至 100℃，持续 15～20 分钟能杀灭一般细菌，持续煮沸 1 小时以上可杀灭带芽孢细菌。若在水中加入碳酸氢钠，配成 2% 碱性溶液，可使沸点提高至 105℃，灭菌时间缩短至 10 分钟。适用于耐湿的物品，如金属器械、玻璃、橡胶类等物品。

4. 干热灭菌法 160℃维持 2 小时；170℃维持 1 小时；180℃维持 30 分钟。适用于耐热不耐湿，蒸气或气体不能穿透的物品的灭菌，如玻璃、油脂（凡士林纱条）、粉剂等。

二、消毒剂

消毒法是应用化学方法来消灭微生物，例如某些器械的消毒，手术室空气的消毒，手术人员的手和臂的消毒以及患者的皮肤消毒。

目前仅适用于医院环境表面和物体表面及皮肤黏膜的消毒、室内空气消毒等，常用的消毒剂有以下几种。

1. 乙醇 常用浓度为 70%～75%，属中效消毒剂，具有中效、速效、无毒，对皮肤黏膜有刺激性、对金属无腐蚀性，受有机物影响大，易挥发、不稳定等特点。适用于皮肤、环境表面及医疗器械的消毒等。

2. 碘伏 常用浓度为 0.05%～0.5%，属中效消毒剂，具有中效、速效、低毒，对皮肤黏膜并无刺激，对二价金属有腐蚀性，受有机物影响大，稳定性好等特点。适用于皮肤、黏膜等的消毒，不适用相应金属物品的消毒。

3. 过氧乙酸消毒剂 具有广谱、高效、低毒，对金属及织物有腐蚀性，受有机物影响大，稳定性差等特点。适用于医院环境的室内物品表面消毒，包括台面、桌面、脚踏凳及地面、墙面等。常用 0.2%～0.5% 过氧乙酸消毒溶液擦拭或喷洒消毒 30 分钟。

4. 碘酊 又名碘酒，常用浓度为 2.5%，用来皮肤消毒，消毒后须用 70%～75% 乙醇脱碘，不宜用于会阴部、破损皮肤、眼及口腔黏膜的消毒。

项目二　手术人员和患者手术区域的准备

一、手术人员的准备

1. **一般准备**　进入手术室前，在更衣室更换手术室准备的清洁鞋、衣、裤。戴好口罩，帽子要遮住全部头发，口罩遮盖口、鼻，剪短指甲。脱去袜子，穿无袖内衣或衣袖卷至上臂中、上 1/3 交界以上。手臂皮肤有破损或化脓性感染者，不能参加手术。

2. **手臂消毒**　手臂皮肤消毒方法很多，经典的是肥皂水消毒法。其主要步骤是先用肥皂水刷洗，然后使用化学消毒溶液浸泡手臂，或用消毒剂涂擦手臂。

3. **穿无菌手术衣和戴无菌手套**　①穿无菌手术衣：提起手术衣两肩袖口处，轻轻将手术衣抖开，稍掷起手术衣，顺势将两手插进衣袖内并向前伸，将两手自袖腕口伸出。巡回护士在身后系好颈带、背带和腰带。②戴无菌手套：用左手捏住手套的翻折部，右手先伸入手套内；再用戴好手套的右手指插入左手手套的翻折内，帮助左手伸入手套内。最后将手套翻折部翻回盖住手术衣的袖腕。

二、患者手术区域的准备

1. **手术前皮肤准备**　目的是尽可能消灭或减少切口处及其周围皮肤上的细菌。如择期手术于术前 1 日洗澡；手术区皮肤的毛发可于手术当日剃除；皮肤上若有较多油脂或胶布粘贴的残迹，可先用汽油或乙醚拭去。

2. **手术区皮肤消毒**　先用 2.5% 碘酊棉球或小纱布团以切口为中心向周围皮肤顺序涂擦 2 遍，待干后再用 70% 乙醇涂擦 2 ～ 3 遍，以充分脱碘。消毒范围应包括手术切口周围半径 15cm 的区域，如为腹部手术，可先滴少许碘酊于脐孔，以延长消毒时间。消毒步骤应该自上而下，自切口中心向外周，涂擦时应稍用力，方向应一致，不可遗漏空白或自外周返回中心部位。对感染伤口或肛门等处手术，则应自手术区外周逐渐涂向感染伤口或会阴肛门处。

3. **手术区铺无菌巾**　皮肤消毒后，为隔离其他部位，仅显露手术切口必须的皮肤区，减少切口污染机会，应铺置无菌巾单。小手术只覆盖一块两层的洞巾即可，对较大的手术，应根据手术部位及性质而异。原则上是除手术野外，至少要有 2 层无菌布单遮盖。如腹部手术，用 4 块无菌巾，每块在长方形巾的长边双折 1/4 ～ 1/3 宽，铺时靠切口侧。通常应先铺操作者对侧，或先铺相对不洁区，如靠近会阴部的下侧，这两块铺巾顺序有时允许颠倒，然后铺切口上侧，最后铺靠近操作者的一侧，再用巾钳夹住无菌巾的各交角处，以防止移动。无菌巾铺置时，操作者的手切勿触碰患者皮肤，不得任意移动无菌巾，如位置不准确，只允许由手术区向外移，而不应向内移。然后根据手术需要，再铺中单、大孔单，头端应盖过麻醉架，两侧和足端部位下垂过手术床边缘 30cm 以上。

项目三 手术进行中的无菌原则

全体参加手术的人员，包括进入手术室的工作人员及参观人员，都必须严格执行、认真遵守无菌操作规则，共同维护手术进行中的无菌环境，如发现有人违反时，应立即纠正。

1. 手术人员洗手后，手臂部不准再接触未经消毒的物品。穿无菌手术衣和戴无菌手套后，手术人员肩以上，腰以下，背部及手术台平面以下的无菌单，均应视为是有菌地带，不可触碰。

2. 不准在手术人员的肩以上，腰以下和背后传递手术器械、敷料和用品；坠落手术台边或无菌巾单以外的器械物品等，不准拾回。

3. 术中如发现手套破损或接触到非无菌区，应及时更换；衣袖如碰触有菌物品，应加套无菌袖套或更换手术衣。

4. 术中如无菌巾单等覆盖物已湿透或碰触有菌物品时，应加盖无菌巾单；如患者需更换体位另选切口做手术时，需重新消毒、铺单。

5. 同侧手术人员如需调换位置时，应先退一步，侧过身，背对背地转身到另一位置，以防污染。

6. 做皮肤切口前及缝合皮肤的前后，均需用 70% 乙醇或 0.1% 新洁尔灭溶液再次消毒皮肤。

7. 皮肤切口边缘应以大纱布垫或无菌巾遮盖并固定；切开空腔脏器前，先用盐水纱布垫保护好周围组织，以防止内容物溢出污染。

8. 手术进行过程中，手术人员除有关手术配合的必要联系外，禁止谈笑；避免向手术区咳嗽或打喷嚏；应随时警惕有无灰尘、小昆虫或汗珠落入手术区内。

9. 参观手术的人员不可贴近手术人员或站在高于手术台的平面，不得随意在室内来回走动；对患有上呼吸道感染或急性化脓性感染者，禁止进入手术室；进入手术室前应先更换手术室的参观衣、鞋，并戴好口罩、帽子，人员尽量少，并予限制。

10. 手术室内工作人员必须严格执行并认真监督无菌原则的实施。

项目四 手术室概述

一、手术室设施与设备

1. 手术室的位置 应位于安静、清洁、少交叉感染的高层，同时要设在与手术有关科室附近。

2. 手术间的面积和数量 手术间应按不同用途设计大小，每间面积 30 ～ 40m² 为宜。手术间数量以手术科室病床数来决定，一般 1：20。

3. 手术室内部建筑要求 天花板、墙壁、地面应坚实光华耐湿，墙角弧形，便于清洗，地面为水磨石或防滑瓷砖，略有倾斜，便于刷洗使水从低处的地漏排出。宽阔的自动门，宽大而密封良好的双层玻璃一层纱窗的窗户。有双电源，畅通的上下水，防火及通风过滤除菌设备。室内温度 22 ～ 25℃，湿度 40% ～ 60%，有完善的调节设备。

4. 手术室内设备 万能手术台、器械台、升降台、无影灯、麻醉台、看片灯、心电监护设备、中心供氧、中心吸引、输液设备、时钟、脚凳等。

5. 手术室分区 手术室须严格划分为限制区、半限制区和非限制区。分区的目的是控制无菌手术的区域及卫生程度，减少各区间相互干扰，防止医院内感染。

限制区包括手术间、洗（刷）手间、手术间内走廊、无菌物品间、药品室和麻醉准备室等，洁净要求最为严格，设在最内侧，非手术人员或非在岗人员禁止入内。半限制区包括通向限制区的走廊、手术间外走廊、器械室、敷料室、洗涤室、麻醉恢复室和石膏室，设在中间，为过渡性区域。非限制区设更衣室、石膏室、标本间、污物处理间、麻醉复苏室和护士办公室、医护人员休息室、餐厅、手术患者家属休息室等，一般设在外侧。值班室和护士办公室，应设在入口处。

二、手术室的管理

规范消毒隔离制度，利于各级质量控制部门的宏观管理及监督。

1. 认真落实"一日三清洁，三消毒"制度 术前、术后清洁消毒及每日下午常规清洁，消毒内环境，坚持每周大扫除及总消毒，并进行空气采样培养，确保空气中的细菌数 < 200cfu/m³，甚至达到无菌。

2. 物品需消毒灭菌 凡用于手术的一切物品尽可能采用高压灭菌，每包内放置化学指示卡，包外放置化学指示胶带，确保手术用物的绝对无菌。凡是不能高压无菌的物品，尽可能采用环氧乙烷或放射线灭菌；预防手术或操作感染，严禁在同一室内施行不同等级的手术或操作，必须先做无菌手术或操作，后做污染手术或操作，特殊感染或乙肝患者手术或操作最好固定手术间施行，手术或操作中门外挂隔离标志，限制配合人员的流动，术后一切物品均采取消毒→清洗→灭菌的方法处理，严防交叉感染。

3. 手术或操作后处理的管理　一般污染手术用物采取"清洗→擦干→上油→打包→灭菌"的方法处理；感染手术用物采用"消毒→清洗→擦干→上油→打包→灭菌"的方法；对各种垃圾采取分类包装，注射器、输液器、吸引管等必须先毁形再包装，统一由医院送焚烧。吸引体液、血液经消毒处理后再倒掉。设备及配件更容易做到规范使用、定期维护、定期检测、及时保养。同时院质控部门可以通过对手术室各个部门的监控和管理全面掌握所有临床手术和操作的消毒、使用情况，便于宏观控制。

【复习思考】

1. 简述无菌术概念。
2. 简述穿无菌手术衣和戴无菌手套的操作要领。

扫一扫，知答案

扫一扫，看课件

模 块 二

外科患者的体液失调

【学习目标】

1. 掌握等渗性脱水、低钾血症、高钾血症、代谢性酸中毒的临床表现、诊断和治疗原则。

2. 熟悉高渗性脱水、低渗性脱水、代谢性碱中毒的临床表现、诊断和治疗。

3. 了解正常成人的体液代谢。

项目一 正常成人的体液代谢

新陈代谢是生命活动的基本特征，是一系列极其复杂而又互相关联的生物化学反应，而这些反应都是在体液中进行的。体液广泛分布于细胞内外，其主要成分是水和电解质。这些体液的比例既维持相对恒定，又不断转变，各部分体液之间处于动态平衡。外科手术、创伤、感染等因素均可能导致体内水、电解质和酸碱平衡的失调。

案例导入

患者，张某，女，44 岁，体重 60kg，因腹痛、腹胀、无肛门排气排便 3 天收入院。患者伴恶心、呕吐、乏力、尿少、头晕等表现，但无口渴，尿量 750mL/d。既往因阑尾炎穿孔行阑尾切除手术。体格检查：体温 37.5℃，脉搏 101 次 / 分，血压 90/60mmHg，呼吸 18 次 / 分。患者神志清楚，口舌干燥，面色潮红，眼窝凹陷，皮肤弹性减低。右下腹见切口瘢痕，脐周见肠型、蠕动波，腹软，全腹压痛，无反跳痛，肠鸣音亢进。实验室检查：血钠 137mmol/L，血氯

93mmol/L，血钾 3.2mmol/L，HCO_3^- 14mmol/L，尿比重 1.032，红细胞 6.0×10^{12}/L，血红蛋白 160g/L，红细胞比容 0.58。X 线检查提示小肠低位梗阻。

问题：1.该患者是否存在体液平衡失调？判断依据有哪些？

2.正常人体内影响液体平衡的因素有哪些？

一、水平衡

体液由水、电解质、葡萄糖和蛋白质等组成。体液的含量随年龄、性别与胖瘦而异。成年男性的体液约占体重的 60%；成年女性的体液约占体重的 55%；小儿脂肪含量较少，新生儿的体液约占体重的 80%。体液分细胞内液和细胞外液两部分。细胞内液占体重的 40%，相对比较稳定。细胞外液占体重的 20%，包括血浆和组织间液，血浆占体重的 5%，组织间液占体重的 15%。

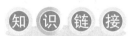

正常成人每日水的摄入量和排出量是相对稳定的，均为 2000 ～ 2500mL。经大小便排出的称为显性失水；经皮肤和呼吸蒸发的水是不可见的，称为非显性失水。非显性失水中呼吸道蒸发的约 350mL，为调节体温体表蒸发的约 500mL。成人每天经肾脏排出尿液约 1500mL。正常成人每天分泌胃肠消化液约 8200mL，多数被胃肠道吸收，仅有约 150mL 随粪便排出。

二、电解质平衡

电解质是以离子状态溶于体液中的各种无机盐或有机物，例 Na^+、K^+、Cl^-、蛋白质等。细胞外液和细胞内液在电解质成分上有很大的差异，细胞外液最主要的阳离子为 Na^+，主要的阴离子有 Cl^-、HCO_3^- 和蛋白质；细胞内液最主要的阳离子是 K^+ 和 Mg^{2+}，主要的阴离子为 HPO_4^{2-} 和蛋白质。电解质的功能包括维持体液的渗透压和酸碱平衡；维持细胞的静息电位、参与动作电位形成，以及参与新陈代谢和生理功能活动，如 Na^+、K^+ 能增加神经肌肉的应激性。

人体中不同部位的体液虽然含有不同浓度的各种离子，但是各处体液的渗透压浓度都大致维持在 290 ～ 310mmol/L。渗透压的稳定对维持细胞内、外液体平衡具有非常重要的意义，因为渗透压是溶质微粒在水中的吸水能力，渗透压的高低与溶质的颗粒数成正比，体液中的水是由渗透压低的间隙向渗透压高的间隙移动，所以要想维持稳定的体液量就需要渗透压浓度的稳定，而这依赖于体液中电解质的平衡。

人体主要通过肾脏调节水和电解质的代谢，维持体液的平衡，保持内环境的稳定。肾脏的调节功能受神经和内分泌反应的影响。体液的正常渗透压通过下丘脑 – 垂体后叶素 – 抗利尿激素系统的调节来恢复和维持，血容量的维持则是通过肾素 – 血管紧张素 – 醛固酮系统来调节。此两系统共同作用于肾，调节水及钠等电解质的吸收及排泄，从而达到维持体液平衡，使体内环境保持稳定之目的。血容量与渗透压相比，血容量对机体更为重要。

三、酸碱平衡

人体正常的生理活动和代谢功能需要一个酸碱度适宜的体液环境，机体在代谢过程中，不断有酸性和碱性代谢物生成。故体液中的 H^+ 浓度经常发生变化，但人体能通过体液缓冲体系和肾、肺功能的调节，维持体液的 pH 值 7.35 ～ 7.45 的范围内，这样才能保持内环境的稳定，以维持正常的生理和代谢功能。

血液中的 HCO_3^- 和 H_2CO_3 是最主要的一对缓冲物质。HCO_3^- 的正常值平均为 27mmol/L（27mEg/L），H_2CO_3 平均为 1.35mmol/L（1.35mEg/L），两者相比值 HCO_3^-/H_2CO_3=20/1。只要此比值保持在 20 ：1，则血浆 pH 值就能维持在 7.40。肾脏是主要的酸碱平衡调节器官，通过排出固定酸和过多的碱性物质维持血浆中 HCO_3^- 浓度的稳定，而肺是通过排出 CO_2 调节血液中 H_2CO_3 的浓度。故在肾、肺功能障碍时，均可影响机体对酸碱平衡的调节能力，直接引起酸碱平衡失调。

项目二　水、钠代谢失调

血清钠的正常浓度为 135 ～ 145mmol/L 在细胞外液中，水和钠的关系密切，水、钠的代谢紊乱常同时发生。根据缺水和缺钠的程度不同将缺水分为低渗性脱水、等渗性脱水和高渗性脱水。

一、低渗性缺水

低渗性缺水，又称慢性缺水或继发性缺水，是指缺钠多于缺水，血清钠低于正常范围。此时细胞外液呈低渗状态，机体减少抗利尿激素的分泌，使肾小管减少对水的再吸收，从而使细胞外液渗透压回升，但细胞外液减少明显。当血容量明显减少时，机体将不再顾及渗透压而尽量保持血容量。血容量的下降又会刺激垂体后叶，使抗利尿激素分泌增加，水的再吸收增加，尿量减少，血容量回升。如果血容量持续减少，机体上述代偿功能不能维持有效循环血量时，将出现休克。

【病因】

1. 胃肠道消化液持续大量丢失，如反复呕吐、长期胃肠减压以致钠随着大量消化液而丧失，导致细胞外液低钠。

2. 大量使用排钠性利尿剂，如依他尼酸、氯噻嗪等。

3. 大面积慢性渗出，如大面积烧伤后期创面慢性渗出等。

【临床表现】

根据缺钠的程度，低渗性缺水可分为三度，见表2-1。

表2-1 缺钠程度判断

程度	临床表现	缺 NaCl（g/kg）	血清 Na$^+$（mmol/L）
轻度缺钠	乏力、头晕、手足麻木、口渴和尿少不明显、尿 Na$^+$ 减少	< 0.5	130 ～ 135
中度缺钠	恶心呕吐、皮肤干皱、眼窝凹陷、视物模糊、血压不稳或下降、站立性晕倒	0.5 ～ 0.75	120 ～ 130
重度缺钠	以上症状加重、神志不清、腱反射减弱或消失、木僵、严重者出现昏迷或休克	0.75 ～ 1.25	< 120

【诊断】

1. 有体液丢失病史和临床表现。

2. 血清钠测定　血钠浓度低于135mmol/L。

3. 红细胞计数、血红蛋白量、血细胞比容及血尿素氮值均有增高。

4. 尿液检查　尿比重常在 1.010 以下，尿 Na$^+$ 和 Cl$^-$ 常明显减少。

【治疗】

积极处理原发疾病。根据细胞外液缺钠程度和血容量不足的情况，可应用含盐溶液或高渗盐水静脉滴注，以纠正体液的低渗状态和补充血容量的不足。

1. **轻度或中度缺钠**　可按每公斤体重丢失钠 0.5 ～ 0.75g 估计补充，先补充半量，另加每天需要量 4 ～ 5g。

2. **重度缺钠**　可按公式计算：需补充的钠量（mmol）=[血钠的正常值（mmol/L）－血钠测得值（mmol/L）]× 体重（kg）×0.6（男性 0.6、女性为 0.5），所得结果以 17mmol Na$^+$ 相当于 1g 的钠盐计算。当天将计算所得补钠量的 1/2 加上日均需钠量转换成含钠液体量进行补充，第二天视纠正情况酌情再补。

3. **重度缺钠出现休克**　应先补足血容量，可按胶体溶液和晶体液比例为 1 :（2 ～ 3）的比例快速输注，以改善微循环和脏器组织的血流灌注。必要时可静脉滴注高渗盐水（一般为 5% 氯化钠溶液）200 ～ 300 mL，尽快纠正血钠过低，但应严格控制滴速，每小时不能超过 100 ~ 150 mL。

二、等渗性缺水

等渗性缺水，又称急性缺水或混合性缺水，，是外科患者最易发生的一种缺水，是水和钠等比例丧失，血清钠浓度仍在正常范围，细胞外液渗透压保持正常。

【病因】

常见于消化液急性丢失，如见于大量呕吐、腹泻、肠瘘等的患者，如急性肠梗阻、急性肠炎等；或者大量体液外渗，如大面积烧伤初期创面大量渗液、急性弥漫性腹膜炎腹腔内大量渗液等。

【临床表现】

1.缺水 口舌干燥、眼窝凹陷、皮肤干燥、弹性差、少尿等。

2.缺钠 厌食、乏力、可无明显口渴。

3.血容量下降 若在短期内体液丧失达到体重的 5%，患者则会出现脉搏细速、肢端湿冷、血压不稳或下降等血容量不足的症状。若体液继续丧失达到或超过体重的 6% ~ 7% 时，则可出现严重的休克，常伴有代谢性酸中毒。

【诊断】

1.有消化液或其他体液大量急性丧失的病史。

2.实验室检查：红细胞计数、血红蛋白量和血细胞比容均明显增高。

3.血清 Na^+、Cl^- 等一般无明显变化；

4.尿比重增高。

【治疗】

应尽快补充血容量，同时去除病因。

1.液体选择 针对细胞外液减少，可补充平衡盐溶液。补液量较小时也可用 0.9% 的氯化钠溶液，使血容量得到尽快补充。

2.补液量 按失水占体重的百分比来估计，当日只补充估计量的 1/2，其中补水（5% ~ 10% 的葡萄糖溶液）和补盐（0.9% 氯化钠溶液或平衡液）各半，每日生理需要量仍需照常补给。

三、高渗性缺水

高渗性缺水，又称原发性缺水，是指机体缺水多于缺钠，细胞外液呈高渗状态。细胞内的水移向细胞外，结果使得细胞内液、细胞外液均减少，而以细胞内液减少为主。

【病因】

1.水分摄入不足 常见于各种吞咽困难的患者，如食管癌、食管严重狭窄等，亦见于患者静脉注入高渗过多等。

2.水分丧失过多 常见于大量出汗、大面积烧伤暴露疗法、尿液排出过多等。

【临床表现】

缺水程度不同，症状亦不同。根据缺水多少，分为轻、中、重三度，见表2-2。

表 2-2 高渗性缺水程度的判断

程度	主要症状	失水占体重之比（%）
轻度	口渴	2～4
中度	极度口渴，唇舌干燥，皮肤弹性差，眼窝凹陷，尿少且比重高，精神萎靡	4～6
重度	除以上症状外，还有神志不清，出现躁狂、幻觉、谵妄，甚至昏迷	≥6

【诊断】

1.有缺水的相关病史。

2.有口渴、皮肤弹性差、眼窝凹陷等临床表现。

3.尿比重高；红细胞计数、血红蛋白量、血细胞比容轻度升高。

4.血清钠浓度。

【治疗】

积极去除病因。不能经口服补液者，应及时静脉滴注 5% 葡萄糖溶液或 0.45% 氯化钠溶液。补液量可根据临床表现的轻、中、重度，按缺水量占体重的百分比进行估计。轻度按体重的 2%～4%；中度按 4%～6% 计算；重度按血 Na^+ 浓度计算：补水量（mL）=[血钠测得值（mmol/L）– 血钠正常值（mmol/L）]× 体重（kg）×4（系数：男性4、女性3、儿童5）。计算所得的补水量一般当天补给1/2，治疗1天后再根据全身状况及血钠浓度，酌情调整次日的补给量。此外，还应补给每日生理需要量 2000mL。

项目三 钾代谢失调

血清钾的正常浓度为 3.5～5.5mmol/L。钾代谢异常在临床上相当常见，分低钾血症和高钾血症两种类型，以前者为多见。

一、低钾血症

血清钾浓度低于 3.5 mmol/L 为低钾血症。

【病因】

1. 钾摄入不足　如长期禁食或静脉补液中钾盐补充不够。

2. 钾丢失过多　消化液的大量丢失，如频繁呕吐、持续胃肠减压、小肠瘘等；应用利尿药、肾小管病变、长期应用皮质激素等。

3. 钾体内分布异常　如大量输注葡萄糖和胰岛素、碱中毒等，钾离子转移至细胞内，造成细胞外液钾离子浓度下降。

【临床表现】

1. 神经－肌肉兴奋性的改变　早期表现为肌肉无力，一般先发生于四肢，逐渐发展到躯干，最后影响呼吸肌。严重者表现为软瘫、腱反射减弱或消失。平滑肌兴奋性下降，出现恶心、呕吐、腹胀、肠鸣音减弱或消失、尿潴留；骨骼肌兴奋性下降，出现肌肉无力、腱反射减弱或消失、呼吸困难，甚至软瘫；心肌的兴奋性提高，出现心悸、心动过速，心律不齐，严重时发生室颤而心搏骤停。

2. 循环系统　表现为心律失常，多为房性或室性早搏，心动过速，血压下降。

3. 中枢神经抑制症状　轻者烦躁不安、倦怠，重者嗜睡、谵妄、昏迷。

4. 心电图改变　典型的心电图改变是早期出现 T 波降低、变宽、双相或倒置，随后出现 ST 段降低、QT 间期延长和 U 波，但低钾血症患者不一定都有心电图改变。

【诊断】

有低血钾的病史和临床表现，检验血清钾 < 3.5 mmol/L 和心电图检查有助于诊断。有时血清钾受到酸中毒等因素的影响并不能反映机体缺钾情况，临床要综合分析。

【治疗】

去除病因，以减少或中止钾的继续丧失。

补充钾盐的注意事项：①首选口服，禁忌静脉推注，分次补钾，边治疗边观察；②尿畅补钾，监测尿量应超过 40 mL/h 或 600mL/ 天；③静脉补钾限制速度在 20mmol/h（约 60 滴 / 分钟）以下，浓度不超过 0.3%；④限制总量，一般禁食水患者每日补充氯化钾 3g；严重腹泻、幽门梗阻引起的呕吐、急性肾衰多尿期等严重缺钾患者，每日补充氯化钾不宜超过 6 ～ 8g；⑤经静脉补钾过程中应监测血清钾和心电图的变化，以防造成高钾血症。

二、高钾血症

血清钾浓度超过 5.5 mmol/L 称高钾血症。

【病因】

1. 摄入过多　大量输注库存血，口服或静脉补钾过多等。

2. 排钾障碍　钾主要经肾脏排出体外，急、慢性肾衰竭是高钾血症的常见原因。

3. 钾由细胞内转出　当酸中毒时，钾离子由细胞内移到细胞外；细胞破坏时，释放大量钾离子到细胞外，如挤压综合征、溶血、大面积烧伤等引起高血钾。

【临床表现】

1. 神经－肌肉兴奋性改变　骨骼肌兴奋性上升，出现手足麻木和异常感觉，当血清钾高于 7mmol/L 时又可以出现腱反射减弱或消失、严重呼吸困难和软瘫。

2. 循环系统　血压下降，心律失常如心动过缓、心律不齐，严重者出现心搏骤停。

3. 心电图改变　早期 T 波高而尖，QT 间期延长，随后出现 QRS 增宽，PR 间期延长。

【诊断】

有高血钾的病史和临床表现，检验血清钾 > 5.5 mmol/L 和心电图检查有助于诊断。部分高钾血症缺乏典型的临床表现，如出现一些不能用原发病解释的症状，又有引起高钾血症的病因，即应考虑有高钾血症的可能，测定血钾浓度后可确诊，并应做心电图检查。

【治疗】

高钾血症有导致心搏骤停的危险，在尽快处理原发病和改善肾功能的同时，应做如下处理。

1. 停止一切含钾食物和药物的摄入　包括青霉素钾盐，并避免输入库存血。

2. 降低血钾浓度

（1）静脉输入高渗碱性溶液，碱化血液，使 K^+ 转移至细胞内，以降低血清钾的浓度。一般先静脉注射 5% 碳酸氢钠溶液 60～100mL，然后以 100～200mL 静脉滴注维持。

（2）25% 葡萄糖溶液 100～200 mL，每 3～4g 葡萄糖加入 1U 胰岛素静脉滴注，可使 K^+ 转入细胞内，暂时降低血清钾浓度，必要时，每 3～4 小时重复给药。

（3）肾功能不全因不能输液过多而受到限制时，可使用 10% 葡萄糖酸钙溶液 100 mL、11.2% 乳酸钠溶液 50mL、25% 葡萄糖溶液 400mL，加入胰岛素 20U，每分钟 6 滴，24 小时持续静脉滴注。

3. 对抗心律失常　钙与钾有对抗作用，能缓解 K^+ 对心肌的毒性作用。一般可静脉注射 5% 氯化钙 5mL 或 10% 葡萄糖酸钙 20mL。

4. 促进排钾 阳离子交换树脂可从消化道带走较多的钾离子，用法为每日口服 4 次，每次 15g。为防止发生粪块性肠梗阻，应同时口服山梨醇或甘露醇导泻。

5. 透析疗法 有腹膜透析和血液透析，一般用于上述疗法仍无法降低血清钾浓度时。

项目四 酸碱平衡失调

正常人体内血清 pH 值为 7.35 ～ 7.45 之间，若因某种因素致使血清 pH 值低于 7.35 为酸中毒，大于 7.45 为碱中毒，由于机体代偿缘故，即使 pH 值在正常范围也不能排除酸碱失衡的存在。由于代谢紊乱所导致的酸碱平衡失调，称为代谢性酸中毒或代谢性碱中毒；由于呼吸功能失常所导致的酸碱平衡失调，称为呼吸性酸中毒或呼吸性碱中毒。此外，还可能有两种或两种以上的酸碱平衡失调同时存在的情况，称为混合型酸碱平衡失调表 2-3。

表 2-3 酸碱失调的检验指标

指标	检测项目	临床意义	正常值	代谢性		呼吸性	
				酸中毒	碱中毒	酸中毒	碱中毒
共用指标	血 pH	血浆酸碱度	7.35 ～ 7.45	< 7.35	> 7.45	< 7.35	> 7.45
代谢性指标	二氧化碳结合力	血浆 HCO_3^- 中的量	23 ～ 31mmol/L	下降	上升	代偿性上升	代偿性下降
	碱剩余（BE）	反映体液中的碱储备	±3mmol/L	< 3mmol/L	> +3mmol/L		
呼吸性指标	二氧化碳分压（PCO_2）	血浆中 CO_2 量	35 ～ 45mmHg	代偿性下降	代偿行升高	上升	下降

一、代谢性酸中毒

代谢性酸中毒在临床上最为常见，是由于酸性物质的积聚或产生过多，或 HCO_3^- 丢失过多而引起。

【病因】

1. 碱性物质丢失过多 见于腹泻、肠瘘、胆瘘、胰瘘、肠梗阻等经肠道 HCO_3^- 丢失过多。

2. 酸性物质生成过多 见于休克、重度感染、糖尿病酮症酸中毒、心脏骤停，以及机体组织不同程度缺氧等。此外，临床酸性药物使用过多也会引起代谢性酸中毒。

3. 排酸障碍 由于内生性 H^+ 排出障碍而导致酸中毒，如肾功能不全。

【临床表现】

轻度代谢性酸中毒的症状常不明显，重症者可有精神倦怠、疲乏、嗜睡等。最突出的表现是呼吸深而快，呼气带有酮味。患者多出现面色潮红、口唇樱红、心率加快，血压偏低，对称性肌张力下降，腱反射减弱或消失等。严重者可出现神志不清或昏迷。患者常同时伴有严重的缺水和电解质紊乱。

【诊断】

根据患者有相应的病史及呼吸深快的表现，就应怀疑有代谢性酸中毒的存在。进一步做血气分析可明确诊断及了解其严重程度。血 $pH < 7.35$，CO_2CP 降低，血中 HCO_3^- 低于 23mmol/L，$PaCO_2$ 低于 40mmHg，$BE < -3mmol/L$。

【治疗】

应以消除病因并补充缓冲物质为主要措施。一般轻度代谢性酸中毒，由于肺加速通气，排出 CO_2；肾排出 H^+、保留 Na^+ 和 HCO_3^- 的调节作用，只要去除病因，辅以补液纠正缺水，酸中毒常可自行纠正。较重时，应用碳酸氢钠溶液，如可给 5% 碳酸氢钠 100～250mL 静滴，然后再测 HCO_3^- 或 CO_2 结合力后酌情补充。静滴碳酸氢钠不宜输入过快，以免血浆 HCO_3^- 过多，使血中离子化的钙减少，引起手足抽搐和惊厥。

二、代谢性碱中毒

代谢性碱中毒是由于体内 H^+ 丢失或者 HCO_3^- 增多，使血 pH 大于 7.45 的酸碱平衡失调状态。

【病因】

1. 酸性物质丢失过多 胃液丢失过多是代谢性碱中毒最常见的原因。如严重呕吐、幽门梗阻、长期胃肠减压等，致使血中 HCO_3^- 浓度增高，导致碱中毒。

2. 碱性物质摄入过多 如长期服用某碱性药物、过量输入碳酸氢钠、全胃肠道营养等。

3. 其他因素 如低钾血症、某些利尿剂的不规范使用等，使细胞外的 H^+ 过多进入细胞内或者肾小管对 HCO_3^- 回吸收过多而引起。

【临床表现】

一般无明显症状，有时有呼吸变浅变慢和神经精神方面的异常，如嗜睡、谵妄、严重时发生昏迷等。

【诊断】

根据病史和症状可做出初步诊断。血气分析显示血 pH 值和 HCO_3^- 增高，也可能存在血 K^+ 或 Cl^- 减少，据此可以诊断。

【治疗】

首先应积极治疗原发疾病，充分扩充血容量，发挥肾脏调节酸碱平衡的能力。对丢失胃酸过多者，可输注等渗盐水，以恢复细胞外液量，并补充 Na^+、Cl^- 以纠正低氯性碱中毒，代谢性碱中毒时几乎都伴发低钾血症，故同时应注意补钾。严重碱中毒时（血浆 HCO_3^- 45 ～ 50 mmol/L，pH 值 > 7.65），为迅速中和细胞外液中过多的 HCO_3^-，可应用稀释的盐酸溶液。

三、呼吸性酸中毒

呼吸性酸中毒系指肺泡通气及换气功能减弱，不能有效排出体内的 CO_2，使 CO_2 蓄积导致高碳酸血症。

【病因】

1. **呼吸道因素** 如窒息、上呼吸道分泌物或异物阻塞、血气胸、急性肺水肿、支气管痉挛等。

2. **慢性阻塞性肺部疾病** 如肺气肿、哮喘持续状态等。

3. **医源性因素** 如全身麻醉过深、镇静剂过量、呼吸机使用不当等。

4. **外科患者** 手术切口疼痛、腹胀等因素，也可使换气量减少。

【临床表现与诊断】

患者可有呼吸困难，换气不足和全身乏力；有时有气促、发绀、头痛和胸闷，严重者血压下降、谵妄、昏迷。血气分析显示血 pH 值降低，血 $PaCO_2$ 增高，CO_2CP 由于代偿也略增高。

【治疗】

尽快治疗原发病和改善肺泡通气功能，迅速排出蓄积的 CO_2。必要时可行气管插管或气管切开，使用呼吸机以改善换气。因呼吸机使用不当引起时，应调整呼吸机频率、压力和容量。至于慢性肺部疾病引起者可针对性地采取控制感染、扩张小支气管、促进排痰等措施，改善换气功能和减轻酸中毒程度。

四、呼吸性碱中毒

因肺泡通气过度，体内生成的 CO_2 排出过多，引起血 $PaCO_2$ 降低、血 pH 大于 7.45 的酸碱平衡失调状态称呼吸性碱中毒。

【病因】

多见于低氧血症、高热、甲状腺危象、癔症、肺栓塞、呼吸机使用不当等。急性呼吸窘迫综合征的早期常有呼吸性碱中毒。

【临床表现与诊断】

呼吸性碱中毒无典型表现。有时有手足抽搐。

如出现眩晕，手足和口周麻木，肌肉震颤，呼吸急促、心率加快者，血气分析显示血 pH 值增高，$PaCO_2$ 降低，CO_2CP 由于代偿略降低，结合病史可做出诊断。

【治疗】

应积极处理原发病。可用面罩或纸袋罩住口鼻，减少 CO_2 呼出。如系呼吸机使用不当所造成的通气过度，应调整呼吸频率及潮气量。出现手足抽搐者可静脉推注 10% 葡萄糖酸钙。

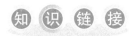

常用液体的种类

1. 非电解质溶液　常用的有 5% 的葡萄糖溶液和 10% 的葡萄糖溶液，主要供给水分和供应部分热量。5% 葡萄糖溶液为等渗液，10% 葡萄糖溶液为高渗液，但输入体内后被氧化分解，供给能量，或转化成糖原储存于肝内，不起到维持血浆渗透压作用。

2. 电解质溶液　主要用于补充损失的液体、电解质和纠正酸、碱失衡。

（1）0.9% 氯化钠溶液　为等渗液，其含钠和含氯量各为 154 mmol/L，钠接近于血浆浓度（142 mmol/L），氯高于血浆浓度（103 mmol/L），输入过多可使血中 Cl⁻ 过高，可导致酸中毒，当临床需大量电解质扩容时常使用平衡盐液（1.25% 碳酸氢钠溶液和等渗盐水之比为 1 : 2）。

（2）高渗氯化钠溶液　常用 3% 氯化钠溶液，为高浓度电解质溶液，纠正低钠血症。

（3）碳酸氢钠溶液　可直接增加缓冲碱，纠正酸中毒作用迅速，是治疗代谢性酸中毒的首选药物。5%为高渗液，1.25%溶液为等渗液。

（4）乳酸钠溶液　需在有氧条件下经肝脏代谢产生 HCO_3^- 而起缓冲作用，在缺氧、休克时不宜使用。11.2%溶液为高渗液，1.87%溶液为等渗液。

复习思考

1. 试述临床上最常见的低血钾症的病因、临床表现和治疗原则。
2. 简要归纳外科患者补液的基本原则。
3. 简述高钾血症的危害及治疗原则。

扫一扫，知答案

扫一扫，看课件

模 块 三
休 克

【学习目标】

1. 掌握休克的概念、外科休克的临床表现、诊断及急症处理原则。
2. 熟悉休克发生的病因及病理机制、冷休克与暖休克的临床特点。
3. 了解休克的微循环变化特点及特殊检测指标的意义。

项目一 概 述

休克是指机体遭受强烈的致病因素侵袭后，致使有效循环血量持续减少、组织灌流不足、细胞代谢紊乱，以及继发器官功能障碍的一种危急的临床综合征。其主要特点是重要脏器组织中的微循环灌流不足，代谢紊乱和全身各系统的机能障碍。其主要临床表现为意识障碍、面色苍白、四肢湿冷、脉搏加快、血压下降、呼吸浅速、尿量减少等。

案例导入

患者，张某，男，18岁，高处坠落伤后5天，突发心慌、心悸、出汗2小时。5天前上树掏鸟窝，不慎由3米高树上摔下，臀部着地、左季肋部受外物撞击。当时患者神志清楚，除受伤部位疼痛外，仍可行走。查体：P118次/分，BP78/60mmHg，R24次/分，T36.8℃，神志清，面色苍白，四肢发冷，尿量减少，心肺未见异常，全腹压痛，左上腹为著，伴有轻度肌紧张，反跳痛，移动性浊音（＋），肠鸣音8次/分。辅助检查：Hb80g/L，WBC11×10⁹/L。

问题：1.该患者体格检查时有哪些阳性体征？并分析其产生的原因。

2.请做出初步诊断。

一、病因分类

休克有多种分类方法，临床大多根据病因将休克分为低血容量性、感染性、心源性、过敏性、神经性休克等。外科以低血容量性和感染性休克较常见。

1.低血容量性休克 主要因血容量骤减所致，在各类休克中较为常见。如上消化道大出血、外伤所致肝脾破裂或血管断裂大出血等引起的休克，称为失血性休克；大面积烧伤创面血浆渗出和因严重腹泻、呕吐等引起的休克，称为失液性休克。创伤性休克伴有大量血液血浆丧失者，也属于低血容量性休克。

2.感染性休克 细菌的外毒素或内毒素可造成以下变化：①心肌损害，使心搏出量下降；②细菌毒素和免疫复合物等可使机体释出组胺、5-羟色胺、激肽、前列腺素等血管活性因子，引起微循环改变和毛细血管通透性增高，导致有效循环血量减少；③多种毒素、白细胞等损坏后产物（包括酶类、氧自由基等）可直接损害正常细胞。故感染性休克为复合因素所引起。

3.心源性休克 因心排出量急剧减少所致，见于急性心肌梗死、严重心律失常等疾病。

4.过敏性休克 由于某些药物（如青霉素）或血清制剂（如破伤风抗毒血清）所引起的过敏反应，组胺类物质释放使血管骤然扩张所致。

5.神经性休克 由于剧烈疼痛、手术时过度牵拉内脏神经或椎管内广泛麻醉等，阻断了交感神经对血管的调节作用，使血管扩张所致。

二、发病机制

导致休克的原因很多，发病机理亦不尽相同，但当休克发展到一定阶段时，均存在着有效循环血容量减少、组织灌注不足以及产生大量炎症介质等病理生理改变。机体通过各种代偿机制来维持内环境的稳定，相关的病理生理变化是构成临床表现的基础。

1.有效循环血量锐减 所谓有效循环血量，是指单位时间内通过心血管系统进行循环的血量，不包括贮存于肝、脾和淋巴窦或停滞在毛细血管中的血量。机体的组织细胞主要依靠微循环的灌流来进行物质交换，而良好的微循环则取决于维持正常循环功能的三个基本要素：①充足的血容量；②有效的心排血量；③正常的周围血管张力。无论哪个因素发生改变并超出机体的代偿能力时，都可导致有效循环血量减少而发生休克。

2.微循环改变

（1）微循环收缩期 在休克早期，由于有效循环血量显著减少、组织灌流不足，同时因循环血量的降低引起血压下降，激发机体产生一系列代偿性调节的应激反应，包括主动脉弓和颈动脉窦压力感受器产生的加压反射，交感－肾上腺轴兴奋导致释放大量儿茶酚胺及肾素－血管紧张素分泌增加等，引起心率加快、心排出量增加以维持循环相对稳定；通过选择性收缩外周和内脏的小血管使循环血量重新分布，优先保障心、脑、肾等重要器官的有效灌注；但由于小血管的收缩，特别是毛细血管前括约肌的收缩，使真毛细血管网中的血流量大为减少，大部分血液经过动－静脉短路，直接从小静脉回流，而不经过真毛细血管网，因而全身多数组织处于缺血、缺氧的状态。由于此时组织缺氧尚不严重，若能及时去除病因积极复苏，休克状态常能逆转。

（2）微循环扩张期　在休克中期，组织灌注持续减少，细胞缺氧严重，无氧代谢而产生的酸性产物（乳酸、丙酮酸等）增多，引起代谢性酸中毒；又因缺氧刺激组织中的肥大细胞释放组胺类血管活性物质等。这些物质可直接引起毛细血管前括约肌舒张，而后括约肌则因对其敏感性低而仍处于收缩状态，结果出现微循环内的毛细血管广泛扩张、血液滞留、毛细血管网内静水压升高、通透性增强，血浆中的小分子蛋白和水分大量外渗，结果血容量更为减少，组织缺氧也更加严重。

（3）微循环衰竭期　在休克后期，若病情继续发展，便呈不可逆性。微循环内血流速度缓慢、血液黏稠度增加，使红细胞和血小板易发生凝集，并在毛细血管内形成微血栓，严重者引起弥散性血管内凝血（简称DIC），将进一步加重细胞缺氧和组织、器官的损伤。由于广泛微血栓形成，消耗了大量凝血因子，从而发生出血倾向或广泛出血。此期临床上可出现多器官或系统功能衰竭，使休克的纠正更加困难。

3. **细胞损害和代谢改变**　休克过程中细胞因缺氧而引起代谢障碍。

（1）能量代谢　休克时的代谢变化首先是能量代谢异常。由于组织灌注不足和细胞缺氧，无氧糖酵解过程成为机体获得能量的主要途径。后期，由于肝糖原消耗和肝细胞功能降低，血糖也随之降低。

（2）细胞代谢　由于组织缺氧，三羧酸循环、氧化磷酸化耦联、电子传递等受限，ATP产生不足，乳酸生成过多。继而内质网和线粒体肿胀，溶酶体膜损伤，引起细胞自身消化与破坏，最终导致器官功能障碍。

（3）蛋白质代谢　主要是骨骼肌蛋白质分解加速，血中支链氨基酸，如缬氨酸、亮氨酸、异亮氨酸等增多。ATP不足又可影响内质网功能，使蛋白质合成减少，机体免疫力降低。

（4）酸碱失衡　细胞缺氧代谢时产生大量乳酸和丙酮酸可以引起酸中毒。严重酸中毒可使细胞内溶酶体膜破裂，蛋白水解酶及脂酶等释出，造成细胞自溶，并且损害其他细胞，引起器官功能性和器质性损害。

4. **重要脏器继发性损害**　休克时的器官功能变化，一部分是代偿性效应，有利于机体自身稳定；另一部分则是组织细胞较重或严重损害的结果，即临床所谓的"衰竭"。休克时由于小动脉痉挛、微循环障碍、DIC 的形成等，使器官部分组织因严重缺血、缺氧而发生细胞变性、坏死，从而导致脏器功能障碍甚至衰竭。由于机体内各脏器相关，一个重要器官发生衰竭以后，其他器官可受其影响，甚至相继发生功能障碍。因此，休克发展到后期，相继出现多器官功能障碍，受损害较多的是心、肺、肾、肝、脑等，而常以肾最先受损。

（1）肾　休克时因血压下降和肾血管痉挛，使肾血流量减少，肾小球滤过率降低，尿量减少。肾内血流发生再分布，近髓循环的短路大量开放，使肾皮质外层的血流量锐减，肾小管上皮变性坏死，可发生急性肾衰竭。

（2）心　休克时由于缺氧、酸中毒、高钾血症和胰腺产生的心肌抑制因子，尤其是失代偿期舒张压下降、冠状动脉血液灌流量不足等都可造成心肌损害，出现心力衰竭。

（3）肺　休克时由于肺内动－静脉短路大量开放，使呼吸成为无效运动。同时，因发生肺水肿、肺不张、肺实变、肺泡内透明膜形成（渗液中蛋白质凝固）等病变，造成肺泡周围虽有血流灌注却得不到氧合。上述变化的结果是肺的通气与灌流的比例失调，加上肺内产生弥散性血管内凝血，出现进行性动脉血氧分压降低和呼吸困难。这种情况，人们称之为"休克肺"，或急性呼吸窘迫综合征（ARDS）。

5. 介质在休克中的作用　在休克的发生发展过程中，有诸多体液因子参与，如神经内分泌介质、激肽系统、补体系统、细胞因子、前列腺素类、炎性介质以及氧自由基等，这些介质可引起局部或全身效应。介质或体液因子可通过影响血管舒缩，改变组织灌注，导致细胞聚集及血管内凝血，引发微循环障碍。如血栓素 A_2（TXA_2）具有强烈促凝和收缩血管作用；过氧化物、C5a、TXA_2、LTB_4 等对细胞膜结构、细胞壁、蛋白质、核酸等有直接破坏作用，由此加剧了休克引发的细胞损伤，乃至多器官功能不全与衰竭。

项目二　低血容量性休克

低血容量休克是外科最为常见的一种休克类型。常因大量失血、体液丢失或液体滞留在第三间隙，导致有效循环量减少而引起。临床包括失血性休克和损伤性休克。

案例导入

患者，李某，男，35岁，因车祸后腹部疼痛6小时入院。体格检查：T36.6℃，P140 次 / 分，BP80/50mmHg，R26 次 / 分，神情淡漠，睑结膜苍白，心界不大，心率140 次 / 分，律齐，无杂音，双肺呼吸音清，腹稍膨隆，有压痛，轻反跳痛，肝脾触诊不满意，移动性浊音阳性，双肾区无叩击痛，脊柱四肢无异常。腹部 B 超提示：脾破裂，腹腔内大量积血。

　　问题：该患者移动性浊音产生的原因。

一、失血性休克

失血、失液后血容量不足是休克发生的始动因素，失血性休克在外科较为常见。主要是由于有效血容量减少和心搏出量降低，超过了机体代偿机制的限度，病情的发展与出血或体液丢失的量和速度密切相关。

【病因】

出血性因素多见于大血管损伤、腹部损伤所致肝脾破裂、上消化道大出血、肝癌破裂、宫外孕出血等；体液丢失的因素，如大面积烧伤引起大量血浆丧失、急性肠梗阻或幽门梗阻丢失大量消化液等。

【治疗】

治疗主要包括补充血容量和积极处理原发病、制止出血两个方面。注意要两方面同时进行，以免病情继续发展引起器官损害。

1.病因治疗

（1）失血性休克　创伤性出血，根据出血部位可采用局部包扎止血、压迫止血、结扎或手术等；上消化道出血大多可以用止血药、垂体后叶素、三腔二囊管（对食管胃底静脉曲张）做局部处理，缓解出血；少数患者的出血用以上方法仍不能缓解，则需要紧急手术止血，应一边快速扩容、一边施行创伤较轻的手术处理。

（2）失液性休克　常见病因有大面积烧伤、高温环境中脱水、急性胰腺炎、急性肠梗阻等，不同因素引起的体液丢失治疗上需要区别对待。如：急性胰腺炎并发休克，除了扩容，应及时引流含有胰酶的腹腔液和清除坏死组织；急性肠梗阻则应设法及时解除梗阻，以免肠内有害物质继续进入血流，加重肠管血液循环障碍。

2.补充血容量　失血性休克可根据休克指数（休克指数＝脉率/收缩压，正常为 0.5左右）协助判断失血量，首先补充 2～3 倍于失血量的平衡液，然后补充适量血液，维持血细胞比容在 30% 左右。如失血量小于循环血量的 20%（800mL），胶体液中可全部用代血浆；失血量达 20%～40%（800～1600mL），或红细胞比容低于 30%、血红蛋白低于90g/L，代血浆和全血各输一半；失血量大于 50%（2000mL），全血应占 2/3。

此外还要根据血流动力学指标，如中心静脉压（CVP）、脉搏（P）、血压（BP）、肺毛细血管楔压（PCWP）的变化，每小时尿量及周围微循环情况来调节输液、输血的量及速度。临床上常以血压结合中心静脉压的测定来指导补液，详见表 3-1。

表3-1　中心静脉压与临床补液

CVP	BP	原因	处理原则
高	低	心功能不全或血容量相对过多	强心药物，纠正酸中毒，扩张血管
高	正常	容量血管过度收缩	扩张血管
低	低	血容量严重不足	充分补液
低	正常	血容量不足	适当补液
低	正常	心功能不全或血容量不足	补液试验

补液试验：5～10分钟内快速静脉输入等渗盐水250mL，如BP升高CVP不变，提示血容量不足；如BP不变而CVP升高，提示心功能不全

二、创伤性休克

【病因】

外伤是导致创伤性休克的主要原因，常见于复杂性骨折、大面积挤压伤或大手术等，创伤引起血液或血浆丧失、损伤处炎性肿胀和体液渗出，导致低血容量。一方面，机体内可出现组胺、蛋白酶等血管活性物质，引起微血管扩张和通透性增强，致有效循环血量进一步减少；另一方面，创伤能够刺激神经系统，引起疼痛和神经内分泌系统反应，影响心功能。部分创伤，如胸部创伤可直接影响心、肺，颅脑损伤有时可使血压下降等。因此，损伤性休克的病情往往比较复杂。

【治疗】

创伤性休克也属于低血容量性休克，且病情变化比较复杂，在有效扩充血容量的同时，及时完善必要的检查，准确判断伤情，以制订全面、合理的治疗方案。创伤后疼痛刺激严重者需适当给予镇痛镇静剂；妥善临时固定（制动）受伤部位；对危及生命的创伤，如开放性或张力性气胸、连枷胸等，应做必要的紧急处理。手术和较复杂的其他处理，一般应在血压稳定后或初步回升后进行。创伤或大手术继发休克后，还应使用抗生素，避免继发感染。

项目三　感染性休克

感染性休克，又称为脓毒性休克，是由脓毒症引起的低血压状态。

【病因】

外科感染性休克多见于烧伤、腹膜炎、胆道感染、重症胰腺炎、绞窄性肠梗阻、泌尿系感染等。相对而言，革兰阴性菌更易引发休克，菌培养证实革兰阴性菌血症约50%发展为休克，而革兰阳性菌血症约25%最终出现休克。

【临床分型】

感染性休克根据血流动力学改变可分为高动力型和低动力型两种（表3-2）。高动力型即高排低阻型休克，表现为外周血管扩张、循环阻力降低，心排出量正常或稍增高，皮肤温暖干燥，又称暖休克；低动力型（又称低排高阻型），表现为外周血管收缩，微循环淤滞，大量毛细血管渗出致血容量和心排出量减少，皮肤湿冷，又称冷休克，临床相对较多见。

表 3-2　感染性休克的血流动力学分型

临床表现	低排高阻型	高排低阻型
神志	烦躁，淡漠，嗜睡或昏迷	清醒
皮肤色泽	苍白，发绀或花斑样发绀	淡红或潮红
皮肤温度	湿冷或冷汗	温暖、干燥
毛细血管充盈时间	延长	1～2秒
脉搏（次/分）	细速	较慢、有力
脉压（mmHg）	< 30	> 30
尿量（小时）	< 25mL	> 30mL

【治疗】

1.补充血容量　感染性休克的治疗首先以输注平衡盐溶液为主，配合适当的胶体液、血浆或全血，恢复足够的循环血量。感染性休克患者除因广泛微循环开放和血液淤滞必须超过正常量补液外，还要考虑感染炎性渗出、呕吐、肠麻痹肠内液体增多，以及高热出汗、不能进食等因素导致体液的额外丢失，也包括电解质的丧失。

2.控制感染

（1）抗感染药物的应用　抗菌药物的选用是否合理，与感染性休克的转归密切相关。感染性休克患者应尽早做血培养或脓液、渗出物培养，按照体外药敏结果选择敏感抗生素，可改善预后。病原菌未确定时，可依据感染部位及可能的致病菌经验性选用抗生素，或选择抗菌谱覆盖金黄色葡萄球菌与革兰阴性菌，如大肠埃希菌、克雷伯菌等的第三代头孢类抗生素；对链球菌性坏死性筋膜炎、葡萄球菌性中毒性休克综合征采用克林霉素效果较佳；对消化道穿孔引起的腹腔内感染、脓肿、坏死性蜂窝织炎等，则应加用抗厌氧菌类抗生素；烧伤患者、ICU 内的院内感染患者必须考虑耐药菌株感染的问题，抗生素的选用应根据菌株耐药的类型及抗生素敏感度来决定。

使用抗生素时，应注意休克过程中机体内药物动力学特点。休克时口服和肌内注射的药物吸收均受限，故用药途径宜为静脉用药。肾功能降低使药物从肾排出受限，较易出现药物毒性作用，所以应适当控制剂量和延长给药间隔时间。此外，还要注意抗生素的过敏反应，以及对肾、肝、骨髓、神经系统等的损害。

（2）感染病灶的处理　感染性休克的外科患者大都有明确的原发感染病灶。近半数的感染性休克患者可能需要紧急外科处理，治疗宜采用简捷、有效、创伤较小的措施。一般首先采取抗休克措施，争取在休克好转、生命器官稳定时处理病灶，如充分引流脓液、清除坏死组织或切除病变组织。近年来，借助 B 型超声波、CT 扫描等的定位，施行深部病灶的穿刺引流，这种方法如能成功，既可排出脓液，又可减轻对机体的侵袭，比较安全。

3. 纠正酸碱平衡失调　感染性休克的患者，常伴有严重的酸中毒，且发生较早，需及时纠正。一般在纠正、补充血容量的同时，经另一静脉通路滴注 5% 碳酸氢钠 200mL，并根据动脉血气分析结果，再作补充。

4. 皮质类固醇激素　糖皮质激素能抑制多种炎症介质的释放和稳定溶酶体膜，缓解SIRS。但应用限于早期、用量宜大，可达正常用量的 10 ~ 20 倍，维持不宜超过 48 小时。否则有发生急性胃黏膜损害和免疫抑制等严重并发症的危险。

5. 强心药物　根据不同血流动力学情况选用不同药物，对冷休克应用扩血管药，暖休克则用缩血管药，包括兴奋 α 和 β 肾上腺素能受体兼有强心功能的药物，如多巴胺和多巴酚丁胺等，其他还有强心苷，如毛花苷 C，可增强心肌收缩力，减慢心率。

6. 其他治疗　包括营养支持、防治 DIC、防治重要脏器功能衰竭等。

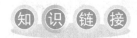

Shock 与休克

Shock 原意为打击或震荡。最早在 1731 年法国医生 Le Dran 首次将法语secousseuc 翻译成 shock 并用于医学。19 世纪末，Warren 和 Crile 对休克患者的临床表现做了经典的描述：面色苍白、四肢湿冷、脉搏细数、脉压缩小、尿量减少、神志淡漠、低血压。20 世纪 60 年代，通过不断的临床研究，Lillehei 提出了休克的微循环障碍学说及难治性休克与弥漫性血管内凝血（DIC）的有关概念。20 世纪 80 年代以来，临床学者们从低血容休克转向败血症休克，从细胞、亚细胞和分子水平对休克的发病机制进行了研究。发现休克与许多具有促炎或抗炎作用的体液因子有关，提出全身炎症反应综合征等概念。

复习思考

1. 简述低血容量性休克的急救原则。

2. 简述冷休克与暖休克的鉴别要点。

3. 简要归纳休克中期微循环的变化特点。

扫一扫，知答案

扫一扫，看课件

模块四

输　血

【学习目标】

1. 掌握输血的适应证、输血的注意事项、输血并发症及防治。
2. 熟悉输血的途径、血液成分制品及血浆代用品的应用。
3. 了解自体输血分类。

项目一　外科输血的适应证、禁忌证及输血方法

输血曾经是促进外科发展的三大要素（麻醉、无菌术、输血）之一。正确掌握输血的适应证，合理选用各种血液制品，有效防止输血可能出现的并发症，对保证外科治疗的成功、患者的安全有着重要意义。

📖 案例导入

患者，王某，女，32岁。因"劳累后头晕、心慌3周"入院。体检：一般情况尚可，贫血貌，腹部较膨隆，子宫脐上2指，胎儿心音135次/分。血常规：红细胞2.0×10^{12}/L，血红蛋白55g/L，白细胞8.0×10^9/L，血小板160×10^9/L。血型："B"型。入院后，输"B"型全血，输入240mL左右时，患者诉全身皮肤瘙痒，随即皮肤出现风团。

问题：简述患者输血后出现上述症状的主要原因。

【适应证】

1.大量失血　主要是补充血容量，用于治疗因手术、严重创伤或其他各种原因所致的低血容量休克。凡失血量低于总血容量的10%（500mL）者，可通过机体自身组织间液向血液循环的转移得到代偿，当失血量达总血容量的10%～20%（500～1000mL）时，应根据有无血容量不足的临床表现及程度，同时参考血红蛋白和血细胞比容的变化选择治疗方案。失血量超过血液总量20%（1000mL）时，应及时输血补充血容量。

2.贫血或低蛋白血症　常因慢性失血、烧伤、红细胞破坏增加或白蛋白合成不足所致。为提高贫血患者对手术创伤的耐受力，术前应结合检验结果输注浓缩红细胞纠正贫血；补充血浆或白蛋白治疗低蛋白血症。

3.凝血异常　输入新鲜冰冻血浆以预防和治疗因凝血异常所致的出血。少量多次输新鲜血液，或根据患者凝血异常的原发疾病输注相关的血液成分，可补充各种凝血因子，有助于改善凝血机能。

4.重症感染　全身严重感染或脓毒症等患者，如中性粒细胞低下或抗生素治疗效果不佳时，可考虑输注浓缩粒细胞配合控制感染，但应注意输粒细胞可能引起巨细胞病毒感染、肺部合并症等副作用。

国家卫生部2000年输血指南建议：血红蛋白（Hb）＞100g/L不需要输血；Hb＜70g/L可输入浓缩红细胞；Hb为70～100g/L时，应根据患者的具体情况来决定是否输血。对于可输可不输的患者应尽量不输。

【禁忌证及注意事项】

1.禁忌证　急性肺水肿、肺栓塞、充血性心力衰竭、恶性高血压、真性红细胞增多症等属于输血禁忌证，肾功能不全者慎重输血，肝功能不全者而又必需输血者，可缓慢输入少量新鲜血液。

2.注意事项　输血前必须仔细核对患者和供血者姓名、血型和交叉配合单，并检查血袋是否渗漏，血液颜色有无异常及保存时间。除生理盐水外，不向血液内加入任何其他药物和溶液，以免产生溶血或凝血。输血过程中要严密观察患者有无输血反应，检查体温、脉搏、血压及尿液颜色等。输血后仍要关注患者的病情变化，血袋应集中保留1天备查。

【输血速度与途径】

1.输血速度　视患者情况而定。大出血时输血速度宜快，根据血压、中心静脉压、每小时尿量等调节输血的量和速度；成人一般5mL/min，老年或心脏病患者约1mL/min，小儿约10滴/min。

2.输血途径　有静脉和动脉两种途径。

33

（1）静脉输血　是最常见且方便的输血途径，一般选用较大的表浅静脉，如肘正中静脉、贵要静脉或大隐静脉等；大出血急救时，应立即行静脉穿刺插管或使用加压输血器以保证快速输血，也可采用大隐静脉切开输血。小儿常经头皮静脉输血。

（2）动脉输血　是经动脉穿刺将血液加压注入；但动脉输血操作较复杂，有发生肢体缺血、动脉栓塞等危险，现已少用。

项目二　输血反应及并发症

输血可发生各种不良反应和并发症，严重者甚至危及生命。但是，只要严格掌握输血指征，遵守输血操作规程，大多数输血并发症是可以预防的。

1. 发热反应　为最常见的早期输血并发症之一，发生率为 2%～10%，反复输血或多次妊娠的受血者为好发人群，多在输血后 15 分钟～2 小时内发生。主要表现是畏寒、寒战、高热，体温可达 39～40℃，伴有头痛、出汗、恶心、呕吐及皮肤潮红。非溶血性发热反应主要是由致热原引起，也可能与免疫反应有关。出现发热反应时，应首先分析可能的病因，根据临床表现轻重，立即减慢输血速度或停止输血。

治疗：发热反应出现后，应首先分析可能的病因。对于症状较轻的发热反应可先减慢输血速度，病情严重者则应停止输血。畏寒与寒战时应注意保暖，出现发热时可服用阿司匹林。伴寒战者可肌内注射异丙嗪 25mg 或哌替啶 50mg。

预防：预防措施包括强化输血、配血过程的核查工作；严格输血的操作规程；尽量行同型输血。

2. 溶血反应　是输血最严重的并发症，死亡率高。主要由误输 ABO 血型不合的血液引起，其次与 A 亚型不合或 Rh 及其他血型不合及红细胞破坏等有关。典型症状为患者被输入血型不合的血 10～20mL 后，立即出现沿输血静脉的红肿和疼痛，寒战、高热、头痛、胸痛、心前区压迫感、呼吸困难、腹痛或腰骶部痛。严重者有休克、溶血性黄疸、血红蛋白尿和急性肾衰等。手术中溶血反应最早的征象是血压下降和手术野不明原因的渗血。疑有溶血反应时，应立即停止输血。再次核对受血者与供血者的姓名、血型，并抽静脉血离心后观察血浆色泽，溶血者血浆呈粉红色。重做血型鉴定、血液交叉配血试验及做细菌涂片和培养，以查明溶血原因。

治疗：①抗休克：应用晶体、胶体液及血浆以扩容，纠正低血容量性休克，输入新鲜同型血液或输浓缩血小板或凝血因子和糖皮质激素，以控制溶血性贫血；②保护肾功能。可给予 5% 碳酸氢钠 250mL，静脉滴注，使尿液碱化，促使血红蛋白结晶溶解，防止肾小管阻塞；③若 DIC 明显，还应考虑肝素治疗；④血浆交换治疗。

预防：预防措施包括加强输血、配血过程中的核查工作；严格按照输血的规程操作，不输有缺陷的红细胞，严格把握血液预热的温度；尽量行同型输血。

3.过敏反应 多发生在输血数分钟后，发生率约为3%。表现为皮肤局限性或全身性瘙痒或荨麻疹，严重时出现呼吸困难或过敏性休克乃至昏迷、死亡。

治疗：当患者仅表现为局限性皮肤瘙痒或荨麻疹时，不必停止输血，可口服抗组胺药物，如苯海拉明25mg，并严密观察病情发展。反应严重者应立即停止输血，皮下注射肾上腺素和（或）静脉滴注糖皮质激素。

预防：预防措施包括对有过敏史患者，在输血前半小时同时口服抗过敏药和静脉输注糖皮质激素；对IgA水平低下或检出IgA抗体的患者，应输不含IgA的血液、血浆或血液制品；有过敏史者不宜献血；献血员在采血前4小时应禁食。

4.细菌污染反应 主要原因为采血、贮存过程中无菌技术漏洞而致污染。患者的反应程度依细菌污染的种类、毒力大小和输入的数量而异。轻者可仅表现为发热；重者可致内毒素性休克和DIC等。临床表现有烦躁、寒战、高热、呼吸困难、恶心、呕吐、腹痛、休克。

治疗：立即中止输血并将血袋内的血液离心，取血浆底层及细胞层分别行涂片染色细菌检查及细菌培养检查；采用有效的抗感染和抗休克治疗，具体措施与感染性休克的治疗相同。

预防：预防措施包括严格无菌制度，按无菌要求采血、储血和输血；血液在保存期内和输血前定期按规定检查，如发现颜色改变、透明度变浊或产气增多等任何有受污染之可能时，不得使用。

5.循环超负荷 输血过量或过快，可引起急性心力衰竭和肺水肿。特别是心功能低下、老年、幼儿或低蛋白血症的患者。

预防措施包括：对心功能低下者要严格控制输血速度及输血量，严重贫血者以输浓缩红细胞为宜。

6.其他不良反应

（1）传播疾病 如肝炎、艾滋病、疟疾、回归热、梅毒等，其中以输血后肝炎和疟疾多见。

（2）免疫抑制 输血可使受血者的非特异免疫功能下降和抗原特异性免疫抑制，增加术后感染率。

（3）输血相关性肺损伤 肺水肿较为常见，可危及生命。

项目三 血浆及血浆增量剂

血浆代用品又称血浆增量剂，是天然或人工合成的高分子物质制成的胶体溶液，可代替血浆扩充血容量。因其分子量和胶体渗透压与血浆蛋白近似，因此能在循环中长时间保持适当的浓度，一般不在体内蓄积，极少导致红细胞聚集、凝血障碍及切口出血等不良反应，而且产品本身也无抗原性和致敏性。临床常用的血浆代用品有右旋糖酐、羟乙基淀粉和明胶制剂。

1. **右旋糖酐**　中分子量（平均75 000）右旋糖酐渗透压较高，具有良好的扩充血容量作用，能在体内维持6～12小时，临床上多用于治疗低血容量性休克。低分子量（平均40 000）右旋糖酐增加血容量的作用短，仅维持约1.5小时，具有降低血液黏稠度、改善微循环的作用。由于右旋糖酐可致出血倾向且不含凝血因子，24小时用量不宜超过1500mL。

2. **羟乙基淀粉**　由玉米淀粉制成的血浆代用品。可以扩充血浆容量，且维持时间长（24小时尚有60%），常用于低血容量休克的治疗和手术中扩容。

3. **明胶制剂**　是各种明胶与电解质组合的血浆代用品。含4%琥珀酰明胶的血浆增量剂，其胶体渗透压可达46.5mmHg，能有效增加血浆容量、防止组织水肿，有利于静脉回流，并改善心搏量和外周组织灌注。又因其黏稠度与血浆近似，故有稀释血液、改善微循环、加快血液流速的效果。

项目四　自体输血与成分输血

一、自体输血

自体输血是指收集患者自身的血液，在需要时再回输给患者本人。主要优点是：节约血源；减少输血反应和疾病的传播；无需验血型和交叉配血试验；适用血型特殊和血源困难者。目前外科自体输血常用三种方法。

1. **预存式自体输血**　手术前采集患者血液预存备用。择期手术患者，术前一般状态良好，无感染征象，血细胞比容≥0.30，且术中预计需血量较大者可用此法。预存自体血者必须每日补充铁剂、维生素C、叶酸和给予营养支持。

2. **回收式自体输血**　是指回收创伤后体腔内积血或手术过程中的失血，经抗凝、过滤后再回输给患者。主要适用于外伤性脾破裂、异位妊娠等引起的腹腔大出血；门静脉高压症等手术时的失血回输和术后6小时内所引流血液的回输等。

3. **稀释式自体输血**　指麻醉前从患者一侧静脉采血，同时从另一侧静脉补给采血量3～4倍的电解质溶液、血浆增量剂等以维持患者的血容量，使血液处于稀释状态，以减少手术时血液的丢失。当术中失血量达到300mL时，可开始回输自体血液。

自体输血的禁忌证：血液已被胃肠道或尿液污染；血液可能受肿瘤细胞污染；肝、肾功能不全或有严重贫血患者；脓毒症或菌血症患者；胸、腹腔开放性损伤超过4小时或血液在体腔存留过久者。

二、成分输血

血液成分制品是血液经过制备，分离出的浓度较高的单一血液成分，可用于成分输血。常用血液成分制品有血细胞（包括红细胞、白细胞、血小板）、血浆和血浆蛋白成分三类。成分输血可以节约血源，减少不良反应的发生。

1. 血细胞成分

（1）红细胞制品　经不同加工可制得浓缩红细胞、洗涤红细胞、冰冻红细胞、去白细胞的红细胞等制品，临床以浓缩红细胞最为常用。

（2）白细胞制品　主要有浓缩白细胞，但因并发症较多临床已少用。

（3）血小板制品　血小板制品用于治疗血小板减少症和（或）血小板功能障碍的患者，成人输注2袋血小板1小时后血小板数量可至少增加$5×10^9$/L。

2. 血浆成分　是将全血分离出血细胞后得到的液体部分，包括新鲜冰冻血浆、冰冻血浆和冷沉淀三种。新鲜冰冻血浆是全血采集后6小时内分离并立即置于$20～30℃$的血浆，冰冻血浆是新鲜冰冻血浆4℃下融解时除去冷沉淀成分后冻存的血浆制品，冷沉淀是新鲜冰冻血浆融解时不融的沉淀物。

3. 血浆蛋白成分　包括白蛋白制剂、免疫球蛋白及浓缩凝血因子。

（1）白蛋白制剂　有5%、20%和25%三种浓度。常用者为20%的浓缩白蛋白液，可在室温下保存，体积小，便于携带与运输。

（2）免疫球蛋白　包括正常人免疫球蛋白（肌内注射用）、静脉注射免疫球蛋白和针对各种疾病的免疫球蛋白（抗乙肝、抗破伤风及抗牛痘等）。肌内注射免疫球蛋白多用于预防病毒性肝炎等传染病，静脉注射丙种球蛋白用于低球蛋白血症引起的重症感染。

（3）浓缩凝血因子　包括抗血友病因子（AHF）、凝血酶原复合物（IX因子复合物）、浓缩维生素E、XI因子及I因子复合物、抗凝血酶III（antithrombin III，AT III）和纤维蛋白原制剂等。用于治疗血友病及各种凝血因子缺乏症。

复习思考

1. 输血的并发症主要有哪些？如何防治？
2. 简述临床输血的注意事项？
3. 自体输血的优点有哪些？

扫一扫，知答案

扫一扫，看课件

模块五

营　养

【学习目标】

1. 掌握肠内、肠外营养的适应证、禁忌证和并发症。

2. 熟悉肠内、肠外营养的常用营养剂、途径及方法。

3. 了解外科患者代谢特点和营养需求。

项目一　概　述

外科患者的营养不良较常见，主要由于各种原因导致的进食障碍或禁食，引起机体三大营养物质消耗过快。多发性损伤、严重感染、大手术等都可以使机体处于高代谢状态，特别是分解代谢增强，很快出现机体营养不良。营养支持是指在饮食摄入不足或不能的情况下，通过肠内或肠外途径补充或提供维持人体必需的营养素。其目的是维持机体组织、器官的结构和功能，维护细胞代谢，参与生理功能调控与组织修复，促进患者康复。

案例导入

患者，李某，男，34岁。主诉反复右下腹胀、腹痛加重1周，伴排便肛周疼痛。2016年2月无明显诱因出现右下腹痛伴发热，排便3～4次/日，质稀，予抗生素、调节肠道菌群治疗后缓解。2016年6月因"反复发热、腹痛腹泻4个月，再发4天"入院，发病4个月内体重下降8 kg。入院体重50kg，BMI 15.12kg/m²。行肠镜、小肠CT检查后诊断为"CD（回肠型）伴腹腔脓肿"，予5-氨基水杨酸（5-ASA）等对症治疗，腹痛缓解后出院。出院后于饮食以流质及半流质膳食为主。曾口服补充肠内营养粉剂，每次40～50g，每日4～5次（约900kcal/d），体重有所增加后自行减量。2016年10月因"反复右下腹胀、腹痛加重1周，伴排便肛周痛"再次入院。体格检查：体重47.8kg，BMI 14.81kg/m^2，全身无水肿，右下腹压痛（＋），肛周压痛（＋）。实验室检查：血清前白蛋白75mg/L，白蛋白27g/L，总蛋白66g/L，血红蛋白98g/L，C反应蛋白2.68mg/dL，血沉33mm/h。

　　问题：**1.** 该患者属于何种类型的营养不良？

　　　　　2. 若进行肠内营养，可能发生哪些并发症？

一、手术、创伤、严重感染后营养代谢特点

人体营养基质一般分为三类：第一是供应能量的物质，主要是糖类和脂肪；第二是蛋白质，是人体构成的主要成分，是生命的物质基础；第三是构成人体和生命活动的其他物质，包括各种电解质、微量元素和多种维生素等。

人体的能量来自于三大营养要素，包括糖原、脂肪、蛋白质。糖原储备有限，在饥饿状态下只可供能12小时。蛋白质构成体内组织、器官，没有储备，一旦消耗必定损伤其结构和影响功能。体内脂肪是饥饿时的主要能源。人体在手术、创伤、感染等应激状态下体内三大营养要素分解代谢加强，合成减少。创伤、感染时机体的代谢反应主要表现为以下四个特点：①能量代谢增高，以分解代谢为主，能量消耗增加，其程度与创伤和感染的严重程度成正比；②糖代谢紊乱，糖原分解和异生增加，出现高血糖，体内出现胰岛素阻抗现象；③蛋白质分解加速，尿氮增加，出现负氮平衡；④脂肪动员增加，体重减轻。

二、营养不良的分类

1. 消瘦型营养不良　能量缺乏为主，又称能量缺乏型营养不良。

2. 低蛋白型营养不良　蛋白质缺乏为主，多为低蛋白水肿，又称水肿型营养不良。

3. 混合型营养不良　能量和蛋白质均有不足。

三、营养不良的诊断

1. 病史　患者处于严重损伤、多发感染、大手术后等应激状态；患有慢性疾病长期消耗，如高位肠瘘；为了治疗需要较长时间的禁食，如出血性坏死性胰腺炎；进食困难或消化吸收障碍，如食管癌、放射性肠炎等。

2. 人体测量

（1）**体重**　体重下降是营养不良的重要指标之一。体重下降10%即有意义。

（2）**体质指数**　体质指数＝体重（kg）/身高（m）^{2}，正常值为18.5～23，＜18.5

为消瘦，≥ 23 为超重。

（3）三头肌皮褶厚度 间接测定脂肪量，正常值男性 11.3 ～ 13.7mm，女性 14.9 ～ 18.1mm。

（4）臂肌围 判断骨骼肌量。臂肌围＝上臂中点周长（cm）–3.14× 三头肌皮褶厚度（cm）。正常值：男性 22.8 ～ 27.8cm，女性 20.9 ～ 25.5cm。

3. 实验室检查

（1）肌酐身高指数（%） 肌酐是肌肉蛋白的代谢产物，尿中排出的肌酐量与体内骨骼肌群基本成正比，测定该指数即可了解体内骨骼肌含量。

（2）血清蛋白 血清白蛋白是反映内脏蛋白质含量的营养评估指标之一。正常值＞35g/L。28 ～ 34g/L 为轻度营养不良；21 ～ 27g/L 为中度营养不良；< 21g/L 为重度营养不良。但可受非营养因素如肝功能的影响，因其半衰期长达 20，常不能及时反映营养改善状况。转铁蛋白和前白蛋白同属短半衰期蛋白，半衰期分别为 8 天和 2 天。

（3）氮平衡 判断体内蛋白质代谢情况，摄入大于排出为正氮平衡；相反排出大于摄入为负氮平衡。

（4）免疫功能检测

①淋巴细胞计数：是测定细胞免疫状况的一项指标，但在严重感染时可受干扰。周围血中淋巴细胞总数为白细胞数 × 淋巴细胞百分率。轻度营养不良时总淋巴细胞计数 $< 1.2 \times 10^9$/L，重度营养不良时 $< 0.8 \times 10^9$/L。

②迟发性皮肤超敏试验（DH）：用结核菌素等多种抗原做皮肤迟发性过敏反应，若 24 ～ 72 小时内注射部位硬结与红斑直径小于 5mm，表示细胞免疫功能较差。

四、营养疗法的适应证

1. 近期体重下降超过正常体重的 10%。

2. 血清白蛋白< 30g/L。

3. 连续 7 日以上不能正常进食。

4. 已确诊为营养不良。

5. 可能发生高分解代谢的应激状态患者。

项目二 肠内营养

经胃肠道提供维持人体代谢所需的营养物质的方式，称为肠内营养。肠内营养可以维持肠黏膜细胞的正常结构、细胞间连接和绒毛高度，保持黏膜的机械屏障；保持肠道固有菌丛的正常生长，维护黏膜的生物屏障；能刺激胃酸和胃蛋白酶正常分泌，保持黏膜的化学屏障；有助于肠道正常分泌 IgA，保持黏膜的免疫屏障。

临床上在肠道功能允许的条件下应首选肠内营养。肠内营养可以单独应用，也可与经周围或中心静脉营养支持联合应用，以减少静脉营养的用量，从而减少静脉营养的并发症。

一、适应证

凡有营养支持指征、有胃肠功能并可利用的患者均可应用。

1. 不能经口进食，如意识障碍或昏迷、吞咽、咀嚼困难等。

2. 消化道疾病稳定期，如消化道瘘、胰腺炎等。

3. 高分解代谢状态，如严重感染、手术、创伤、烧伤等。

4. 慢性消耗性疾病，如结核、肿瘤。

二、禁忌证

肠梗阻、胃肠道活动性出血、严重肠道炎症、严重腹泻或吸收不良、休克等。

三、肠内营养剂

肠内营养剂与平常所用食品不同，它更易消化吸收或无需消化即可吸收。肠内营养剂按营养素预消化的程度，可分为大分子聚合物和要素膳食两大类。

1. 大分子聚合物　该类制剂包括自制匀浆膳食和大分子聚合物制剂，适合于胃肠消化和吸收功能基本正常者。目前有些制剂已含有膳食纤维，溶液渗透压略高于血浆渗透压，使用方便，口感较好，易接受。

2. 要素膳食　是一种营养素齐全、可不经消化或很少消化，可直接吸收的无渣膳食，但渗透压偏高，适合于消化功能弱的患者。

四、输入途径

有经口和管饲两种，多数患者因经口摄入受限或不足而采用管饲。

1. 经鼻置管　包括鼻胃管和鼻肠管。鼻胃管喂养有反流与误吸的危险，对有胃排空异常或严重食道反流的患者应用鼻肠管喂养，即将喂养管置入幽门远端的十二指肠或近端空肠。

2. 造瘘置管　胃造瘘、空肠造瘘。

五、输注方法

1. 分次给予　适用于胃管尖端位于胃内及胃肠功能良好者。分次给予又分为分次推注和分次输注，每次量为 100 ～ 300mL。分次推注是用注射器将营养剂在 10 ～ 20 分钟内注入胃内。分次输注是利用重力滴注的原理将营养剂滴入胃肠道，每次 30 ～ 40 分钟，每次间隔 3 ～ 4 小时。

2. 连续输注　借助输液泵将营养液经导管 24 小时匀速输入且无间歇，大多数患者能耐受，适用于危重患者及空肠造口者。连续滴注患者的胃肠道反应较少，大便次数与量明显减少。

3. 循环输注　用输液泵在规定的一段时间内持续输注，通常在夜间输注，多用于白天能够活动的患者，或作为口服饮食的补充。此方法适用于胃肠道功能基本正常者，缺点是可能发生胃排空延迟。

项目三　肠外营养

肠外营养指通过静脉途径提供人体代谢所需的营养素。当患者禁食，所需营养素均经静脉途径提供时，称为完全胃肠外营养。

一、适应证

需要维持或加强营养支持、但不能从胃肠道摄入或摄入不足的患者可进行肠外营养支持。

1. 腹泻、呕吐严重的。

2. 胃肠道功能障碍，如短肠综合征、溃疡性结肠炎。

3. 高分解代谢状态，如大面积烧伤、严重感染、创伤或大手术前后。

4. 因疾病或治疗限制不能经胃肠道摄食，需要胃肠道休息的。

5. 接受大面积放疗和大剂量化疗的肿瘤患者。

二、禁忌证

严重水、电解质、酸碱平衡失调、休克、出凝血功能紊乱、重度肝肾衰竭等患者不宜应用或要慎用。

三、肠外营养剂

肠外营养制剂主要由葡萄糖、脂肪乳剂、复方氨基酸、电解质、维生素、微量元素及水七大营养成分组成。葡萄糖是非蛋白质能源之一。脂肪乳剂是由植物油、乳化剂和等渗剂组成，供给能量和必需脂肪酸。氨基酸作为氮源，合成人体的蛋白质。维生素种类很多，可分为水溶性和脂溶性两大类，同时要根据患者情况补充钠、钾、钙、磷、镁、氯等电解质。锌、铜、铁、硒、铬、锰等微量元素都参与酶的组成，注意适当补充。

四、输入途径

经静脉置管输入。

1. 经周围静脉　操作简单、安全，适用于短期（少于 2 周）、部分补充营养或中心静脉置管和护理有困难时。

2. 经中心静脉　适用于长期、全量营养支持时，但并发症较多而严重。最常用的途径为锁骨下静脉、颈内静脉与颈外静脉。长期完全胃肠外营养治疗时以经上腔静脉插管应用最为广泛。

五、输注方法

1. 全营养混合液法　在无菌条件下，将每天所需的营养物质按次序混合入输液袋后再输注。这种方法保证多种营养素同时进入体内，对合成代谢有利，且可以简化输液过程，节省时间，减少污染机会。由于能量及其他营养物质的供应处于持续均匀状态，胰岛素的分泌较为稳定，血糖值波动小，不致出现高血糖或低血糖症。

2. 单瓶输注法　各营养素非同步输入，操作繁琐，会造成某些营养素的浪费，增加代谢负荷甚至发生代谢并发症。

项目四　外科营养支持的并发症及防治

一、肠内营养

（一）并发症

1. 误吸　吸入性肺炎是致命性的并发症，老人、原有呼吸和神经系统疾病及昏迷患者属高危人群。可由胃排空延迟、营养管插入位置不当或移位、呕吐等引起，意识障碍、服用镇静剂、吞咽或咳嗽反射减退甚至消失的患者易导致误吸或吸入性肺炎。临床表现：在营养支持过程中患者突然发生呼吸急促、心率加快、发热、吐泡沫样非脓性痰。患者临床反应程度取决于吸入营养液的质和量。

2. 机械性并发症　与营养管质地、粗细和管的位置有关，常出现鼻咽部和食管黏膜损伤、营养管堵塞等。鼻咽及食管黏膜损伤由管质过硬、操作不当或置管时间过长所致。管道堵塞由管腔过细，营养液过稠、不匀、凝块，以及流速过慢所致。

3. 胃肠道并发症　是最多见的并发症，包括恶心、呕吐、腹胀、腹痛、腹泻、便秘、倾倒综合征等。其中腹泻最为常见，主要原因包括营养液渗透压高、温度过低、输液过快、被细菌污染等。

4. **代谢性并发症** 包括高渗性脱水、高血糖、氮质血症、电解质及微量元素异常、肝功能异常等。

（二）预防与治疗

1. 防止误吸

（1）妥善固定 将营养管妥善固定，防止脱出及移位。在导管插入时一定要做X线检查以确定导管的正确位置，以后每次输注营养液、经管给药前及接班时均应检查营养管的位置，以确定有无移位。如果是连续输注，至少每8小时检查一次。

（2）合适的体位 根据情况采取合适的体位。伴有意识障碍、胃排空迟缓、经鼻胃管或胃造瘘管输注营养液的患者应取半卧位，以防营养液反流和误吸，经鼻肠管或空肠造瘘管输注者可采取随意体位。

（3）及时估计胃内残留量 在每次输注肠内营养液前用注射器抽吸胃内容物，检查和记录残留量，输注期间每隔4小时抽吸一次。如果残留量大于100mL，应延迟或暂停输注，以防胃潴留引起反流而致误吸。

（4）注意观察 若患者突然出现呛咳、呼吸急促或咳出类似营养液的痰液，怀疑有管道移位并致误吸的可能，应立即停止输注，将患者置于右侧卧位并将床头放低。鼓励和刺激患者咳嗽，必要时经鼻导管或气管镜清除误吸物。静脉输液支持，输入白蛋白以减轻肺水肿。

2. **保护皮肤、黏膜** 长期留置鼻胃管、鼻肠管，可压迫鼻咽部黏膜产生溃疡，应每天用油膏涂拭鼻腔黏膜。胃、空肠造瘘者，应保持造瘘口周围皮肤干燥、清洁，用无菌敷料覆盖，每天更换一次。

3. **保持营养管通畅** 避免营养管扭曲、受压、打结。为避免管道堵塞，于输注营养液前、后用30mL温开水或生理盐水冲洗导管。如是连续输注，至少每隔4小时冲洗导管一次。药丸要研碎、溶解后注入营养管，不可与营养液混合注入，服药前、后均应冲洗导管。

4. **防止胃肠道的并发症** 腹泻是肠内营养较常见的并发症。

（1）严格按医嘱控制营养液量、浓度和输注速度，一般由少量、低浓度开始输入，速度宜慢，使患者在3～4天内逐渐适应。量可由250～500mL/d开始，在5～7天内逐渐达到全量；速度以20mL/h起，视患者适应程度逐步加速并维持滴速在100～120mL/h，以输液泵控制滴速为佳。

（2）无菌配制营养液，现用现配，每日更换输注用品。配好的营养液可在4℃冰箱中暂存，并于24小时内用完。

（3）控制好营养液的温度，以接近正常体温为宜，可在输注管外用热水袋加温。

二、肠外营养

（一）并发症

1. 静脉穿刺置管并发症　主要有气胸，血胸，血管、神经、胸导管损伤，空气栓塞，导管栓塞、移位、扭曲或折断，血栓性静脉炎等。

2. 感染性并发症　一般为穿刺部位感染和导管性感染。感染主要源于导管、营养液的污染及置管过程中护理不周所致。

3. 代谢性并发症　三大营养物质供给不平衡，配方不合适或因输注技术所致的并发症。包括高血糖症、低血糖症、高脂血症、低磷血症、肝功能异常、酸碱平衡紊乱等。

（二）预防与治疗

1. 空气栓塞　大量空气进入后患者可出现胸闷、胸痛、呼吸困难。心前区可听到搅拌杂音。患者可因肺动脉栓塞而突然死亡。预防要点：置管时患者取头低位；穿刺时嘱患者呼气后憋住；卸下注射器时，随即以手指堵住穿刺针接头部；及时换输液瓶，牢靠连接输液各部，如有脱落应立即闭塞输液管。

2. 气胸、血胸、血气胸　是锁骨下静脉插管常见的并发症。一旦发生可穿刺抽气、抽液或置管行胸腔闭式引流。

3. 感染性并发症　因为感染主要来自穿刺部位及静脉导管，所以应做好穿刺部位及静脉导管的无菌护理。一旦发现感染，立即经导管抽血，同时抽取周围静脉血送培养，拔管后即刻在无菌条件下剪取导管尖端1cm送培养，所有标本均做真菌与细菌培养。

4. 代谢性并发症

（1）高血糖症　见于在短时间内输入过量高渗糖或胰岛素相对不足的情况。患者血糖升高、渗透性利尿、脱水、神志改变，严重时甚至导致非酮性高渗性高血糖性昏迷。此时应停止输注葡萄糖溶液或含有大量葡萄糖的营养液；输入低渗或等渗氯化钠溶液，内加胰岛素，使血糖水平逐渐下降。预防高血糖症，应控制滴注速度和浓度，初期适当加用胰岛素。

（2）低血糖症　发生于突然中断高渗葡萄糖液的输入或营养液中胰岛素含量过多时，患者低血糖、心率加快、面色苍白、四肢湿冷、乏力，重者呈休克症状。在营养液输注过程应保持连续性，不宜中断。停用时，应在2～3天内逐渐减量，切莫突然停止。如出现低血糖症，可静脉推注高渗葡萄糖或输注含糖溶液来缓解。

（3）高脂血症　见于脂肪乳剂输入过快或过量时，患者发热、急性消化道溃疡、血小板减少、溶血、肝脾肿大、骨骼肌肉疼痛。一旦发现类似症状，应立即停输脂肪乳剂。输注脂肪乳剂时要控制滴速，不宜过快。

复习思考

1. 对于进行肠内营养支持的患者，应如何防止误吸？

2. 肠外营养主要的并发症包括哪些？

扫一扫，知答案

扫一扫，看课件

模 块 六
麻 醉

【学习目标】

1. 掌握常用局部麻醉药物的用量、毒性反应的表现与防治；局部麻醉方法运用。

2. 熟悉麻醉的概念；麻醉前用药；疼痛的治疗原则。

3. 了解麻醉的分类；麻醉监测；椎管内麻醉、全身麻醉的并发症及防治。

案例导入

患者，李某，男，32 岁。因车祸入院，查体：面色苍白，痛苦面容；BP100/80mmHg，P96 次 / 分。腹肌紧张，全腹压痛反跳痛明显；右下腹穿刺抽出不凝血。初步诊断为肝脾破裂，拟在急诊下行剖腹探查术。

问题：请选用合适的麻醉方法。

项目一　概　述

麻醉是指用药物或其他方法使患者整体或局部暂时失去感觉，以达到无痛的目的为手术创造良好条件的一门学科。随着现代科学技术的发展，麻醉已远远超过了单纯解决手术止痛的目的，工作范围也不再局限于手术室，因而麻醉和麻醉学的概念有了更广的含义。它不仅包括麻醉镇痛，还涉及麻醉前后围手术期的准备与治疗，监测手术麻醉时患者重要生理功能的变化，调控和维持机体内环境的稳定，为患者安全度过手术提供保障。

一、麻醉前准备

1. 麻醉前病情评估 麻醉前病情评估是保障手术患者安全，以及减少围术期并发症的发生率和病死率的重要环节。麻醉自身有一定的风险性，因不同患者的病情和手术的复杂性，以及患者对麻醉和手术的承受能力不同均可给麻醉带来困难和风险。通过询问病史及体检，查阅住院病历、体检记录、化验单及特殊检查结果，对患者一般情况及心、肺、肝、肾、脑等重要脏器功能做出判断，评估患者对麻醉的耐受力。目前多采用美国麻醉医师协会颁布的患者全身体格健康状况（ASA）分级标准（表6-1）。

表6-1 ASA病情分级

分级	标准	麻醉耐受力
I	体格健康，营养、发育良好，各器官功能正常	良好
II	有轻度系统性疾病，但处于功能代偿阶段	有一定危险
III	有明显系统性疾病，功能处于早期失代偿阶段	危险
IV	有严重系统性疾病，功能处于失代偿阶段	危险很大
V	无论手术与否，均难以挽救患者的生命	异常危险

2. 患者身体和心理准备

（1）对患者术前存在的严重疾病，如高血压、冠心病、糖尿病、呼吸系统疾病等要给予相应治疗。

（2）术前纠正脱水、电解质紊乱和酸碱平衡失调以免发生严重低血压和心律失常。

（3）营养不良可使患者耐受麻醉、手术创伤及失血的能力降低，术前应改善营养不良状态，必要时可少量多次输血，使血红蛋白达 80g/L 以上。

（4）凡有心衰史、心房纤颤或心脏明显扩大者，应以洋地黄类药物治疗，手术当天停药。

（5）合并高血压者，控制收缩压低于 180mmHg、舒张压低于 100mmHg 较为安全。

（6）合并呼吸系统疾病者，术前应检查肺功能、动脉血气分析和肺 X 线片，停止吸烟至少 2 周，并进行呼吸功能训练。

（7）合并糖尿病者，择期手术应控制空腹血糖，血糖不高于 8.3mmol/L；高热患者应将体温降至 38.5℃ 以下为宜。

为防止麻醉和术中发生胃内容物反流、呕吐和误吸，成人择期手术前应常规禁食 12 小时，禁饮 4 小时；小儿禁食（奶）4 ~ 8 小时，禁水 2 ~ 3 小时。急症患者，除非病情紧迫，否则也应做必要的准备。

患者心理方面的准备，应重点放在消除思想顾虑和焦虑心情上，必要时可酌情将麻醉方法、术中可能发生的不适感及应该配合的情况向患者及家属做适当的解释，并耐心听取和解答患者提出的问题，以取得患者的理解、信任和合作。对于过度紧张而难以自控者，应以药物配合治疗。

3. 麻醉方法的选择　根据手术种类及手术方式、患者的病情特点、麻醉设备条件及麻醉者对麻醉方法的熟悉程度等来综合考虑，原则上选用既能满足手术要求又对患者生理干扰小、安全可行的麻醉方法。

4. 麻醉设备及药品准备　根据麻醉方法的选择，充分准备好麻醉机、监护仪、氧气、喉镜、气管导管、麻醉穿刺包等，并做好相应的性能检查。麻醉用药及抢救用药均应准备齐全，做到有备无患。

二、麻醉前用药

麻醉前用药的目的在于消除患者紧张、焦虑及恐惧，使情绪安定；减少麻醉药副作用；提高痛阈，缓解疼痛，增强麻醉效果；降低迷走神经张力，减少呼吸道分泌物，防止呕吐、误吸。

1. 镇静药和催眠药　可起镇静、催眠、抗惊厥及预防局部麻醉药的毒性反应。常用的药物有巴比妥类，成人苯巴比妥钠每次 0.1 ～ 0.2g，肌内注射。

2. 安定药　有镇静、催眠、抗焦虑、抗惊厥及预防局部麻醉药毒性反应的作用。常用药物，如安定 0.15mg/kg，术前半小时肌内注射，氟哌利多每次 2.5 ～ 5mg，肌内注射或静脉注射等。

3. 镇痛药　能提高痛阈。常用药物，如吗啡每次 5 ～ 10mg，哌替啶 1 ～ 2mg/kg，肌内注射。呼吸功能低下和临产妇女胎儿娩出前禁用。

4. 抗胆碱药　能解除平滑肌痉挛、抑制腺体分泌，使气道保持通畅。还能抑制迷走神经兴奋，加快心率。常用药物，如阿托品每次 0.5mg，东莨菪碱每次 0.3mg，肌内注射。心动过速、甲状腺功能亢进、老年人及高热患者禁用阿托品。

三、麻醉监测与处理

1. 麻醉期间的监测

（1）基本监测　以呼吸、脉搏、血压及意识为主要项目，每 5 ～ 10 分钟监测一次，还应注意瞳孔、皮肤与黏膜色泽、末梢循环、体温、尿量等。

（2）特殊监测　主要有经皮脉搏血氧饱和度（SpO_2）、动脉血气分析、心电图（ECG）、中心静脉压（CVP）、动脉穿刺直接测压（IBP）和肺动脉楔压（PAWP）等。

（3）麻醉效应监测　观察患者对手术操作的反应，以便控制全身麻醉深度，或调整麻醉平面。

2. 麻醉恢复期的监测及处理　麻醉处理及用药、麻醉辅助用药与肌肉松弛等，在结束后的一定时间内对人体功能将继续产生作用。重症或较大手术后，患者病情常不够稳定。因此，麻醉后必须进行相应监护或处理，以确保安全。

项目二　分　类

根据麻醉作用的范围与性质，麻醉方法简单分类如下。

1. 全身麻醉　是指麻醉药物作用于中枢神经系统（大脑）产生暂时抑制，表现为患者神志消失、全身痛觉消失、遗忘、反射抑制和骨骼肌松弛。临床主要包括吸入麻醉、静脉全身麻醉。

2. 局部麻醉　应用局部麻醉药物暂时阻滞机体某一区域的神经传导，使该神经支配的部位痛觉消失，同时肌肉运动减弱或完全松弛，称局部麻醉。局部麻醉可分为表面麻醉、局部浸润麻醉、局部区域阻滞麻醉和神经阻滞麻醉。

3. 椎管内麻醉　将局部麻醉药注入椎管内使相应区域的脊神经被阻滞而产生的麻醉作用。椎管内麻醉理论上也属于局部麻醉，但因在临床使用及理论基础方面有其特点，故列为一种独立的麻醉方法。根据椎管内注射麻醉药物部位不同，可分为蛛网膜下腔阻滞麻醉、硬脊膜外腔阻滞麻醉（包括骶管阻滞麻醉）。

4. 复合麻醉　单一的麻醉方法各有优缺点，同时使用多种麻醉药物和麻醉方法使其互相配合，取长补短，从而取得较单一麻醉方法更好的效果，称为复合麻醉。

5. 基础麻醉　麻醉前使患者处于熟睡或浅麻醉状态的方法，以利于后期的麻醉处理。

一、局部麻醉

（一）局部麻醉药药理

局部麻醉药按其化学结构中间链为酯链或酰胺链的不同，分为酯类和酰胺类两大类。常用的酯类局部麻醉药有普鲁卡因、氯普鲁卡因、丁卡因等；酰胺类局部麻醉药有利多卡因、丁哌卡因、罗哌卡因等。

根据理化性质和麻醉性能又可将局部麻醉药分为三类：①麻醉效能弱和作用时间短，如普鲁卡因；②麻醉效能和作用时间均居中，如利多卡因；③麻醉效能强，作用时间长，如丁卡因和布比卡因。临床上常以两种局部麻醉药混合使用，以便更好地发挥作用。常用局部麻醉药的临床资料见表6-2。

表 6-2 常用局部麻醉药比较

	普鲁卡因	利多卡因	丁卡因	丁哌卡因	罗哌卡因
脂溶性	低	中等	高	高	高
麻醉效能	1	2	8	8	8
弥散性能	弱	强	弱	中等	中等
毒性	弱	中等	强	中等	中等
起效时间（分钟）	< 5	< 2	5 ~ 10	中等	中等
维持时间（小时）	0.75 ~ 1	1 ~ 2	2 ~ 3	5 ~ 6	4 ~ 6
一次限量*（mg）	1000	100（表面麻醉） 400（神经阻滞）	40（表面麻醉） 80（神经阻滞）	150	150

* 此系成人剂量，使用时还应根据具体患者、具体部位决定。

（二）局部麻醉药的不良反应

主要有毒性反应和过敏反应。

1. 毒性反应　局部麻醉药吸收入血液后，当血液浓度超过一定阈值，会发生药物毒性反应，严重者可致死。

（1）常见原因　一次用量超过用药最大限量；麻药误注入血管内；注射部位血循环丰富，麻药吸收过快，为酌情减量；患者体质弱等原因致耐受力降低。

（2）临床表现　主要为中枢神经系统和心血管系统的反应。轻度毒性反应时，患者常有嗜睡、眩晕、多言、寒战、恐惧不安和定向障碍等症状。如药物已停止吸收，一般在短时间内这些症状都能自行消失。但如继续发展，则可神志消失，并出现面部和四肢肢端震颤，继而出现惊厥。一旦发生抽搐和惊厥，则血压上升、心率增快，随之发生全身抑制、呼吸困难、缺氧、心率缓慢、血压下降，致呼吸循环衰竭死亡。

（3）预防　一次用药量不超过限量；注射前先回抽有无血液或边进针边注药；根据患者具体情况或用药部位酌情减量；如无禁忌，药液中加入少许肾上腺素；用地西泮或巴比妥类药物作为麻醉前用药等。

（4）治疗　一旦发生毒性反应应立即停药，吸入氧气；对轻度毒性反应患者，可用地西泮 5 ~ 10mg 静注或肌内注射，此药有预防和控制抽搐作用；已发生抽搐和惊厥，用 2.5% 硫喷妥钠 1 ~ 2mg/kg 静注；若抽搐不止可行气管插管给氧并维持呼吸，出现心率慢、低血压，可用阿托品 0.5mg、麻黄碱 15 ~ 30mg 静注；一旦呼吸心跳停止，立即进行心肺复苏。

2. 过敏反应　罕见，其中以酯类局部麻醉药较为多见。临床表现为在使用很少量局部麻醉药以后，出现荨麻疹并伴有瘙痒、咽喉水肿、支气管痉挛、呼吸困难、低血压及血管神经性水肿等，可危及生命。预防措施为用药前采用皮内敏感试验，因有假阳性和假阴性，故不很可靠。重要的是用药过程要严密观察患者。一旦发生过敏反应，立即行对症处理。对严重患者应立即静注肾上腺素 0.2～0.5mg，并给氧气吸入，继之给予肾上腺皮质激素和抗组胺药物，如地塞米松 10mg 静注，苯海拉明 20～40mg 肌内注射等。低血压时可用麻黄碱等提升血压。气管痉挛可用氨茶碱或异丙肾上腺素。

（三）常用局部麻醉药

1.**普鲁卡因** 是一种麻醉效能弱、作用时间短但较安全的常用局部麻醉药。因其毒性低，适用于局部浸润麻醉，常用浓度 0.5%。成人一次限量为 1g。

2.**丁卡因** 是一种麻醉效能强、作用时间长、毒性较大的局部麻醉药，因其黏膜穿透力强，故适用于表面麻醉，常用浓度为 1%～2%，但用于滴眼的浓度为 0.5%～1%。临床上常与利多卡因混合用于神经阻滞，其浓度为 0.15%～0.3%。成人一次限量为表面麻醉 40mg，神经阻滞 80mg。

3.**利多卡因** 是一种效能和作用时间均属中等程度的局部麻醉药，临床上应用广泛，可用于各种麻醉方法。用于表面麻醉的浓度为 2%～4%，局部浸润麻醉的浓度为 0.25%～0.5%；它最适用于神经阻滞，其常用浓度为 1%～2%。成人一次限量：表面麻醉 100mg；局部浸润麻醉和神经阻滞 400mg。此药反复使用后可产生快速耐药性。

4.**丁哌卡因** 是一种强效和长效局部麻醉药。常单独或与利多卡因混合用于神经阻滞，常用浓度为 0.25%～0.5%。该药与血浆蛋白结合率高，透过胎盘的量少，故常用于产科麻醉。用于分娩镇痛，其浓度为 0.125%。成人一次限量为 150mg。

（四）局部麻醉方法

1.**表面麻醉** 将穿透力强的局部麻醉药通过点滴、涂抹、喷洒等施用于黏膜表面，使其透过黏膜而阻滞位于黏膜下的神经末梢产生麻醉现象称表面麻醉。眼、鼻、咽喉、气管、尿道等处的浅表手术或内镜检查常用此法。

2.**局部浸润麻醉** 沿手术切口线分层注射局部麻醉药，阻滞组织中的神经末梢称为局部浸润麻醉。一般用于身体浅表部位的小手术。常用 0.5%～1% 普鲁卡因或 0.25%～0.5% 利多卡因。注药方法，先在切口处皮内进针推注局部麻醉药液形成皮丘，然后在皮丘边缘再进针注药，形成第二个皮丘，如此连续进行下去，在切口线上形成皮丘带，然后经皮丘向皮下组织注射局部麻醉药，完成后即可切开皮肤和皮下组织。

3.**区域阻滞** 围绕手术区域四周和底部注射局部麻醉药，以阻滞进入手术区的神经干和神经末梢，称为区域阻滞麻醉。主要优点在于避免穿刺病理组织；不致因局部浸润药液后，一些小的肿块不易被扪及，而使手术难度增加；不会因注药使手术区的局部解剖难于辨认。适用于门诊小手术。用药及操作要点同局部浸润麻醉。

4.**神经阻滞** 将局部麻醉药注射于神经干、丛的周围，阻滞其冲动的传导，使受它支配的区域产生麻醉作用，称为神经阻滞。临床上常用的有臂丛、颈丛神经阻滞等。

（1）臂神经丛阻滞　臂丛神经主要由颈 5～8 脊神经（$C_{5～8}$）及胸 1 脊神经（T_1）前支组成。这些神经自椎间孔穿出后，经过前、中斜角肌之间的肌间沟，相互合并成臂神经丛，然后在锁骨上方第一肋骨面上横过而进入腋窝。臂丛神经支配上肢，故臂丛阻滞是上肢手术的主要麻醉方法。阻滞可经肌间沟、锁骨上或腋路穿刺注药（图 6-1）。

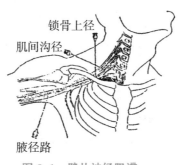

图 6-1　臂丛神经阻滞

（2）颈神经丛阻滞　将局部麻醉药注入颈丛神经干/丛周围使其所支配的区域产生麻醉的方法称为颈丛神经阻滞麻醉。主要用于颈部手术，常用药物为 1%～1.5% 利多卡因或 1% 利多卡因与 0.5% 丁哌卡因等量混合液。

（3）指（趾）神经阻滞　将局部麻醉药注入手指（趾）根部，阻滞相应神经，用于手指（或脚趾）手术。在手指、脚趾及阴茎根部麻醉使用的局部麻醉药中禁加用肾上腺素，局部麻醉药注药量也不宜太多，以免引起远端组织缺血坏死。

二、椎管内麻醉

（一）解剖生理概要

1. 椎管解剖

（1）脊柱和椎管　脊柱由脊椎重叠而成。脊椎由位于前方的椎体和后方的椎弓所组成，中间为椎孔，所有上下椎孔连接在一起即成椎管。椎管上起枕骨大孔，下止于骶裂孔。正常脊柱有 4 个生理弯曲，即颈、胸、腰和骶尾弯曲，颈曲和腰曲向前突，胸曲与骶曲向后突。患者仰卧时，第 3 颈椎和第 3 腰椎所处位置最高，第 5 胸椎和第 4 骶椎最低。

（2）韧带　连接椎弓的韧带从外到内分别是棘上韧带、棘间韧带和黄韧带。棘上韧带连接脊椎棘突尖端，质地较坚韧，老年人常发生钙化。棘间韧带连接上下两棘突，质地较疏松。黄韧带连接上下椎板，覆盖着椎板间孔，几乎全由弹力纤维构成，组织致密坚韧，针尖穿过时有阻力，穿过后有落空感。

（3）脊髓被膜与腔隙　椎管内有脊髓和三层脊髓被膜。脊髓下端成人一般终止于第 1

腰椎椎体下缘或第 2 腰椎椎体上缘，新生儿终止在第 3 腰椎下缘，并随年龄增长而逐渐上移。故成人做腰椎穿刺应选择第 2 腰椎以下的椎间隙，而儿童则在第 3 腰椎以下的间隙。

脊髓的被膜由内至外为软膜、蛛网膜和硬脊膜。硬脊膜由坚韧的结缔组织形成，血供较少，刺破后不易愈合。软膜和蛛网膜之间的腔隙称蛛网膜下隙，上与脑蛛网膜下隙沟通，下端至第 2 骶椎水平，内有脑脊液。在第 2 骶椎水平，硬脊膜和蛛网膜均封闭而成硬膜囊。硬脊膜与椎管内壁（即黄韧带和骨膜）之间的腔隙为硬膜外间隙，内有脂肪、疏松结缔组织、血管和淋巴管，硬膜外间隙在枕骨大孔处闭合，与颅腔不通，其尾端止于骶管裂孔。硬脊膜和蛛网膜之间有一潜在腔隙，称为硬膜下间隙。

（4）骶管 是骶骨内的椎管腔，骶管内有稀疏结缔组织、脂肪和丰富的静脉丛，容积为 25～30mL。由于硬膜囊终止于第 2 骶椎水平，因此，骶管是硬膜外间隙的一部分，与腰段硬膜外间隙相通。骶管下端终止于骶管裂孔，骶管裂孔上有骶尾韧带覆盖，两旁各有一骶角。骶管裂孔和骶角是骶管穿刺定位时的重要解剖标志。

（5）脊神经 有颈神经 8 对、胸神经 12 对、腰神经 5 对、骶神经 5 对、尾神经 1 对，共 31 对。每条脊神经由前、后根合并而成。前根由运动和交感（骶段为副交感神经）传出纤维组成；后根由感觉和交感（骶段为副交感）传入纤维组成，并呈节段性分布。各种神经纤维粗细不同，交感和副交感纤维最细，最先被局部麻醉药阻滞，其次是感觉神经，运动纤维最粗，最后被阻滞。

2. 椎管内麻醉生理

（1）脑脊液 脊髓蛛网膜下腔的脑脊液为 25～30mL，蛛网膜下腔阻滞时，脑脊液有稀释和扩散局部麻醉药的作用。

（2）药物作用部位 椎管内麻醉的主要作用部位是脊神经根。

（3）阻滞作用和麻醉平面 交感神经被阻滞后能减轻内脏牵拉反应；感觉神经被阻滞后，能阻断皮肤和肌肉等的疼痛传导；运动神经被阻滞后，能产生肌肉松弛。

感觉神经被阻滞后，可用针刺法测定皮肤痛觉消失的范围，其上下界限统称麻醉平面，上界为上平面，下界为下平面。

3. 椎管内麻醉对机体的影响

（1）对呼吸的影响 取决于运动神经被阻滞的范围。主要是胸神经与膈神经阻滞的程度。轻者可出现呼吸减弱，重者可呼吸停止。

（2）对循环的影响 由于交感神经被阻滞后可引起血管扩张，回心血量及心排血量减少而产生低血压；迷走神经兴奋性增强，可使心率减慢；心加速神经被阻滞后，则可引起心动过缓。

（3）对其他系统的影响 椎管内麻醉下，迷走神经功能亢进，胃肠蠕动增加，易诱发恶心、呕吐。骶神经阻滞后，可致尿潴留等。

（二）椎管内麻醉方法

1.蛛网膜下腔阻滞麻醉　又称腰麻或脊麻。

（1）适应证和禁忌证

1）适应证：适用于 2～3 小时以内的下腹部、盆腔、下肢及肛门会阴部的手术。

2）禁忌证：①中枢神经系统疾患，如颅内高压、椎管内病变；②休克；③穿刺部位或四周有感染灶；④脓毒血症；⑤脊柱畸形、外伤或结核；⑥急性心衰或冠心病发作；⑦难以合作者。

（2）操作方法　一般取侧卧位，也可取坐位，患者两手抱膝，大腿贴腹，下颌贴胸，脊柱背曲，使脊间隙尽量张开，背部与床面垂直，与床沿齐平；定位在两髂嵴连线与脊柱中线交会点即第 3～4 腰椎间隙或第 4 腰椎棘突，成人一般选第 3～4 腰椎间隙（图6-2）。

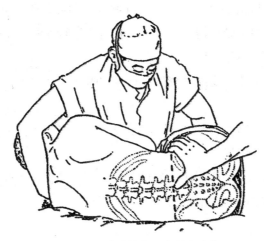

图 6-2　腰麻的体位及穿刺点定位

穿刺方法有两种。

1）直入法　常规消毒铺单，摸清棘突间隙后，用局部麻醉药在间隙正中做皮丘，并在皮下和棘间韧带做浸润。以腰穿针经皮丘垂直刺入，逐层缓慢进针，针达黄韧带时阻力增大，穿过时阻力顿失，伴有落空感，再进针刺破硬膜和蛛网膜时出现破膜感，拔出针芯见有脑脊液自针内滴出，表明穿刺成功，注入局部麻醉药 1.5～3mL 后，将注射器连同穿刺针一同拔出。

2）侧入法：用于直入穿刺困难者。在脊柱正中旁开 1～1.5cm 处，针身与皮肤成75°，对准椎间孔刺入，避开棘上韧带与棘间韧带，经黄韧带进入蛛网膜下腔。

（3）麻醉平面的调节　局部麻醉药注入蛛网膜下腔后可根据麻醉药液的比重和患者的体位进行麻醉平面的调节，一般应在注药后 5～10 分钟内进行。麻醉时穿刺椎体间隙的高低、注药后患者体位、注药剂量大小和速度快慢都将影响麻醉平面。

（4）并发症

1）麻醉期间并发症

①血压下降：最常见。因交感神经被阻滞，麻醉区域的血管扩张，回心血量减少，心排血量下降，导致血压下降。血压下降时，首先加快输液速度，同时可静注麻黄碱 10～30mg；出现心动过缓，可静注阿托品 0.25～0.5mg。

②呼吸抑制：麻醉平面过高常出现呼吸抑制，表现为胸闷气短、说话费力，甚至呼吸停止。要根据抑制程度给予吸氧、人工辅助呼吸或气管内插管人工呼吸。

③恶心呕吐：因迷走神经亢进使胃肠蠕动增强，手术牵拉腹腔内脏，低血压、呼吸抑制造成脑缺血缺氧而兴奋呕吐中枢等。对此症状要分析原因针对性处理。

2）麻醉后不适

①头痛：多发生于麻醉后 2～7 天，以枕额部痛明显，坐、立时加剧，平卧后减轻，可持续数日。一般可采用平卧、输液、针灸、服用镇痛药等处理。腰麻术后患者去枕平卧 6～8 小时以上，可避免头痛出现。

②尿潴留：常见。主要是支配膀胱的骶神经被阻滞后易发生。可采用按摩、热敷下腹部的方法，必要时导尿。

③其他：偶有脑神经麻痹、粘连性蛛网膜炎、马尾综合征。重在预防，要严格无菌操作，准确无误地使用麻醉药物。

2.硬膜外阻滞麻醉　与腰麻相比，其具有麻醉节段明显的特点，如果硬膜外置管，麻醉时间可不受限制，临床广泛应用。

（1）适应证与禁忌证

1）适应证　适用于头颅以外人体各部位的手术，但以横膈以下的各种腹部、腰部和下肢手术最常用。

2）禁忌证　包括穿刺部位有感染、脊柱畸形或有结核者；有凝血机制障碍者；休克患者；有中枢神经系统疾病的患者等。

（2）操作方法　有单次法和连续法两种，临床上主要用连续法。根据手术要求选择相应的穿刺间隙，见表6-3。

表6-3　各种手术穿刺间隙及置管方向

手术部位	手术名称	穿刺间隙及置管方向
颈部	甲状腺、甲状旁腺、颈淋巴系手术	$C_{5\sim6}$ 或 $C_{6\sim7}$（向头）
上肢	上肢各种手术	$C_7\sim T_1$（向头）
胸壁	乳腺、胸壁结核手术	$T_{4\sim5}$（向头）

续表

手术部位	手术名称	穿刺间隙及置管方向
上腹部	胃、胆、脾、胰、肝手术	$T_{8\sim9}$（向头）
中腹部	小肠、结肠手术	$T_{9\sim10}$（向头）
腰部	肾、肾上腺、输尿管手术	$T_{10\sim11}$（向头）
下腹部	阑尾手术	$T_{11\sim12}$（向头）
盆腔	子宫、膀胱、直肠手术	$T_{12}\sim L_1$（向头），$L_{3\sim4}$（向尾）
腹股沟区	腹股沟疝、髋关节手术	$L_{1\sim2}$（向头）
下肢	大腿手术	$L_{2\sim3}$（向头）
	小腿手术	$L_{3\sim4}$（向头）
会阴部	肛门会阴部手术	$L_{4\sim5}$（向尾）或骶管阻滞

穿刺方法与腰麻相似，也有直入法和侧入法两种。所不同的是，穿刺针为带有针芯能放入导管的勺状针，当穿刺针穿过黄韧带后即停止进针，不能刺破硬脊膜，然后确定是否进入硬膜外腔。经确认穿刺成功后，于针管置入硬膜外导管（图6-3），根据穿刺针的深度，确定导管的留置长度，使其在硬膜外腔保留3～4cm，退出穿刺针，固定导管于背部皮肤，与盛有局部麻醉药的注射器相接。

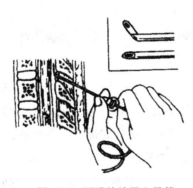

图6-3 硬膜外腔置入导管

（3）注药 回抽注射器无血和脑脊液后注入2%利多卡因3～5mL，观察5～10分钟。排除误入蛛网膜下腔后，根据试验量后麻醉平面出现的范围及血压变化情况，决定追加剂量，一般为3～15mL，一次或分次给予。

（4）并发症

1）麻醉期间并发症

①全脊椎麻醉：全部脊神经被阻滞，是硬膜外阻滞最严重的并发症。大多是因为穿破

硬膜而未被及时发现，使大部或全部局部麻醉药进入蛛网膜下腔所致。表现为注药后几分钟内发生进行性呼吸困难，血压下降，意识消失，继而呼吸停止。一旦发生，立即气管内插管行人工呼吸，同时加快输液并给予升压药维持循环。

②血压下降及心率减慢：其机制同腰麻。常在注药后短时间内出现，必要时给予麻黄碱、阿托品处理。

③呼吸抑制：见于颈部和上胸部阻滞，严重时可致呼吸停止。

④恶心呕吐：同腰麻。

2）麻醉后并发症

①神经损伤：偶见并发脊神经根损伤。穿刺当时患者可诉有触电感，向单侧放射，术后出现该神经分布感觉或运动障碍。可采取对症治疗。

②硬膜外血肿：患者有凝血机制障碍或使用抗凝药物易发生血肿，一旦发生，血肿将压迫脊髓产生不同程度的神经功能障碍，甚至发生截瘫。典型症状是麻醉作用持久不退或消失后再出现肌无力瘫痪等，CT检查可证实。应在确诊后8小时内手术清除血肿及减压。此外，还可发生脊髓前动脉综合征、硬膜外脓肿、导管折断或拔出困难等。

（5）常用局部麻醉药：一般用利多卡因、丁卡因丁哌卡因。若患者无高血压，局部麻醉药中可加入1：20万U肾上腺素，以延长麻醉作用时间。

3. 骶管麻醉　经骶裂孔将局部麻醉药注入骶管腔内，阻滞骶脊神经，称骶管阻滞。是硬膜外阻滞的一种。

（1）适应证和禁忌证　主要适用于直肠、肛门和会阴部手术。禁忌证为穿刺部感染和骶骨畸形。

（2）穿刺方法　患者置于侧卧或俯卧位。先摸清尾骨尖端，再沿中线向头端按摸3～4cm处即骶管裂孔。常规消毒铺单，以7号注射针于骶管裂孔中央做局部麻醉皮丘，针垂直刺过覆盖骶管裂孔的骶尾韧带，穿过韧带时有落空感，经回吸及负压测定，确认针进入骶管腔。先注入试验量5mL，观察无异常后再给15mL。

（3）并发症　①尿潴留：较多见，处理同腰麻；②局部麻醉药毒性反应：骶管内有丰富的静脉丛，若穿刺时损伤，可使局部麻醉药吸收加快；③全脊椎麻醉：穿刺针插入过深，刺破硬膜，药物直接注入蛛网膜下腔而引起。

（4）常用药物　同硬膜外阻滞。

（三）蛛网膜下隙与硬脊膜外隙联合阻滞

经蛛网膜下隙与硬脊膜外隙联合阻滞又称腰麻－硬膜外联合阻滞，广泛用于下腹部及下肢手术。其特点是既有腰麻起效快、镇痛完善与肌肉松弛的优点，又能硬膜外阻滞时调控麻醉平面、满足长时间手术需要。

三、全身麻醉

（一）全身麻醉药

全身麻醉药是一类能抑制中枢神经系统功能，可逆性引起意识、感觉和反射消失及骨骼肌松弛的药物。根据给药方式和作用机制的不同，可分为吸入性麻醉药、静脉麻醉药、肌肉松弛药和麻醉性镇痛药。

1. 吸入性麻醉药物　常用药有乙醚、氟烷、恩氟烷、异氟烷、七氟烷、地氟烷和氧化亚氮等。其特点是脂溶性较大，经过呼吸道吸入进入机体产生全身麻醉。

2. 静脉麻醉药物　常用药有巴比妥类（硫喷妥钠、苯巴比妥等）、异丙酚、氟哌利多、苯二氮䓬类（地西泮、咪达唑仑等）、氯胺酮、依托咪酯等。

3. 肌肉松弛药　根据对神经肌接头电活动的影响分为去极化和非去极化两类。非去极化肌松药有管箭毒、泮库溴铵、阿曲库铵、维库溴铵等；去极化肌松药有琥珀胆碱。

4. 麻醉性镇痛药　是以吗啡为代表的一类镇痛药。常用药物有吗啡、哌替啶（杜冷丁）、芬太尼、舒芬太尼等。

（二）实施过程

1. 全身麻醉的诱导　在全身麻醉过程中，患者由清醒状态转为神志消失的麻醉状态并进行气管内插管，这一过程称为全身麻醉的诱导。

（1）静脉快速诱导　这是目前最常用的诱导方法。一般先用催眠、安定药或静脉麻醉药使患者神志丧失，随即扣紧面罩，注意呼吸管理。继之给予镇痛药并静脉注射肌松弛药后，随即完成气管内插管，确认无误，予以固定后与麻醉机衔接，酌情吸入全身麻醉药。

（2）吸入麻醉诱导　单纯的吸入麻醉诱导适于不宜用静脉麻醉及不易保持静脉开放的小儿。方法是将麻醉面罩扣于患者口鼻部，开启麻醉药蒸发器并逐渐增加吸入浓度，待患者神志消失并进入麻醉状态时，静脉注射肌松药后行气管插管。麻醉药的选择以氟烷为最佳，也可选用其他吸入性麻醉药。

2. 全身麻醉的维持　在全身麻醉诱导完成后即进入全身麻醉的维持阶段，诱导与维持这两个阶段之间并没有明显的界限，维持阶段持续至停用麻醉药为止。在全身麻醉诱导完成后，血液内麻醉药浓度或分压已达到平衡，只要适当加用麻醉药即可维持和满足手术需要的水平。

3. 全身麻醉深浅的判断　复合麻醉技术的临床应用，给全身麻醉深度的判断带来困难。理想的全身麻醉应该达到使患者充分镇静、完美镇痛、满意肌松、合理控制应激，以满足手术需要和维护患者安全。麻醉深度应根据复合应用的药物对意识、感觉、运动、神经反射及内环境稳定性的影响程度来综合判断。

目前临床通常将麻醉深度分为浅麻醉、手术期麻醉和深麻醉，见表6-4，对掌握麻醉深度有一定参考意义。

表6-4　通用临床麻醉深度判断标准

麻醉分期	呼吸	循环	眼征	其他
浅麻醉期	不规则，呛咳，气道阻力增加，喉痉挛	血压增高，心率增快	睫毛反射（-），眼睑反射（+），眼球运动（+），流泪	吞咽反射（+），出汗，分泌物增多，刺激时体动
手术麻醉期	规律，气道阻力增加	血压稍低但稳定，手术刺激无改变	眼睑反射（-），眼球固定中央	刺激时无体动，黏膜分泌物消失
深麻醉期	膈肌呼吸	血压下降	对光反射（-），瞳孔散大	

（三）并发症及其处理

1. 反流与误吸　各种原因引起的胃排空时间延长，使胃内存积大量胃液或空气，容易引起反流。全麻诱导期因患者意识消失，咽喉部反射消失，一旦有反流容易发生误吸；全麻恢复期患者尚未完全清醒时，吞咽呛咳反射未恢复，也易发生胃内容物的反流及误吸。误吸可导致急性呼吸道梗阻、窒息；误吸胃液可引起肺损伤、支气管痉挛、肺水肿和肺不张等。一旦发生呕吐，应立即将患者置头低位，头偏向一侧，以利呕吐物从口中流出。若发生误吸，可行气管内插管反复吸引。

2. 呼吸道梗阻　以声门为界，呼吸道梗阻可分为上呼吸道梗阻和下呼吸道梗阻。

（1）上呼吸道梗阻　常见原因有舌后坠、口腔内分泌物及异物阻塞、喉头水肿和喉痉挛。不全梗阻表现为呼吸困难并有鼾声，完全梗阻者有鼻翼扇动和三凹征，虽有强烈的呼吸动作而无气体交换。

舌后坠时可将头后仰、托起下颌、置入口咽或鼻咽通气道，同时清除咽喉部的分泌物及异物。

喉头水肿多发生于婴幼儿及气道内插管困难者，可静注皮质激素或雾化吸入肾上腺素，严重者应行紧急气管切开。

喉痉挛常因浅麻醉下或缺氧时刺激喉头而诱发，患者表现为呼吸困难，吸气时有喉鸣音，可因缺氧而发绀。轻度喉痉挛者经加压给氧即可解除，严重者可经环甲膜穿刺置管行加压给氧，无效时可静注琥珀胆碱后行气管内插管。

（2）下呼吸道梗阻　常见原因为气管导管扭折、导管斜面过长而紧贴在气管壁上、分泌物或呕吐物误吸后堵塞气管及支气管。下呼吸道梗阻也可因支气管痉挛引起，多发生在有哮喘史或慢性支气管炎患者，维持适当的麻醉深度和良好的氧合是缓解支气管痉挛的重要措施，必要时可静注氨茶碱 0.25mg 或氢化可的松 100mg，β_2 受体激动剂（如沙丁胺醇 2～4mg）等。

3. **心律失常** 窦性心动过速多因麻醉过浅、低血容量、贫血及缺氧引起，应针对病因进行治疗。手术牵拉内脏（如胆囊）或发生眼心反射时，可因迷走神经反射致心动过缓，严重者可致心搏骤停，应及时停止手术操作，必要时静注阿托品。

4. **低血压** 指麻醉期间收缩压下降超过基础值的30%或收缩压低于80mmHg。常见原因有：①麻醉过深，或在麻醉前已存在血容量不足，应在减浅麻醉的同时补充血容量；②术中失血过多，可引起低血容量性休克，应监测尿量、血红蛋白及血细胞比容，必要时监测中心静脉压或肺动脉楔压以指导输血输液；③过敏反应、肾上腺皮质功能低下等，均可引起血管张力降低而导致低血压。治疗原则包括补充血容量，恢复血管张力（应用血管收缩药）及病因治疗。术中牵拉内脏时常可引起反射性血压下降，同时发生心动过缓，应及时解除刺激，必要时给予阿托品治疗。

5. **高血压** 指麻醉期间舒张压高于100mmHg或收缩压高于基础值的30%。常见原因：①与并存疾病有关，如原发性高血压、甲状腺功能亢进、嗜铬细胞瘤、颅内压增高等；②与手术、麻醉操作有关，如手术探查、压迫腹主动脉、气管内插管等；③通气不足引起 CO_2 蓄积；④药物所致血压升高，如泮库溴铵、氯胺酮常可引起一过性血压升高。处理原则：气管插管前静注芬太尼可减轻气管内插管时的心血管反应，对于顽固性高血压者，可行控制性降压。

6. **高热、抽搐和惊厥** 常见于小儿麻醉。由于婴幼儿的体温调节中枢尚未发育完善，体温极易受环境温度的影响。如对高热处理不及时，可引起抽搐甚至惊厥。因此，小儿麻醉时应重视体温的监测，尤其是手术时间长者。一旦发现体温升高，应积极进行物理降温，特别是头部降温以防发生脑水肿。治疗恶性高热的特效药物是丹曲林。

项目三　疼痛治疗

疼痛是由已明确或潜在组织损伤，引起一种令人不愉快的感觉和情绪体验，是神经末梢痛觉感受器受刺激后并传导至中枢大脑皮层而产生的。不同的人或同一个人在不同环境、不同的生理和心理状态其对疼痛的感觉和疼痛反应存在差异，因此，疼痛治疗存在复杂性。

一、分类

1. **按疼痛程度** 分为轻微疼痛，中度疼痛，剧烈疼痛。

2. **按病程长短** 可分为急性疼痛，慢性疼痛。

3. **按疼痛的来源**

（1）躯体痛 为锐痛，一般定位明确，由皮肤、皮下组织及深层组织内的痛觉感受器激活而发生，如创伤术后痛等。

（2）内脏痛　常为钝痛，定位不明确，可牵涉其他部位，如胆囊炎引起的肩痛。

（3）神经源性疼痛　源于中枢或外周神经的损伤，在慢性灼痛的基础上可有放射痛、电击样疼痛的感觉，如带状疱疹后神经痛等。

二、疼痛的测定与评估

1. 语言描述评分法　通过患者描述自身感受的疼痛状态，一般将疼痛分为四级：无痛；轻微疼痛；中度疼痛；剧烈疼痛。每级 1 分，此法较简单，患者也易理解，但不够精确。

2. 视觉模拟评分法　临床上最常用。是在长度为 10cm 的标尺上，两端分别标明 "0" 和 "10" 字样。"0" 端代表无痛，"10" 端代表最剧烈的疼痛。让患者将自己所感受到的疼痛程度，在标尺上标出相应的位置，起点（0 点）至记号点的距离长度，即为评分值。评分值越高，表示疼痛的程度越重。

三、治疗中的注意事项

1. 神经阻滞特别是椎管内阻滞使用药物应慎重选择，禁止滥用。

2. 慢性疼痛的患者往往合并有焦虑甚至抑郁等不应忽视这些表现，可同时给予氟哌啶醇、安定等辅助药及抗抑郁药。

3. 神经源性疼痛包括幻肢痛、带状疱疹后神经痛等，目前尚没有特效的治疗方法，需使用不同药物及方法试验治疗。

4. 对出现的并发症应做好抢救药物和设备上的准备。

四、慢性疼痛

慢性疼痛不仅是疾病的主要症状之一，而且常常本身就是一种病症或综合征。目前认为慢性疼痛通常是指疼痛持续一个月以上或超过引起急性疼痛的创伤愈合所需的正常时间。

【治疗目的】

减轻疼痛，改善功能，提高生活质量，兼顾病因治疗。

【治疗方法】

1. 药物治疗　是慢性疼痛治疗的基本方法，包括解热消炎镇痛药、三环抗抑郁药、阿片类镇痛药、糖皮质激素和其他药物。

2. 物理治疗　辅助性治疗方法，包括光、电、声和体育疗法。

3. 心理治疗　慢性疼痛患者易合并心理障碍和抑郁，疼痛通常与心理因素有关，通过心理治疗使患者认知重建和释放压力。

4. 神经阻滞　直接阻断疼痛刺激的神经传导和打破慢性疼痛的恶性循环链而达到治疗慢性痛的作用。此外，还具有改善病变局部循环，抗炎等作用。

五、癌症疼痛

恶性肿瘤在其发展过程中出现的疼痛称为癌性疼痛。合理使用药物治疗可以使大部分患者的癌症疼痛得到较为满意的缓解，但仍有部分顽固性的剧烈疼痛不能得到有效控制。癌症患者常常有严重的心理障碍，因此，在积极治疗癌痛的同时，也要重视心理治疗。

1. 癌痛的药物治疗　目前临床治疗癌痛采用世界卫生组织推荐的三级阶梯治疗原则。第一级阶梯，轻度癌痛采用非阿片类镇痛药，如阿司匹林、对乙酰氨基酚等，必要时加辅助药如安定、三环抗抑郁药等；第二级阶梯，中度癌痛或第一阶梯治疗不理想时，可用弱阿片类镇痛药如可卡因，一般加用非阿片类药物，必要时加辅助药；第三极阶梯，对第二级阶梯治疗效果不好的中度至重度癌痛，则选用强阿片类如吗啡，可加必要的辅助药物。

总之，三级用药阶梯原则是根据疼痛程度的轻重，选用不同镇痛强度的药物，根据不同患者的不同情况选用辅助药，最后达到完全或基本解除疼痛的目的。

2. 癌痛的非药物治疗　癌痛神经阻滞治疗癌症镇痛的常用方法，其疗效确切，可避免长期使用麻醉性镇痛药而产生耐药、成瘾和中毒，如用利多卡因、丁哌卡因等局部麻醉药或小剂量麻醉性镇痛药进行神经阻滞，可获得数小时至数十小时的镇痛；用乙醇、酚甘油等神经破坏药物，破坏神经从而阻断癌变区的疼痛向中枢传导，可长时间缓解疼痛，对于晚期癌症患者的顽固性疼痛，是一种十分有效的方法。

六、手术后疼痛

手术后疼痛属于急性疼痛的一种，与手术创伤的大小，侵袭内脏器官的强度及手术时间的长短有密切关系，同时也与患者的精神状态有关。

（一）原因

1. 切口创伤疼痛　主要由皮肤感觉引起，疼痛表浅而局限。安静时表现为钝痛。

2. 内脏痛　因手术对内脏器官的牵拉造成，表现为深在的、弥散的疼痛。开腹手术后胃肠内气体的潴留，开胸手术后引流不畅，胸腔内积血、积液都可使疼痛加剧。

（二）不良影响

1. 通气不足　术后痛特别是开胸及上腹部手术后的疼痛可以影响呼吸运动。肺活量减少是造成术后缺氧、二氧化碳蓄积的原因。

2. 肺部并发症的发生 通气不足的同时，因疼痛使患者尽量避免变换体位、深呼吸、咳嗽等，妨碍了气道内分泌物的排出和肺泡的扩张，是术后肺不张、肺内感染的原因。

3. 循环抑制 因疼痛引起的通气不足、肺不张等造成机体缺氧、二氧化碳蓄积，可发生循环抑制。

4. 消化系统 平滑肌张力减低，括约肌张力增加，致胃肠绞痛、恶心、呕吐、麻痹性肠梗阻。

（三）治疗

治疗主要是服用镇痛药。以阿片类镇痛药（如可卡因、哌替啶、吗啡、芬太尼等）为主，还有非甾体类抗炎药（如阿司匹林）。传统给药方式多为单次肌内注射或静脉注射。近年开始应用的患者自控静脉镇痛（IPCA）技术，遵循个体化的原则，使用最小的剂量达到的镇痛效果。

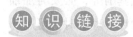

患者自控静脉镇痛

患者自控静脉镇痛（intravenous patient-controlled analgesia，IPCA）是让患者在感觉疼痛时通过由计算机控制的微量泵自行向体内注射既定剂量的药物，被认为是阿片类镇痛剂最佳给药方式。与传统按需镇痛相比，静脉 PCA 能提供更好的镇痛效果，提高患者的满意度。静脉 PCA 的药物以阿片类药物为主，适当配合镇静药、止吐药。可用的阿片类药物有吗啡受体激动剂、吗啡、芬太尼、舒芬太尼、美沙酮、氢吗啡酮和吗啡受体激动–拮抗剂丁丙诺啡、纳布啡和喷他佐辛。但最常用的是吗啡、芬太尼。镇静药主要有咪达唑仑，此外曲马朵、氯胺酮都可联合阿片类药物用于静脉 PCA。

复习思考

1. 局部麻醉药中毒的临床表现及防治要点有哪些？
2. 气管内插管的适应证和禁忌证是什么？
3. 何为癌痛的三级阶梯治疗方案？

扫一扫，知答案

扫一扫，看课件

模块七

围手术期处理

【学习目标】

1. 掌握对于手术患者的术前准备内容和术后并发症的处理原则。

2. 熟悉围手术期的概念。

3. 了解术前准备事项。

项目一　概　述

一、围手术期处理的概念

围手术期处理是指从患者决定做手术开始，到与本次手术有关的治疗结束前的时间内，围绕着患者所采取的综合诊疗措施。包括手术前准备、手术中和手术后处理。不同疾病的围手术期开始时间不同。

1. 如果明确诊断，需先期药物治疗的疾病，围手术期从服药开始。如甲状腺功能亢进患者，需先服用碘剂治疗。

2. 如果明确诊断，已进行手术，伤口已拆线，但仍有问题需继续治疗，如肿瘤术后需要他科治疗者，围手术期从切口愈合，患者离床时结束。

3. 诊断明确，但须先行非手术治疗者，如慢性胃溃疡患者内科治疗不佳，决定手术治疗，围手术期从患者入住外科开始。

4. 诊断不明确的外科患者，围手术期应从明确诊断并决定手术开始。如诊断不确切，需手术探查者，围手术期从决定手术开始。

手术是外科的重要手段，保证手术成功的因素除了术中麻醉、手术技巧和术式本身外，术前、术后的处理是至关重要的。术前需要的是患者具备充分的思想准备和良好的机体条件，术后防治可能发生的并发症，尽快使其痊愈。如果术前准备不当，可能导致手术困难乃至失败，术后措施不当也会导致手术效果不佳乃至严重的并发症或死亡。因此，完善的围手术期处理体现的是术前、术中和术后三个阶段统一的接续的全面正确的措施，才能保证手术成功。

二、手术分类

按手术的期限性，手术大致分为三种。

1. 急症手术　为抢救患者生命，必须在尽快时间内进行手术。如外伤致血管破裂大出血、急性消化道穿孔等情况，危及生命必须及时抢救。此类手术是争分夺秒的抢时间，以挽救生命。

2. 限期手术　一些手术，可以选择时间，但是必须在一定期限内，不宜过久，应在短时间内做好术前准备。如胃癌、甲状腺癌的手术，虽然可以选择日期，但应尽快实施手术。

3. 择期手术　大多数手术属于限期，因为手术时机不影响手术的效果。如脂肪瘤、腹外疝（未嵌顿）等手术，均可以在充分准备后再行手术。

项目二　手术前准备

手术前准备包括对患者术前状况的评估和术前常规准备。

首先，明确诊断。患者入院后，应进行全面细致的视、触、叩、听，以及必要的实验室、影像学检查。对于危重患者为了节省时间，应进行必要的具有诊断意义的检查。对于平素健康的患者，手术对其生理影响较小者，只需常规实验室检查即可。如果术式较大者，应进行各脏器的功能测定，并对患者进行鉴别诊断，以排除非手术因素。重要的是要有诊断依据、手术指征。这样才能掌握手术时机。

再次，对手术耐受力进行判断。术前应对患者的身体情况进行评估，详细询问病史、全面体格检查、必要的常规检查和特殊检查，以便发现问题，估计患者的手术耐受力，在术前予以纠正，术中和术后加以防治。

一、术前评估

对患者的手术耐受力，可以分为两类。

1. 耐受力良好　指外科疾病对全身的影响较少，或有一定影响，但易纠正；患者的全身情况良好，重要器官无器质性病变，或其功能处于代偿状态。这类患者，术前只要进行一般性准备。

2.**耐受力不良** 患者的全身情况欠佳，或重要器官有器质性病变，功能濒于或已有失代偿的表现。这类患者需做积极和细致的特殊准备，待全身情况改善后，方可施行手术。

二、术前一般准备

1.**心理准备** 分析患者的一般资料，如年龄、性别、受教育程度、职业背景等，有针对性地进行术前准备。对疾病性质、发展、治疗方式选择、治疗效果、并发症、预后等向患者及家属做必要的说明，对患者应以恰当的言语和安慰的口气，本着人文关怀的内心去做心理工作，使患者由不了解和恐惧到了解和配合治疗。同时就手术的必要性，手术治疗可能达到的效果，手术的危险性、可能的并发症，术后恢复过程和预后，对患者做适度解释，取得患者的配合和信任。对患者家属应做详细的介绍，包括手术的必要性及手术方式，术中、术后可能出现的不良反应、并发症及意外情况，术后治疗及预后估计等方面。同时，应履行书面知情同意手续，包括手术、麻醉、输血等知情同意书等，由患者本人或法律上有责任的亲属（监护人）签署。如紧急情况家属未在，须在病历上记录清楚。

2.**生理准备** 主要针对患者生理状态的准备，使患者能够在较好的状态下，安全渡过手术和术后的治疗过程。

（1）**适应性功能锻炼** 学习适应手术后的体位，如甲状腺手术的头部后仰的适应体位锻炼、手术后床上大小便的适应、学会正确的咳痰、咳嗽。术前2周应停止吸烟。

（2）**改善机体状况** 对于水、电解质和酸碱平衡失调的患者，应补充液体、调整电解质和酸碱紊乱，低蛋白者应补充能量和白蛋白；贫血者术前予以纠正；维生素缺乏者，积极纠正。

（3）**胃肠道准备** 术前12小时禁食，术前4小时禁饮，防止呕吐窒息，必要时胃肠减压。涉及胃肠道手术，术前1～2天进流质饮食，如果施行的是结肠或直肠手术，应在术前一日晚及清晨行清洁灌肠或结肠灌洗，并于术前2～3天开始口服肠道制菌药物。涉及肿瘤、结肠、严重消化道梗阻的患者，要根据情况调整禁食及胃肠减压的时间。

（4）**防止感染** 涉及感染病灶或切口接近感染区域的手术；肠道手术；操作时间长、创伤大的手术；开放性创伤，创面已污染或有广泛软组织损伤、创伤至实施清创的间隔时间较长，或清创所需时间较长以及难以彻底清创者；癌肿手术；涉及大的血管的手术；需要植入人工制品的手术；脏器移植手术等，需要在术前应用抗生素，具体要根据手术的部位特点选择，要注意的是抗厌氧菌药物的使用。

（5）**手术区域的准备** 对手术部位和范围，要在术前进行备皮，如需要可先行洗浴。对手术区域内有感染的开放创面者，事先予以敷料封闭。有些手术需要提前做好标记，如大隐静脉的手术，否则，患者平卧后静脉看不到而不能正确完成手术。

（6）其他　手术前夜要认真确定各项准备工作，躁动或情绪不稳定者可给予镇静剂；发热者、月经期等应延迟手术。术前义齿、饰物不可带入手术；手术时间长者，应带尿管进入手术室。

三、术前特殊准备

对于手术耐受不良者除了要做好一般的术前准备外，还要根据具体情况，做好特殊准备。

1. 营养不良　患者蛋白质缺乏，耐受失血和休克等的能力降低，易引起组织水肿，影响愈合，且易并发严重感染，应在手术前予以纠正，达到氮正平衡状态。如果血浆白蛋白值 30～35g/L，可以饮食调整，如果血浆白蛋白 30g/L 以下，则考虑输入血浆或白蛋白来纠正。

2. 高血压、心脏病　心脏病患者的手术死亡率是非心脏病患者的 2.8 倍。患者血压在 160/100mmHg 以上时，可能在诱导麻醉或手术时出现脑血管意外或急性心力衰竭危险，故应在手术前应用降压药，但硬膜外麻醉和全身麻醉可使血压有所降低，故可将血压降到略高于正常血压的程度。若有轻度或中度高血压（≤ 160/100mmHg）患者，术前要求血压维持原水平，术前可以不用降压药。如果术前血压达 180/100mmHg 以上者，应使用降压药，使血压平稳在一定水平，不要求降到正常。心脏病的手术耐受力关系可参考表7-1。心律正常、无心力衰竭趋势的心脏病手术患者中，耐受力最差的是急性心肌炎患者。

心脏病患者手术前准备的注意事项：①长期低盐饮食和使用利尿药物、水和电解质失调的患者，术前需纠正。②贫血患者携氧能力差，术前应少量多次输血。③心律失常者，根据不同原因区别对待。对偶发室性期前收缩，一般无需特别处理，如有房颤伴心室率增快达 100 次 / 分以上者，可给以毛花苷 C 静注或口服普萘洛尔。老年人有冠心病者，如出现心动过缓、心室率在 50 次 / 分以下者，手术前可给阿托品注射。④急性心梗患者，6 个月内不施行择期手术。心力衰竭患者，最好在心衰控制 3～4 周后再施行手术。

表7-1　心脏病与手术耐受力的关系

心脏病类型	手术耐受力
非发绀型先天性心脏病，心律正常而无心力衰竭的趋势	良好
冠状动脉硬化性心脏病，房室传导阻滞	较差，必须做充分的术前准备
急性心肌炎，急性心肌梗死和心力衰竭	甚差，除急症抢救外，推迟手术

3. 脑血管疾病　围手术期出现脑血管疾病者，都不应该进行紧急手术以外的手术，当脑血管意外危机解决以后才可实行其他手术。必要时可请神经专科医师共同决定手术

时期。

4. **呼吸系统疾病** 呼吸功能不全主要指稍微活动就发生呼吸困难者，哮喘和肺气肿最常见。换气功能不足者，应做血气分析和肺功能检查，对严重肺功能不全者，尤其伴有感染者，必须得到控制方可手术。

肺功能轻度不全为：$PO_2 \leq 60mmHg$；$CPO_2 \geq 48mmHg$；血氧饱和度 $\leq 90\%$；最大通气量 $\leq 70\%$。

肺功能重度不全为：$PO_2 \leq 50mmHg$；$CPO_2 \geq 53mmHg$；血氧饱和度 $\leq 84\%$；最大通气量 $\leq 60\%$。

呼吸功能不全手术前具体准备方法：戒烟2周，鼓励深呼吸和咳嗽；麻黄素、氨茶碱或异丙肾上腺素雾化吸入；痰液黏稠，可蒸汽吸入、口服化痰药物。咯脓痰的患者，术前3～5天应用抗菌药物，并做体位引流；经常发作哮喘的患者，可给口服地塞米松；麻醉前给药量要适量，以免抑制呼吸，造成排痰困难，例如不用吗啡。

5. **肝脏疾病** 肝炎和肝硬化是最常见的肝疾病。肝功能轻度损害者，不影响手术耐受力；肝功能损害较严重或濒于失代偿者，必须经过较长时间严格准备，方可施行择期手术；肝功能有严重损害表现有重度营养不良、腹水、黄疸者，或急性肝炎患者，多不宜施行手术。

6. **肾功能不全** 对轻中度肾功能损害的患者，经过内科治疗，都能较好地耐受手术；重度损害者经透析处理后，可施行手术。

轻度肾功能不全者：尿素氮（BUN）7.5～14.3 mmol/L，24小时肌酐清除率（CCr）为51～80mL/min。

中度肾功能不全者：尿素氮（BUN）14.29～25mmol/L，24小时肌酐清除率（CCr）为，21～50mL/min。

重度肾功能不全者者：尿素氮（BUN）为25.3～35.7mmol/L；24小时肌酐清除率（CCr）为 $\leq 20mL/min$。

肾功能损伤程度愈重者术前应尽量改善肾功能。

7. **糖尿病** 糖尿病患者整个围手术期都处于应激状态，因糖尿病影响术后伤口愈合，感染并发症增多，在围手术期并发症发生率和死亡率较无糖尿病患者高50%。常伴发无症状的冠状动脉疾患。

饮食控制患者，术前不另行处理；口服降糖药者，继续服至术前一天晚上；口服长效制剂者术前2～3日应停服；禁食患者应用静脉胰岛素；糖尿病酮症患者尽量术前纠正酮症，补充血容量，调整电解质（注意低血钾）。手术尽量在当日进行，以避免由于禁食引起酮症酸中毒。

8. **肾上腺皮质功能不全** 除慢性肾上腺皮质功能不全的患者外，凡是正在应用激素或在 6 ～ 12 个月内曾应用激素治疗超过 1 ～ 2 周者，肾上腺皮质功能可能会受到抑制，因此，可在手术前 2 日开始给予适量激素，直至手术应激过去后，便可停用。

9. 凝血机制障碍　严重的肝硬化、脾功能亢进、血友病、凝血因子缺乏、原发性血小板减少症、骨髓生血机制异常等，由于凝血机制改变，可导致术中、术后出血，应特别注意。因此，术前必须检查凝血时间、出血时间、凝血酶原时间、纤维蛋白原、血小板数必要时还要检查相关的凝血因子等。

一般要求：出血时间应 ≤ 5min；血小板计数 ≥ 50×10^9/L、凝血酶原时间 ≤ 20 秒或凝血酶原活性低于对照组 60% 以内，凝血因子Ⅷ ≥ 40%。如果患者在术前出现异常，可约请血液科会诊。

10. 下肢深静脉血栓形成的预防　下肢深静脉血栓形成是术后具有一定危险性的并发症，大手术后需要卧位时间长者，有高血压、既往有血栓史、吸烟、肥胖、静脉功能不全者，癌症患者，抗凝因子缺乏者，纤维蛋白原异常、C 蛋白缺乏、血小板增多症者，术后形成下肢深静脉血栓概率增加。因此，可以在术前适当应用抗凝药物。

项目三　手术后处理、并发症的防治

一、手术后处理

手术后处理的目的是根据手术的情况，对患者进行术后监测和各种留置物及不适进行处理，以预防和治疗并发症，促使患者早日康复。

1. 常规处理

（1）术后医嘱　根据医疗文件书写规则与术中诊断，给予术后监测和治疗。如输液、抗生素应用、止痛、吸氧、引流处理等。

（2）术后监测　重症者可以进入 ICU。一般监测，包括使用监护仪观察生命体征、尿量、出入量。必要时使用监测中心静脉压（CVP）和肺动脉楔压。

（3）静脉输液　长时间手术过程中，因缺失液体、患者术前禁食、术后需要禁食水等导致体液不足，术后就要根据情况补充体液，包括胶体、晶体、血液成分等。具体的量要根据情况而定。

（4）术后留置物处理　手术中留下的各种引流要科学护理。如胃肠减压管，切口引流、导尿管等的处理要规范，一定注意观察。并注意引流物的通畅、引流量。

（5）术后饮食

①非腹部手术：小手术术后即可进食；大手术需待 1 ～ 4 天方可进食。局部麻醉手术者，随患者要求给予饮食；蛛网膜下腔麻醉和硬膜外麻醉者，术后 3 ～ 6 小时可以进食；

全身麻醉者，待麻醉清醒、恶心反应消失后即可进食。

②腹部手术：胃肠道手术，术后 1 ~ 2 天禁食；第 3 ~ 4 天肠道功能恢复、肛门排气后，开始进少量流质饮食并逐渐增加到全量流质饮食；第 5 ~ 6 天开始进半流饮食；一般在第 7 ~ 9 天可以恢复普通饮食。禁食（水）期间，应经静脉输液。开始进食初期，按外科营养的要求经静脉给以适当补充。

（6）术后卧位　全麻未清醒者，平卧、头偏向一侧；蛛网膜下腔麻醉后，平卧或头低位 12 小时；硬膜外麻醉及局部麻醉患者，可根据需要安置卧位。头颅手术后，如无昏迷，可取 15° ~ 30° 头高脚低斜坡位，防止脑水肿；颈胸手术后多采取高坡卧位，膈肌下移使呼吸通畅；腹部手术后多取低半坐位，降低刀口处张力。脊柱或臀部手术后，可采取俯卧或仰卧位。休克患者，应取平卧位或下肢（床脚）抬高 20°，头部和躯干同时抬高 5° 左右的体位，有利于血液回流到重要器官。另外，原则上术后应早期活动（休克、心力衰竭、严重感染、出血、极度衰弱者和特殊固定、制动要求的患者除外），早期活动可以增加肺活量，减少肺部并发症；改善全身血循环，促进切口愈合；减少因下肢静脉淤血而发生血栓形成；有利于肠道和膀胱功能的恢复，减少腹胀及尿潴留的发生；有利于调整患者的心理状态。下肢静脉曲张术后应早期活动。

2. 术后不适的处理

（1）疼痛　麻醉作用消失后，切口即开始疼痛，24 小时内达到高峰。疼痛的程度与手术的大小、部位和患者的耐受性有关。疼痛不仅能影响患者的休息，不利于疾病的恢复，而且可能诱发一些心脑血管等并发症的发生。为了减少切口的疼痛，腹部手术后的患者常不敢深呼吸及咳嗽，使肺的膨胀受到影响，增加了肺部并发症的机会；会阴和肛门部的手术后疼痛较为剧烈，可导致排尿困难。应当有效解除切口疼痛。

处理原则：首先指导患者运用非药物镇痛方法，如分散注意力，必要时应用止痛剂。常用的止痛剂有：吗啡、哌替啶、盐酸布桂嗪和芬太尼。一般手术口服止痛药即可，如需要可以接连镇痛泵（PCA）。手术后 4 ~ 5 天，切口疼痛逐渐加重时，应想到切口感染的可能性。

（2）呃逆　手术后发生呃逆者并不少见，多为暂时性，但有时可为顽固性。呃逆可能是神经中枢或膈肌直接受刺激引起。施行上腹部手术后，如果出现顽固性呃逆，要特别警惕吻合口或十二指肠残端漏，导致膈下感染之可能。

处理原则：手术后早期发生者，可采用针刺、抽吸胃内积气、积液，给予镇静或解痉药物等措施。

（3）恶心、呕吐　术后恶心、呕吐的常见原因是麻醉反应，待麻醉作用消失后，即可停止。肠道蠕动恢复，肛门排气后，即可自行缓解。如手术后已数日而仍未排气，兼有腹胀，没有肠鸣音，可能是腹膜炎或其他原因所致的肠麻痹，或低钾血症等。如腹胀伴有阵发性绞痛，肠鸣音亢进，甚至出现气过水声或金属音者，是早期肠粘连或其他原因所引起的机械性肠梗阻，应做进一步检查和处理。

处理原则：可应用持续胃肠减压等。

（4）腹胀 多数为胃肠道功能受抑制、肠腔内积气过多所致。胃肠道功能恢复后可自行缓解。术后数日仍有腹胀不排气、无肠鸣音或减弱，考虑是否因低钾肠麻痹所致；如腹胀伴有阵发性绞痛、肠鸣音亢进，甚或闻及气过水声，考虑肠粘连或其他原因所致的机械性肠梗阻。

处理原则：持续性胃肠减压、肛管排气、针刺足三里穴等。如为非胃肠道手术者，可以给新斯的明肌内注射。

（5）尿潴留 多发生于肛门直肠和盆腔手术后的患者，全身麻醉或脊髓内麻醉后也可引起，前者系由于切口疼痛反射性引起膀胱括约肌痉挛，后者是由于排尿反射受到抑制的结果。少数患者由于不习惯于卧床排尿，下腹膨胀有排尿感，但无法排出。

处理原则：改变姿势（或侧卧或立位）后排尿，也可于膀胱区进行理疗、热敷和按摩，以促进排尿。还可使用阿托品肌内注射。无效时导尿，并留置尿管 1～3 天后尽快拔除。

3. 切口的处理及拆线

（1）切口的分类 一般可分为三类：第一类清洁切口（Ⅰ类切口）指缝合的无菌切口，如甲状腺大部分切除术、大隐静脉剥脱术等。第二类可能污染切口（Ⅱ类切口）指手术时可能带有污染的缝合切口，胃大部分切除术、肠道手术等。第三类污染切口（Ⅲ类切口）指邻近感染区或组织直接暴露于感染物的切口，如阑尾穿孔切除术、开放骨折手术、肠梗阻坏死的手术等。

（2）切口的愈合等级 一般分为三级：一级愈合，用"甲"字代表，指愈合优良，无不良反应。二级愈合，用"乙"字代表，指愈合处有炎症反应，如红肿、硬结、血肿、积液等，但未化脓。三级愈合，用"丙"字代表，指切口化脓，需要做切开引流等处理。

（3）缝线的拆除时间 可根据切口部位、局部血液供应情况、患者年龄来决定。一般头、面、颈部在 4～5 日拆线，下腹部、会阴部 6～7 日，胸部、上腹部、背部、臀部 7～9 日，四肢 10～12 日，减张缝线 14 日。青少年患者可缩短拆线时间，年老、营养不良患者可延迟拆线时间，有时可采用间隔拆线。拆线时应记录切口愈合情况，例如患者切口愈合良好，并且是清洁切口，记录的格式为"Ⅰ/甲"，如果二类切口，切口化脓，记录为"Ⅱ/丙"。

二、术后并发症防治

术后并发症的处理是保证术后康复的重要部分，出现术后并发症时必须及时妥善处理。

1. **术后出血** 术中止血不完善、凝血功能异常、结扎线脱落、创面渗血等是术后出血的主要原因。手术后早期，若患者出现低血容量性休克的各种临床表现，或有大量呕血或便血，或从原来放置的引流管中不断有多量血性液体流出，如胸腔手术以后，从胸腔引流管内，每小时引流出血液量持续超过 100mL，就提示有内出血。中心静脉压低于 0.49kPa（5cmH$_2$O），每小时尿量少于 25mL，在输给足够的血液和液体后，休克征象和监测指标均无好转，或继续加重，或一度好转后又恶化者，往往提示有大出血的可能。必要时可行 B 超检查或局部穿刺，以明确诊断，以争取时间处理。

手术时严格止血是预防术后出血的关键。

处理原则：如出血量不大，可先采用输血、全身或局部应用止血剂；出血量大者，应做好再次手术止血的准备，从原有的切口进入，寻找出血部位，给予相应的止血。

2. **术后切口感染** 术后切口感染除和细菌直接侵入有关外，还和血肿、异物、局部供血不良、糖尿病、体质弱、无菌操作不规范等有关。术后 3～4 天切口疼痛仍明显，局部发红、肿胀、热感、疼痛的炎性表现明显，或有局部波动感，并有发热、心率加快、白细胞计数增高等现象，可以判断有切口感染的可能性。术前预防、术中规范操作、彻底止血、不留空腔是预防的关键。

处理原则：可以采取局部理疗及全身抗生素应用，同时不能忽略抗厌氧菌的药物应用。化脓切口需拆除缝线充分引流，如果创面大者，当创面清洁时，可以二期缝合。

3. **术后发热** 一般来讲，术后大约超过 2/3 的患者都有不同程度的发热，但是只有低热 37℃左右。一般将不超过 38℃称为"外科手术热或吸收热"，无须特殊处理。如超过 38℃，应警惕发生感染的可能。术后发热的原因有：细菌、真菌感染，术中输血，广泛组织损伤，麻醉剂引起的肝中毒，患者免疫力低下，糖尿病，原感染灶，尿路感，肺感染，静脉炎，以及吸收热、药物热等。

处理原则：对于感染者，对症用药。非感染者，可以物理降热，多饮水，必要时可补充液体及营养。

4. **术后低体温** 往往不被人们重视，但术后却常见。主要的原因是：麻醉剂对机体体温调节的影响、大手术如开胸及剖腹术热量散失、输液温度过低等。低体温会对循环系统有影响，循环减慢，机体微循环淤滞等，减慢机体代谢。

处理原则：液体或血液尽量接近常温，可用温盐水灌洗体腔，注意保暖。

5. **切口裂开** 可以发生在全身各个部位，但多见于腹部及肢体邻近关节部位的手术后，其主要原因有：营养不良，组织愈合能力差；切口缝合技术有缺点，如缝线打结不紧，组织对合不全等；腹腔内压力突然增高的动作，如剧烈咳嗽等，或严重腹胀。切口裂开常发生于术后 1 周左右。往往在患者一次腹部突然用力时，自觉切口疼痛和突然松开，肠或网膜脱出，大量淡红色液体自切口流出。或由于某个体位失控，力量分布不均，导致关节肢体或某受力点异常，导致切口破裂。切口裂开分为完全和部分裂开；前者，切口全层裂开；后者，除皮肤缝线完整而未裂开外，深层组织全部破裂。

处理原则：正确的缝合方法是避免切口裂开的最主要环节。在依层缝合腹壁切口的基础上，加用全层腹壁减张缝线；应在良好麻醉、腹壁松弛条件下缝合切口，避免强行缝合造成腹膜等组织撕裂；及时处理腹胀；患者咳嗽时，最好平卧；适当的腹部加压包扎，也有一定的预防作用。对于关节处缝合，需要对位精密，必要时可采用褥式缝合，术后最好加弹力包扎。一旦发生肠管脱出者，切勿将其直接还纳入腹腔，以免引起腹腔感染，要立刻用无菌生理盐水纱布覆盖切口，送手术室，在良好的麻醉条件下重予缝合，同时加用减张缝线。

6. 呼吸系统并发症　主要见于肺不张和肺感染。常见的原因：吸入性麻醉使呼吸道分泌物增多，疼痛影响肺活量导致肺气管分泌物聚集阻塞支气管等。可以出现发热、呼吸急促、心率加快、咳嗽、呼吸音减弱、局限性肺湿啰音等。放射线检查有助于诊断。

处理原则：鼓励协助患者咳嗽排痰、气管吸痰、雾化吸入、抗生素应用（注意分辨真菌、衣原体、球菌、杆菌等），必要时气管切开。

7. 泌尿系统并发症　患者在术后出现尿急、尿频、尿道灼热感、发热、寒战、排尿困难等症状，尿检可以出现白细胞和细菌，应考虑泌尿系感染。尿潴留是感染的因素。

处理原则：处理尿潴留；对症应用抗生素。

8. 下肢深静脉血栓形成　下肢深静脉血栓形成是术后的常见并发症。发生的原因有：大手术后需要卧位时间长者，高血压、既往血栓史、吸烟、肥胖、静脉功能不全者，癌症患者，抗凝因子缺乏者，纤维蛋白原异常、C蛋白缺乏、血小板增多症者等。形成静脉血栓的三大要素是血液高凝、血流缓慢、血管损伤。前两个因素在外科术后常见。术后下肢肿胀或伴有发热、疼痛者，应考虑下肢深静脉血栓的形成。

处理原则：抗凝、祛聚治疗，早期给予溶栓剂，但应注意出血的危险性。

复习思考

1. 围手术期概念。

2. 手术按时限如何分级？

3. 简述手术前一般准备和特殊准备的内容。

4. 简述术后不适和术后并发症的处理原则。

扫一扫，知答案

扫一扫，看课件

模块八

外科感染

【学习目标】

　　1. 掌握外科感染的临床表现和治疗要点；常见的几种局部软组织化脓性感染的特点；破伤风的病因、病理、临床表现、预防和治疗原则。

　　2. 熟悉外科感染的特点、分类、转归和常见致病菌；脓肿切开引流术的要点。

　　3. 了解外科抗菌药物的合理应用。

项目一　概　述

外科感染是指凡需要外科治疗的感染，包括创伤、手术、烧伤等并发的感染。

一、外科感染的特点及分类

（一）特点

1. 多为需氧菌与厌氧菌的混合感染。

2. 常与手术、创伤、介入性操作有关。

3. 多数有明显的局部症状和体征。

4. 常需手术治疗。

（二）分类

1. 按病菌种类分类

（1）非特异性感染　亦称化脓性感染或一般性感染，占外科感染的大多数。常见有疖、痈、丹毒、急性淋巴结炎、急性阑尾炎等。常见致病菌有金黄色葡萄球菌、溶血性链球菌、大肠埃希菌、变形杆菌、铜绿假单胞菌等。其特点是同一种致病菌可引起几种不同的化脓性感染，几种致病菌又可引起同一种化脓性感染；有化脓性感染的共同特征，即红、肿、热、痛和功能障碍。防治原则基本相似。

（2）特异性感 如破伤风、结核、气性坏疽、炭疽、念珠菌病等。其特点是：同一种病由相同的致病菌引起；各病的临床表现和防治原则均不相同。

2.按感染范围分类 分为局限性感染和全身性感染。前者局限于某个部位或组织，而后者范围广泛，侵袭入淋巴、血液循环系统而引起全身性症状。

3.按病程分类 外科感染按病程长短可分为急性、亚急性与慢性感染3种。病程在3周以内为急性感染；超过2个月为慢性感染；介于两者之间为亚急性感染。

4.按发生条件归类 感染可按病原体的来源及入侵时间分。伤口直接污染造成的感染称原发性感染；在伤口愈合过程中出现的感染称继发性感染。病原体由体表或外环境侵入体内造成的感染称外源性感染；由原存体内的病原体经空腔脏器，如肠道、胆道、肺或阑尾侵入体内造成的感染称内源性感染。感染也可按发生条件归类，如条件性（机会性）感染、二重感染（菌群交替症）、医院内感染等。

二、发病条件与转归

（一）发病条件

1.与致病微生物的数量和毒力有关 毒力是指病原体形成毒素或胞外酶的能力，以及入侵、穿透和繁殖的潜力。通常情况下，机体的屏障与免疫功能能够阻挡病原体入侵。但当病原体由躯体的薄弱部位入侵，并大量繁殖时可发生感染。

2.人体的易感因素

（1）局部因素 皮肤黏膜病变或缺损；局部缺血、组织坏死、无效腔、血肿形成和异物存留，使得吞噬细胞和抗体等不能达致病菌入侵部位而有效发挥功能，利于其繁殖而发生感染；蜂窝组织，肺、胸腹腔、关节等部位的感染易扩散。

（2）全身因素 年龄上小儿防御机能尚未发育完善，老年人全身各系统器官功能衰老减退，防御功能随之下降易致感染；接受放化疗、长期应用皮质激素的患者，易于发生感染且扩散。此外，营养不良、贫血、糖尿病、尿毒症、肝硬化患者，其抗体生成减少，抗感染能力降低，易发生各种感染。

（二）转归

病原体毒力大小、机体抵抗力强弱、感染部位和治疗措施是否得当决定了外科感染的转归有三种：①局限化：病原体毒力小、数量少、机体抵抗力强，治疗及时得当，可使感染局限化、吸收消散或形成脓肿；②转为慢性：病原体的毒力和机体的抵抗力或治疗处于平衡状态时，感染病灶局限，转为慢性炎症；③感染扩散：病原体毒力大、数量多、机体抵抗力弱或治疗措施不力时，感染扩散，甚至引起严重的全身性感染。

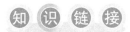

常见的引起外科感染的致病菌特点见表8-1。

表8-1　常见化脓致病菌

致病菌	致病特点	脓液特点
金黄色葡萄球菌	产生溶血素、杀白细胞素和血浆凝固酶，引起疖、痈、脓肿、伤口感染、骨髓炎等	黄色、稠厚、不臭、感染易局限，可形成转移性脓肿
溶血性链球菌	产生溶血素、透明质酸酶、链激酶等，引起淋巴管炎、急性蜂窝织炎、脓毒症等	淡红色、稀薄、量大、感染易扩散
大肠埃希菌	单独致病力弱，常与厌氧菌混合感染，引起阑尾炎等腹腔内感染	单独感染不臭，混合感染脓液稠厚、灰白色、有恶臭或粪臭
铜绿假单胞菌	对多数抗生素不敏感，常引起大面积烧伤创面的感染及脓毒症	淡绿色、特殊的甜腥味
脆弱类杆菌	厌氧菌，有产气性，多与需氧菌形成混合感染，是腹腔内感染的主要致病菌	恶臭
变形杆菌	对常用抗生素有耐药性，是腹膜炎、尿路感染、烧伤创面感染的主要致病菌之一	特殊的恶臭

项目二　常见化脓性感染

一、局部软组织急性化脓性感染

案例导入

患者，李某，男，56岁。右背部皮肤肿块伴畏寒、发热5天。患者于5天前感觉右背部疼痛不适，触及约3cm直径皮肤硬块，未做处理，逐渐增大，疼痛加重，伴有畏寒、发热、食欲减退和全身不适。3天前家人发现肿块表面有小脓点，曾间断服用"红霉素"，无明显效果。患者患糖尿病6年余，无药物过敏史。体格检查：T 39℃，P 84/min，R 20/min，BP 160/90mmHg。右侧肩胛骨内侧可见约6cm×5cm椭圆形皮肤隆起肿块，色暗红，表面有数个脓点，个别脓头破溃，有浅黄色脓液流出。右腋窝触及数个淋巴结，最大者约2cm×1.5cm，轻度触痛。辅助检查：血WBC 21.0×10⁹/L，中性粒细胞84%。

问题：对本病请做出初步诊断；为明确诊断进一步做的辅助检查。

（一）疖

疖是单个毛囊及其周围组织的急性化脓性感染。多数疖同时出现或反复发作，不易治疗者称为疖病。

【病因病理】

常发生于毛囊和皮脂腺丰富的部位，如颈、头、面部、背、腹、腹股沟、会阴部及小腿。疖病多发生于免疫力较低的小儿、营养不良或糖尿病的患者。致病菌大多数为金黄色葡萄球菌及表皮葡萄球菌。因金黄色葡萄球菌的毒素含有凝固酶，脓栓形成是其感染的一个特征。

【临床表现】

1. 初起时，局部出现红、肿、痛的圆形小结节，以后逐渐肿大，数日后，结节中央因组织坏死而变软，出现黄白色小脓栓，继而表皮溃破，脓栓脱落，脓液排出而愈。

2. 面疖特别是上唇、鼻及鼻唇沟周围（危险三角）的疖，病情加剧或被挤碰时，病菌可沿内眦静脉和眼静脉扩散，进入颅内海绵状静脉窦，引起化脓性海绵窦炎，出现眼部及其周围组织的进行性红肿和硬结、结膜充血、眼球外突，同时伴寒战、高热、头痛、昏迷等，死亡率高。

【治疗】

疖以局部治疗为主。对早期未破溃的炎性结节可用50%硫酸镁湿热敷或物理疗法（透热、红外线或超短波），也可外涂碘酊或外敷鱼石脂软膏、金黄膏。禁忌挤压未成熟疖，以免引起感染扩散。有波动感时，应及早刺破排脓。

面疖因易向颅内扩散，切忌挤压。应注意休息，全身使用有效抗生素。

疖病除治疗疖外，应增加机体抵抗力，有糖尿病应予治疗。

【预防】

疖是可预防的。注意保持皮肤清洁，预防损伤。

（二）痈

痈是指邻近的多个毛囊及其所属皮脂腺、汗腺的急性化脓性感染。中医称疽。

【病因病理】

可由多个疖融合而成，好发于皮肤韧厚的颈项、背部，偶见于上唇。颈部痈俗称"对口疮"，背部痈俗称"搭背"。致病菌以金黄色葡萄球菌为主。炎症常先从毛囊底部开始，沿阻力较小的皮下组织蔓延，直达深筋膜，再向四周扩散，侵入附近的脂肪柱，再向上穿毛囊群而形成具有多个脓头、形似蜂窝的痈（图8-1）。

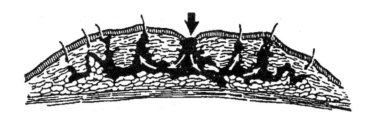

图8-1 痈的切面

【临床表现】

1.局部表现 早期呈一片稍微隆起的紫红色浸润区，质地坚韧，界限不清，在中央部有多个脓栓，破溃后呈蜂窝状。以后，中央部逐渐坏死、溶解、塌陷，像"火山口"，其内含有脓液和大量坏死组织。周围组织呈浸润性水肿，局部淋巴结肿大和疼痛。

2.全身表现 多有明显全身症状，如畏寒、发热、食欲减退、血白细胞计数增高等。若处理不当，可引起败血症、脓毒血症。

【治疗】

1.局部治疗 初期仅有红肿时，可用50%硫酸镁湿敷，鱼石脂软膏、金黄膏等敷贴。多数痈都因病变范围较大，即使破溃，也因引流不畅而需及时切开引流：①局部浸润麻醉或全身麻醉下做"十"字形或"十十"字形切口切开引流；②切开后皮瓣游离、外翻，切除皮下到深筋膜的全部坏死组织而保留皮瓣本身；③切口线应超出病变边缘皮肤，直达深筋膜；④清除坏死组织，伤口内用生理盐水纱布填塞止血，不留死腔（图8-2）。唇痈禁忌手术，可夹去脓栓，切忌挤压。

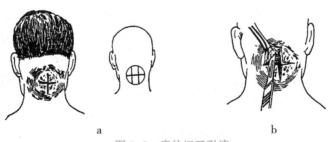

图8-2 痈的切开引流

a."十"字及"十十"字形字切口 b.剥离皮片

2. **全身治疗** 适当休息，加强营养，早期静脉给予有效抗生素，有糖尿病者给予相应治疗。

（三）急性蜂窝织炎

急性蜂窝织炎是皮下、筋膜下、肌间隙或深部疏松结缔组织的一种急性弥漫性化脓性感染。

【病因病理】

致病菌主要是溶血性链球菌，其次是金黄色葡萄球菌及大肠杆菌或其他型链球菌等。炎症可由皮肤或软组织损伤后感染引起，亦可由局部化脓感染灶直接扩散或经淋巴、血液传播而发生。

其病理特点是病变不易局限，扩散迅速，与正常组织无明显界线。溶血性链球菌引起的急性蜂窝织炎由于链激酶和透明质酸酶的作用，病变扩张迅速，脓液稀薄、血性，有时能引起败血症；而金黄色葡萄球菌引起者，较容易局限为脓肿，脓液乳黄色、稠厚。

【临床表现】

1. 表浅的急性蜂窝织炎，患处明显红肿、剧痛，并向四周迅速扩大，病变中央部位颜色较深，常因缺血而发生坏死。

2. 深在或组织致密者则红肿不明显，常只有局部水肿，疼痛剧烈，有深压痛，全身感染中毒症状较重，有高热、寒战、头痛、全身无力等表现。

3. 口底、颌下和颈部的急性蜂窝织炎可发生喉头水肿和气管压迫，引起呼吸困难，甚至窒息。

4. 被肠道或泌尿道内容物污染的会阴部、腹部伤口急性蜂窝织炎，多伴有厌氧菌感染，局部产气可检出捻发音，有蜂窝组织和筋膜坏死，进行性软组织坏死，脓液恶臭，全身症状明显。

【治疗】

1. **局部治疗** 早期处理与痈相同；脓肿形成即应切开引流；口底或颌下急性蜂窝织炎应早期切开减压，以防喉头水肿，引起窒息；捻发音性蜂窝织炎亦应早期广泛切开引流，切除坏死组织并用3%过氧化氢液冲洗和湿敷，采取隔离治疗措施。

2. **全身治疗** 静脉应用抗生素，并做细菌培养加药敏，选用敏感有效的抗生素。

（四）丹毒

丹毒是皮肤或黏膜内网状淋巴管的急性感染，好发于下肢及头面部。

【病因病理】

本病的致病菌是 β–溶血性链球菌，一般从皮肤或黏膜的细小伤口侵入皮内的网状淋巴管，并累及皮下组织，感染蔓延迅速；如果没有合并其它感染，一般不化脓，也很少有组织坏死。下肢丹毒常与足癣、血丝虫病有关。

【临床表现】

起病急，常有头痛、畏寒、发热、全身不适等。患处皮肤片状红疹，颜色鲜红，境界清楚，中间稍淡，微隆起，手指轻压褪色，松手后很快复红。随着红肿区向外蔓延，中心区肤色变暗、脱屑、颜色转为棕黄。红肿区有时可发生小水疱。患处烧灼样痛。区域淋巴结肿大、疼痛。足癣或血丝虫感染可反复诱发下肢丹毒，重者可因淋巴水肿发展为"象皮腿"。

【治疗】

1. 卧床休息，抬高患肢；局部及周围皮肤用 50% 硫酸镁溶液湿热敷；全身应用抗生素。

2. 积极治疗并存的足癣。局部及全身症状消失后，继续用药 3～5 天，以防复发。

【预防】

凡与病变处接触的敷料、衣、褥均应消毒灭菌。注意隔离，防止交叉感染。接触丹毒患者或换药后，应洗手消毒。注意皮肤清洁，及时处理足癣、鼻窦炎、溃疡和小创口。

（五）急性淋巴管炎和淋巴结炎

急性淋巴管炎是指病原菌从皮肤、黏膜破损处或邻近感染灶侵入，引起管状淋巴管及其周围组织的急性感染；若所属引流淋巴结受累，则称急性淋巴结炎。

【病因病理】

致病菌常为金黄色葡萄球菌和乙型溶血性链球菌。致病菌侵入淋巴管后，引起淋巴管壁和周围组织充血、水肿，管腔内充满细菌、凝固的淋巴液和脱落的内皮细胞。炎症可经淋巴管蔓延到所属区域的淋巴结。

【临床表现】

1. 急性淋巴管炎　分为网状淋巴管炎（丹毒）与管状淋巴管炎。管状淋巴管分深浅两组。浅层淋巴管炎，可见伤口或感染灶的近侧出现一至多条"红线"，触之硬且痛；深层淋巴管炎，不出现红线，但有肿胀及条形触痛区。两者都可引起畏寒、发热、头痛、食欲减退和全身不适等症状，病情取决于病菌的毒性、感染程度和原发感染。

2.**急性淋巴结炎** 轻者表现为感染淋巴结肿大，有疼痛和触痛，常能自愈；较重者，局部有红、肿、热、痛，并伴有全身症状。炎症扩展到淋巴结周围，几个淋巴结即可粘连成团；形成脓肿后疼痛加剧，有波动感，少数可破溃流脓。

【治疗】

1.**急性淋巴管炎** 应着重治疗原发感染。发现皮肤有红线时，可用呋喃西林等湿温敷；如果红线向近侧延长较快，可在皮肤消毒后用较粗的针头，在红线的几个点垂直刺入皮下，再用抗菌药液湿敷。

2.**急性淋巴结炎** 未形成脓肿时，若有原发感染，如足癣、手部感染、疖、痈、急性蜂窝织炎等，应治疗原发感染灶，淋巴结炎暂不做局部处理。若已形成脓肿，除应用抗菌药物外，还需切开引流。如果忽视原发病的治疗，急性淋巴结炎常可转变为淋巴结的慢性炎症。

【预防】

及时处理损伤，治疗原发病灶如手指感染、足癣感染、扁桃体炎、龋齿等。

（六）脓性指头炎

脓性指头炎是手指末节掌侧皮下的急性化脓性感染，多由刺伤引起。

【病因病理】

致病菌多为金黄色葡萄球菌。致病菌经手指末节掌面皮肤伤口入侵，蔓延至皮下组织。因手指末节掌面的皮肤与指骨骨膜间存在许多纵行纤维索，将软组织分隔成许多密闭小腔，腔内充满脂肪组织和丰富的神经末梢，故而发生感染时，脓液不易向四周扩散，肿胀不显著。但可迅速形成高压脓腔，导致剧痛，压迫末节指骨的滋养血管，引起指骨缺血坏死甚至骨髓炎。

【临床表现】

起病初期，指头呈针刺样疼痛。随着组织肿胀加重、脓腔压力增高，疼痛愈来愈剧烈。发展到指动脉受压时，疼痛转为搏动性跳痛，患肢下垂时加重，剧痛常使患者烦躁难眠。指头红肿不明显，但张力极高，轻触指尖即产生剧痛。此时多伴有发热、全身不适等症状，白细胞计数及中性粒细胞增高。感染进一步加重时，神经末梢因受压和营养障碍而麻痹，指头疼痛反而减轻；皮色由红转白，反映局部组织趋于坏死；若不及时治疗，常可引起指骨缺血性坏死，形成慢性骨髓炎，伤口经久不愈。

【治疗】

1. 当指尖疼痛、脓肿不明显时，可用热盐水浸泡多次，每次约20分钟；金黄散糊剂敷贴患指；酌情给予青霉素等抗菌药物。

2. 出现搏动性跳痛、肿胀明显、伴有全身症状，即应及时切开减压、引流，不能等波动出现后再手术。手术应在患指侧面做纵行切口，但不可超过末节和中节交界处，以免伤及腱鞘。脓腔较大则宜做对口引流，切口内放置乳胶片引流。切口不应做成鱼口形，以免术后瘢痕形成影响手指感觉（图8-3）。

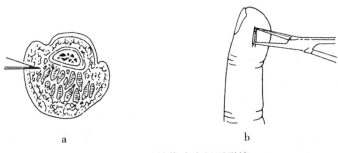

图8-3 脓性指头炎切开引流

a. 刺入指端间隙 b. 撑开切口

（七）脓肿

脓肿是化脓性感染区病变组织坏死液化形成的局限性脓液积聚，内含大量病原菌、中性粒细胞和坏死组织，四周有完整的脓腔壁，常位于体表软组织内。其可分为浅表脓肿和深部脓肿，浅表脓肿通过波动实验后穿刺抽脓确诊，深部脓肿通过影像学检查定位后穿刺抽脓确诊。一旦确定脓肿形成，需行脓肿切开引流术。

二、全身化脓性感染

全身性感染是指病原菌侵入人体血液循环，并在其内生长繁殖和产生毒素，引起严重的全身感染症状和中毒症状。临床上以化脓性细菌所致的最为常见，称为全身化脓性感染。

【病因病理】

全身性感染常继发于严重创伤后的感染和各种化脓性感染，如大面积烧伤创面感染、开放性骨折合并感染、急性弥漫性腹膜炎、急性梗阻性化脓性胆管炎等。

1. 抗感染能力降低　如糖尿病、尿毒症、长期或大量应用皮质激素或抗癌药的患者。

2. 炎症介质过量　在感染过程中，炎症介质适量时可起防御作用，过量时就可造成组织损害。如感染得不到控制，可因炎症介质失控等因素导致全身性炎症反应综合征（SIRS），严重者可致感染性休克、多器官功能障碍综合征（MODS）。

【常见的全身性感染】

1. **脓毒症**　是指因病原菌因素引起的全身性炎症反应，体温、循环、呼吸等有明显改变的外科感染的统称。

2. **菌血症**　是脓毒症的一种，即血培养检出病原菌者。目前多指临床有明显感染症状的菌血症。

3. **感染性休克**　是在脓毒症基础上发生休克的表现。

【常见致病菌】

1. **革兰阴性杆菌**　在外科感染中革兰阴性杆菌感染超过革兰阳性球菌，常见大肠埃希菌、铜绿假单胞菌、变形杆菌，其次为克雷伯菌、肠杆菌等。主要毒性是内毒素，脓毒症比较严重，可出现低体温、低白细胞、低血压，多发生感染性休克。

2. **革兰阳性球菌**　较常见的有三种：①金黄色葡萄球菌，感染常年不减，可在体内形成转移性脓肿，有时局部感染也可引起高热、皮疹，甚至休克；②表皮葡萄球菌，近年的感染率明显增加，与静脉导管、气管插管有关；③肠球菌，耐药性较强，可参与各部位的混合感染。

3. **无芽孢厌氧菌**　常见于拟杆菌、梭状杆菌、厌氧葡萄球菌和厌氧链球菌。发生时间晚，寒战、高热、大汗伴黄疸，休克发生率高。厌氧菌感染有 2/3 伴有需氧菌，两类细菌有协同作用，易形成脓肿。脓液可有粪臭样恶臭。腹腔脓肿、阑尾脓肿、肛周脓肿、脓胸、脑脓肿、会阴部感染等多含有厌氧菌。

4. **真菌**　外科真菌感染常见于白色念珠菌、曲霉菌、毛霉菌等。临床特点是突然寒战、高热，恶化迅速，中毒症状重，易休克，白细胞升高明显。属于条件性感染，常发生于长期应用抗生素，特别是应用广谱抗生素后；基础疾病重，免疫功能下降者；长期留置静脉导管者。

【诊断】

根据原发感染病灶、典型脓毒症的临床表现，结合一些特征性的临床表现和实验室检查结果，可做出诊断并区分致病菌。

1. **病史**　患者多有原发感染病灶或相关病史。

2. **临床表现**　骤起寒战、高热，体温可高达 $40 \sim 41℃$，或低温，起病急重，发展迅速，若感染明确，体温不升或下降则是病情危重的表现；头痛、头晕、恶心、呕吐、腹胀、面色苍白或潮红、出冷汗。神志淡漠或烦躁、谵妄和昏迷；心率加快、脉搏细速、呼吸急促或困难；肝、脾轻度肿大，严重者可有黄疸、皮下出血；严重时可出现脓毒性休克，以及器官衰竭表现。

3.**实验室检查** 白细胞计数明显增高，常达（20～30）×10⁹/L 以上，或降低，出现中毒颗粒；可有不同程度的酸中毒、氮质血症、溶血，尿中出现蛋白、血细胞、酮体等；寒战发热时抽血做细菌培养，易发现致病菌。疑为厌氧菌或真菌性脓毒症，应抽血做厌氧菌培养，或做尿和血液真菌检查及培养。

【治疗】

治疗原则是积极处理原发病灶，合理使用抗菌药物，增强机体免疫力和营养支持。

1.**原发感染病灶的处理** 明确原发感染灶及迁徙病灶，做及时、彻底的处理。如清除伤口内坏死组织和异物、及时切开脓肿通畅引流、敞开无效腔、截除坏疽肢体、尽早拔除有可能成为体内感染源的导尿管、静脉插管，手术去除急性腹膜炎、绞窄性肠梗阻、化脓性胆管炎的病因等。

2.**抗菌药物的使用** 先根据原发感染灶的情况经验性选用广谱抗生素或联合应用两种抗生素，再根据疗效、细菌培养及抗生素敏感试验结果调整抗菌药物。对真菌性脓毒症，尽可能不用抗生素或针对病原菌选用窄谱抗生素，并加用酮康唑或两性霉素 B 等抗真菌药。

3.**支持疗法** 对贫血、低蛋白血症者可输新鲜血、白蛋白等改善患者状况，纠正水电解质紊乱及酸碱失衡。

4.**对症治疗** 可用肾上腺皮质激素减轻中毒症状。高热者用药物或物理降温，或行人工冬眠。

5.**防治器官功能障碍** 对受累的心、肺、肝、肾等重要脏器，以及原有的糖尿病、肝硬化、尿毒症等给予相应的处理。已休克者则积极抗休克。

项目三 特异性感染

一、破伤风

破伤风是破伤风杆菌通过皮肤或黏膜伤口侵入人体，在缺氧环境下生长繁殖，产生外毒素而引起的以局部或全身肌肉痉挛和抽搐为特征的一种急性特异性感染。

📖 **病例导入**

患者，张某，男，30 岁。因张口困难、阵发性抽搐 12 小时入院。8 天前右足底被锈铁钉刺伤出血，自用碘酊涂抹处理。12 小时前出现乏力、张口困难，继而出现苦笑面容，角弓反张，肌肉紧张伴阵发性抽搐，每次发作持续 10～20 秒。声响及触碰患者均可诱发以上症状，发作间歇期肌肉仍不能完全松弛，患者神志始终清楚，不发热。右足中部见约 1cm×1cm 大小伤口，有分泌物流出，周围有轻度红肿。

问题：请做出初步诊断。

【病因病理】

破伤风是常和创伤相连的一种特异性感染，还能发生于不洁条件下分娩的产妇和新生儿。致病菌是破伤风杆菌，破伤风杆菌为革兰阳性厌氧梭形芽孢杆菌，广泛存在于泥土和人畜粪便中；芽孢抵抗力极强，煮沸灭菌要 60 分钟、高压灭菌要 20 分钟才能杀灭，浸于 5% 石炭酸溶液中，需 10～12 小时才能杀灭。各类开放性损伤，尤其是伤口深、小、脏、局部缺血、引流不畅、有坏死组织和异物存留时更易发生破伤风，也见于脐带残端消毒不严的新生儿和产后感染、肛肠手术等。如果伤口内同时存在需氧菌感染，则破伤风更易发生。

破伤风菌体及其外毒素，在局部并不引起明显的病理改变，伤口甚至无明显急性炎症，或可能愈合。其外毒素包括对神经有特殊亲和力的痉挛毒素和可致组织局部坏死、心肌损害的溶血毒素。痉挛毒素主要从病灶处吸收进入血液循环和淋巴系统，附合在血清球蛋白上，到达脊髓灰质前角和脑干的运动神经核，继而引起全身骨骼肌的强直性收缩与阵发性痉挛。交感神经受毒素影响，导致大汗、血压不稳和心率增快等。

【临床表现】

1. **潜伏期** 平均 6～10 天，可短至 24 小时内发病，也有在伤后数月或数年因清除病灶或异物而发病的。新生儿破伤风一般在断脐后 7 天左右发病，故俗称"七日风"。一般潜伏期愈短，症状愈重，死亡率亦愈高。

2. **前驱期** 12～24 小时，患者有全身乏力、头晕、头痛、烦躁、出汗、反射亢进、咬肌紧张酸胀、咀嚼无力等前驱症状。新生儿可表现为吮吸困难。

3. **发作期** 典型症状是在肌紧张性收缩（肌强直、发硬）的基础上，阵发性强烈痉挛。最初受累的是咀嚼肌，其后依次累及面肌、颈项肌、胸肌、背腹肌、四肢肌，最后膈肌、咽喉肌。患者相应呈现张口困难、牙关紧闭、苦笑面容、颈项强直、角弓（或侧弓）

反张、板状腹、上肢屈曲、下肢挺直。当膈肌、肋间肌痉挛时，则发生呼吸困难，甚至呼吸停止；若喉部肌肉痉挛，可引起窒息。上述发作可因轻微的刺激，如光线、风吹、声响、震动或触碰等诱发。发作时患者神志清楚、呼吸急促、面色发绀、口吐白沫，头向后仰、全身大汗。发作持续数秒至数分钟不等，间歇期长短不一。肌痉挛使患者疼痛剧烈，即使在发作间歇期，肌仍不能完全松弛。发作愈频繁，病情愈严重。强烈的肌痉挛，可使肌断裂甚至骨折。膀胱括约肌痉挛可引起尿潴留。发病期间，患者一般无明显发热。大多数破伤风患者的痉挛为全身型发作；少数患者表现为局限型发作，以受伤部位或邻近肌持续性强直痉挛为主。患者死亡原因多为窒息、心力衰竭或肺部并发症。病程一般为 3～4 周。自第 2 周后，随病程的延长症状逐渐减轻。

【诊断及鉴别诊断】

依据典型的临床表现、外伤史以及无破伤风预防免疫注射史，破伤风较易诊断。但需要与下列疾病相鉴别。

1. 化脓性脑膜炎　有颈项强直、角弓反张等表现，但无阵发性肌痉挛。有剧烈头痛、高热、喷射状呕吐，有时神志不清，脑脊液检查压力增高等。

2. 狂犬病　有狗、猫等动物咬伤史，以吞咽肌痉挛为主。患者听见水声或看见水，咽肌立即发生痉挛，喝水不能下咽，大量流涎。

3. 其他　如颞下颌关节炎、低钙性抽搐、癔病、子痫等。

【治疗】

破伤风是一种极为严重的疾病，死亡率约为 10%，治疗原则是消除毒素来源，中和游离毒素，控制与解除痉挛，保持呼吸道通畅，防治并发症。

1. 消除毒素来源（伤口处理）　有伤口尚未愈合者应在良好麻醉并控制痉挛的情况下，彻底清除坏死组织和异物，敞开伤口，充分引流，用 3% 过氧化氢或 1∶5000 高锰酸钾溶液冲洗、持续湿敷。已愈合的伤口不必处理。

2. 中和游离毒素　尽早使用破伤风抗毒素（TAT）或破伤风人免疫球蛋白（TIG）。因为破伤风毒素一旦与神经组织结合，抗毒血清就无中和作用。一般用 TAT 2 万～5 万 U 加入 5% 葡萄糖溶液 500～1000mL 内，缓慢静脉滴注，用药前应做皮内过敏试验。连续应用或加大剂量并无意义，且易致过敏反应。新生儿破伤风可用 2 万 U 抗毒素静脉滴注，也可做脐周围注射。如有 TIG 供应，应首选，剂量为 3000～6000U，只需一次肌内注射。

3. 控制与解除痉挛　患者应住隔离单间暗室，避免光、声等刺激。可交替使用镇静、解痉药物，以减少患者的痉挛和痛苦。可供选用的药物有 10% 水合氯醛 20～40mL 保留灌肠；苯巴比妥钠，每次 0.1～0.2g，肌内注射；地西泮每日 10～20mg，肌内注射或静脉滴注。病情严重者，可用冬眠 I 号合剂加入 5% 葡萄糖溶液缓慢静脉滴注。痉挛发作频繁不易控制者，可用 2.5% 硫喷妥钠缓慢静注，每次 0.25 ～ 0.5g，使用时需注意维持呼吸道通畅，警惕发生喉肌痉挛和呼吸抑制，用于已做气管切开者比较安全。新生儿破伤风要慎用镇静解痉药物，可酌情用洛贝林、尼可刹米等。

4. 防治并发症　并发症主要在呼吸道，如肺部感染、肺不张和窒息。对抽搐频繁、药物又不易控制的严重患者，保持呼吸道通畅、防治并发症的关键是早期做气管切开，必要时行人工辅助呼吸。定时翻身、拍背，以利于排痰并预防压疮。必要时专人护理，防止发作时掉下床、骨折和舌咬伤等。

5. 应用抗生素　青霉素 80 万～ 100 万 U，肌内注射，每 4 ～ 6 小时一次；或大剂量静脉滴注，可抑制破伤风杆菌。也可给甲硝唑，每天 2.5g，分次口服或静脉滴注。如伤口有混合感染，则选用相应抗菌药物。

6. 全身支持治疗

（1）补充水和电解质，纠正因强烈的肌痉挛、出汗、不能进食等所导致的水和电解质代谢失调。

（2）病情严重，不能进食或拒食者，应在控制痉挛或做气管切开术后，放置胃管进行鼻饲。

（3）必要时补充白蛋白、氨基酸等。

【预防】

破伤风是可以预防的。措施包括正确处理伤口、注射破伤风类毒素自动免疫和伤后注射破伤风抗毒素被动免疫。

1. 正确处理伤口　破伤风杆菌适应在缺氧的环境下生长繁殖。因此，创伤后早期彻底清创、改善局部血液循环是预防破伤风的措施。

2. 自动免疫　需重复注射强化，方法是：破伤风类毒素皮下注射 3 次，每次间隔 3 ～ 6 周，第 1 次 0.5mL，后 2 次各为 1mL，称基础注射。1 年后再注射 1mL 强化。以后每 5 年强化 1 次，每次 1mL，可使人体有足够的免疫力。如受伤，再注射 0.5 ～ 1mL 即可达到预防效果。我国现在普遍采取计划免疫，在小儿中推行吸附百日咳菌苗、白喉、破伤风类毒素混合制剂（"百白破"三联）注射。

3. 被动免疫　对伤前未接受自动免疫的患者，尤其有下列情况之一者，应尽早皮下或肌内注射破伤风抗毒素（TAT）1500 ～ 3000U。即污染明显的伤口；细而深的刺伤；严重的开放性损伤，如开放性颅脑损伤、开放性骨折、烧伤等；未能及时清创的伤口；某些手术，如异物摘除手术等。注射破伤风抗毒素时成人、儿童剂量相同。若污染严重或超过 24 小时的伤口，1 周后再注射 1 次或首次剂量加倍。

破伤风抗毒素易发生过敏反应，注射前必须做过敏试验。方法：用破伤风抗毒素 0.1mL 加生理盐水 0.9mL，取稀释液 0.1mL 于前臂屈侧皮内注射，对侧前臂做生理盐水对照注射。20 分钟后观察，如注射处无红斑或伪足，为阴性，可一次注射；如出现直径超过 1cm 的红斑或伪足，为阳性反应，需做脱敏注射。

脱敏注射法：将抗毒素 1mL，用生理盐水稀释 10 倍后分次注射，首次为 1mL，以后依次为 2mL、3mL、4mL，每次间隔 30 分钟，直至全量注射完毕。每次注射后注意观察，如患者出现面色苍白、皮肤瘙痒或有荨麻疹、打喷嚏、呼吸困难、发绀、血压下降，应立即停止注射，并皮下注射肾上腺素 1mg；反应严重者，可静脉滴注地塞米松 20mg。

人体破伤风免疫球蛋白（TIG）的效价比破伤风抗毒素高 10 倍以上，免疫效能可维持 3 ～ 4 周，且无过敏反应，预防剂量为 250 ～ 500U，深部肌内注射。

二、气性坏疽

气性坏疽是由厌氧性梭状芽孢杆菌侵入伤口后引起的以组织坏死、产气、毒血症为特征的严重的特异性感染，又称芽孢菌性肌坏死。

【病因病理】

致病菌为梭状芽孢杆菌，为革兰阳性厌氧杆菌。致病菌侵入伤口后，在缺氧、局部血液循环障碍、严重污染、异物存在等情况下，迅速在肌肉内生长繁殖，使肌糖原、肌蛋白发酵分解，产生二氧化硫和硫化氢气体而发出恶臭，产生的气体聚集使组织间隙扩大、压力增高，血液和淋巴液循环障碍，组织发生大片坏死。同时致病菌产生大量毒素，进入血液循环而引起严重毒血症，并可直接损害心、肝、肾等脏器。

【临床表现】

潜伏期最早为伤后 8 ～ 10 小时，最迟为 5 ～ 6 日，通常在伤后 1 ～ 4 日。

1.局部表现　患者开始仅有伤处沉重或包扎过紧感，随即出现下列特征：

（1）伤口"胀裂样"剧痛，常为最早出现的症状。

（2）伤口周围皮肤水肿、紧张、苍白、发亮，很快变为紫红、紫黑，并出现大小不等的水泡。

（3）按压伤口周围肿胀处可有捻发音。

（4）伤口内肌肉很快坏死，呈暗红或土灰色，失去弹性，刀割时不收缩，也不出血。轻压患部，从中可流出带有恶臭、浆液性或血性液体。

2.全身症状　头晕、头痛、恶心、呕吐、出冷汗、烦躁不安、高热、脉快、呼吸急促，并有进行性贫血。晚期出现严重中毒症状，血压下降、休克、黄疸、谵妄、昏迷、甚至死亡。

【诊断】

一般根据病史、临床表现，可做出诊断。诊断气性坏疽的三个重要依据：①分泌物涂片有大量革兰阳性粗大短棒菌；②局部 X 线片显示肌纤维间有大量气体；③伤口周围皮肤有捻发音。

【治疗】

要求早期诊断，早期治疗，越早越好，可以挽救患者生命，减少组织的坏死或截肢率。

1.急诊清创　在抗休克和纠正其他严重并发症的同时，积极准备紧急手术，术前积极备血，静滴大剂量青霉素。不用止血带，术中给氧、输血、输液和应用抗生素。在病变区做广泛、多处切开（包括伤口及其周围水肿或皮下气肿区），切除已无活力的肌肉组织，直到见到具有正常颜色、弹性和能流出新鲜血液的肌肉为止。

2.应用抗生素　每日用青霉素 1000 万 U 以上，静脉滴注。大环内酯类抗生素（如琥乙红霉素、麦迪霉素等）和硝咪唑类（如甲硝唑、替硝唑）也有一定疗效。

3.高压氧疗法　在短时间内可提高血和组织内的氧含量。感染部位的含氧量增高，可抑制气性坏疽杆菌的生长、繁殖，因而可控制感染的扩散。

4.全身支持疗法　少量多次输血、氨基酸、白蛋白等，纠正水、电解质和酸碱平衡失调，给高热量、高蛋白、高维生素的饮食。

5.对症处理　降体温、给予止痛剂，极度恐惧者给予镇静剂。

【预防】

1.尽早彻底清创是预防气性坏疽最可靠的方法。

2.深而不规则的伤口应充分敞开引流，避免无效腔存在，筋膜下张力高者，应早期行筋膜切开减张。

3.对疑有气性坏疽的伤口，可用 3% 过氧化氢或 1∶1000 的高锰酸钾溶液冲洗、湿敷；对缝合的伤口，应予拆除缝线，敞开伤口。

4.青霉素对预防气性坏疽有较好的作用。

5.由于气性坏疽的传染性，为防传染，应将患者隔离。

项目四　外科抗菌药物的合理应用

外科感染与内科感染不同，常需要外科干预，一味依赖抗菌药物，不但感染无法控制，还将招致耐药菌群的产生、微生物生态失衡以及其他的毒副作用，因此抗生素不能取代外科处理，必须在全面了解患者病情、致病菌与抗生素的药物性能三者的基本情况与相互关系的基础上，安全有效地应用抗生素。

一、抗菌药物治疗外科感染性疾病的适应证

1. 全身性化脓性感染。
2. 严重局部感染。
3. 特异性感染。

二、预防性应用抗生素的适应证

1. 严重创伤，尤其是严重污染的损伤，如战伤、腹腔内空腔脏器破裂等。
2. 大面积烧伤。
3. 急诊手术并发休克。
4. 人造物留置手术，如人造血管搭桥等。
5. 心脏外科手术。
6. 结肠手术前的肠道准备。
7. 营养不良、全身情况差或接受激素、抗癌药物等治疗的患者需行手术治疗时。

三、选择及应用抗生素的基本原则

1. 根据临床诊断、致病菌种类和药物抗菌谱选择有针对性的抗菌药物。
2. 选用药源充足、价格低廉和不良反应较小的。
3. 对全身情况不良的患者，要尽量使用杀菌性抗生素，以达到较快控制感染的目的。
4. 能用一种抗生素控制感染的就不联合应用抗生素；能用窄谱抗生素治疗的就不用广谱抗生素。
5. 对于危重、暴发的全身性感染，可根据菌种及药敏联合用药。

四、给药途径

有口服、肌内注射、静脉给药和局部用药。较轻且局限的感染，仅用口服或肌内注射即可；严重感染应从静脉途径给药。

五、停药指征

一般认为在体温恢复正常，全身情况好转，局部感染病灶完全控制后，白细胞计数和分类正常后 3～4 日停药；但严重感染如败血症等不宜过早停药，可延长至 1～2 周，以

免感染复发。

复习思考

1. 外科感染的分类。

2. 抗生素的选择及应用的基本原则。

3. 破伤风如何预防。

扫一扫，知答案

扫一扫，看课件

模块九

损 伤

【学习目标】

1. 掌握损伤的分类及烧伤的伤情判断。

2. 熟悉烧伤患者的液体疗法。

3. 了解烧伤创面处理。

致伤因素作用于机体引起组织破坏与功能障碍统称损伤。按引起损伤的外界因素不同，可将损伤分为四类：①机械性损伤（创伤），如撞击、挤压、牵拉、切割、枪弹伤等；②物理性损伤，主要包括烧伤、冻伤、电击伤、放射线辐射伤；③化学性损伤，由强酸、强碱、黄磷烧伤所致；④生物性损伤，以毒蛇咬伤、狂犬咬伤、毒虫咬伤为常见。

项目一 创 伤

创伤是机械因素引起组织破坏与功能障碍。

一、创伤分类

按照受伤时皮肤是否完整，将创伤分闭合性损伤和开放性损伤两类。

1. 闭合性损伤 皮肤保持完整性者称闭合性损伤，如挫伤、挤压伤、扭伤、震荡伤、关节脱位、闭合性骨折和闭合性内脏伤等。

2. 开放性损伤 有皮肤破损者称开放性损伤，如擦伤、撕裂伤、切割伤、砍伤和刺伤。开放性损伤的创口或创面易受到污染而发生感染，但某些闭合性损伤，如肠破裂也可造成严重的感染。

二、创伤愈合

1. 类型

（1）一期愈合（原发愈合） 多见于创伤程度轻、范围小、无感染的伤口或创面。组织修复以原来的细胞为主，仅含少量纤维组织，局部无感染、血肿或坏死组织，再生修复过程迅速，结构和功能修复良好。

（2）二期愈合（瘢痕愈合） 多发于组织创面范围较大、坏死组织多、伤口感染明显、初期外科处理不及时或不正确的伤口，需由肉芽组织填充缺损，瘢痕明显是该期愈合的重要特征。

2. 基本过程 大致可分为三个阶段。

（1）局部炎症反应阶段 在创伤后立即发生，常可持续 3～5 天。主要是创伤组织的止血和炎症反应，由于血管和细胞反应、免疫应答、血液凝固和纤维蛋白的溶解，清除了损伤或坏死组织，启动了修复细胞的迁移和增殖。

（2）增殖阶段 即细胞增殖分化和肉芽组织生成阶段，局部炎症开始不久，就可有新生细胞出现，成纤维细胞、内皮细胞等增殖、分化、迁移，分别合成、分泌组织基质（主要为胶原）和形成新生血管，共同构成肉芽组织充填创口。

（3）组织塑形阶段 最初形成的瘢痕组织由于胶原过多，排列紊乱，因而硬度和张力都不适应生理需要，需要经过较长时间改建、重塑。主要包括胶原纤维交联增加，强度增加，多余的胶原纤维被胶原蛋白酶降解，过度丰富的毛细血管网消退和创口的黏蛋白和水分减少等，这一过程要维持 12～18 个月。

3. 影响因素

（1）局部因素 创口感染是最常见的原因，细菌感染可损害细胞和基质，导致局部炎症持久不易消退，甚至形成化脓性病灶等，均不利于组织修复及创伤愈合。创伤范围大、坏死组织多或有异物存留的伤口，伤缘往往不能直接对合，且被新生细胞和基质连接阻隔，必然影响修复。局部血液循环障碍使组织缺血缺氧，或由于采取的措施不当（局部包扎或缝合过紧等）造成组织继发性损伤也不利于愈合。

（2）全身因素 主要有营养不良（糖尿病、低蛋白血症、维生素 C 及铁、锌、铜等微量元素缺乏）、年龄、大量使用细胞增生抑制剂、免疫功能低下及全身性严重并发症等。

三、临床表现

1. 局部表现 一般有疼痛、皮下瘀斑、伤处肿胀、功能障碍等，其中疼痛最明显处，常是致伤部位，在诊断未明确前，禁用吗啡制剂，以免掩盖伤情、延误诊治。

2. 全身表现 发热（应激反应或感染所致）、食欲不振、乏力、尿量少、体重减轻等，

还可出现休克、多器官功能衰竭等相关表现。

四、诊断

1. 受伤史 详细询问受伤史，主要应了解受伤的经过、症状及既往疾病情况等。

（1）**受伤情况** 了解致伤原因，明确创伤类型、性质和程度，如刺伤，虽伤口较小但可伤及深部血管、神经或内脏器官；对暴力作用致伤还应了解暴力的大小、着力部位、作用方式（直接或间接）及作用持续时间等。

（2）**伤后表现及其演变过程** 不同部位的创伤，伤后表现不尽相同。如神经系统损伤，应了解是否有意识丧失、持续时间及肢体瘫痪；胸部损伤是否有呼吸困难、咳嗽及咯血等；对腹部创伤应了解最先疼痛的部位、疼痛的程度、性质及疼痛范围等情况。疼痛部位有提示受伤部位或继发损伤的诊断意义。对开放性损伤失血较多者，应询问大致的失血量、失血速度及口渴情况。此外，还应了解伤后的处理情况，包括现场急救，所用药物及采取的措施等。

（3）**既往史** 伤前情况注意伤员是否饮酒，这对判断意识情况有重要意义。了解有无其他相关疾病，如高血压史者，应根据原有血压水平评估伤后的血压变化；若患者原有糖尿病、肝硬化、慢性尿毒症、血液病等，或长期使用皮质激素类、细胞毒性类药物等，伤后就较易并发感染或延迟愈合，应作为诊治时的参考。

2. 体格检查 首先应从整体上观察患者状态，判断患者的一般情况，伤情较重者，可先着手急救，在抢救中逐步检查。

（1）**全身情况检查** 注意患者的精神（心理）状态，适当劝慰以缓解其紧张情绪，取得医患间的合作。注意呼吸、脉搏、血压、体温等生命体征，以及意识状态、面容、体位姿势等。

（2）**局部检查** 如头部伤需检查头皮、颅骨、瞳孔、耳道、鼻腔、神经反射、肢体运动和肌张力等，腹部伤需观察触痛、腹肌紧张、反跳痛、移动性浊音、肝区浊音和肠鸣音等；胸部伤需注意肋骨叩痛、双侧呼吸音是否对称等；四肢伤需检查肿胀、畸形或异常活动、骨擦音等。开放性创伤必须仔细观察伤口或创面，注意伤口形状、大小、边缘、深度及污染情况、出血的性状、外露组织、异物存留及伤道位置等。

五、治疗原则

1. 现场急救

（1）**抢救生命** 如呼吸道阻塞引起的窒息、呼吸心搏骤停、严重大出血、休克、张力性或开放性气胸等配合医生做好各项抢救工作。

（2）**止血** 开放性伤口可用干敷料覆盖并绷带包扎，大血管损伤应采取加压包扎或止血带止血。使用止血带止血时，需注意正确的缚扎部位、方法和持续时间，并及时观察做好记录。

（3）包扎　以无菌或清洁的敷料包扎伤口，防止加重污染和继续出血。

（4）固定　可用绷带、三角巾、小夹板等暂时固定，避免搬运时再损伤，且便于搬运。

（5）转送　脊椎骨折要保持脊柱平直并卧硬板床再搬运；尽量避免颠簸，防止再损伤；保证有效输液，给予止痛，预防休克。

2. 尽早就医　经过各种急救，患者情况得以转危为安或保持稳定后再运送。

（1）全身疗法　主要包括积极抗休克、保护器官功能、加强营养支持、预防继发性感染和破伤风等。

（2）局部疗法　闭合伤若无内脏合并症、出血、血管或神经受压，多无需特殊处理；有骨折脱位，应及时复位，并妥善固定、逐步进行功能锻炼；颅内血肿、内脏破裂等，应紧急手术；开放性伤口须及早清创缝合；如果伤口已明显感染，则需通过换药使其尽快愈合。

项目二　烧　伤

📖 案例导入

患者，张某，男，38岁，体重60kg，烧伤后半小时入院。疼痛剧烈，明显口渴，面色苍白。查体：心率150次/分，BP85/65mmHg。头颈部、躯干部布满大小不等的水疱，可见潮红创面；双上肢呈焦黄色无水疱。

问题：对该患者做出伤情判定。

烧伤可由热力、电能、激光、放射线及化学物质引起，其中以热力烧伤最常见。热力烧伤主由火焰、高温气体、液体、固体所致。

一、伤情判定

烧伤伤情判定主要包括烧伤面积的测量和烧伤深度的判定。

1. 烧伤面积　烧伤面积的测量通常有两种方法。

（1）手掌法　患者五指并拢，其手掌面积约为体表面积1%，用于测定小面积烧伤。

（2）中国新九分法　多用于测定大面积烧伤。是将成人体表面积分为11等份，每份占 9%, 再加会阴部的 1%, 构成人体表面积 100%。其具体的分区和面积是（表 9-1）: 头面颈部为 9%, 双上肢为 2 个 9%, 躯干前后（各占 13%）及会阴（占 1%）为 3 个 9%, 双下肢包括臀部, 为 5 个 9%+1%（46%）（图 9-1）。此外, 小儿因头大下肢小, 可按如下方法计算: 头颈部面积 =[9+（12- 年龄）]%, 双下肢面积 =[46-（12- 年龄）]%。

表 9-1 中国新九分法

部位	成人各部位面积（%）	小儿和部位面积（%）
头颈	9×1=9（头部 3 面部 3 颈部 3）	9+（12- 年龄）
双上肢	9×2=18（双手 5 双前臂 6 双上臂 7）	9×2
躯干	9×3=27（腹侧 13 背侧 13 会阴 1）	9×3
双下肢	9×5+1=46（双臀 5 双大腿 21 双小腿 13 双足 7）	46-（12- 年龄）

注: ①1 度烧伤仅伤及表皮, 病理反应轻微, 痊愈时间快, 一般不计入烧伤总面积之中。
②该表以成年男性为标准, 成年女性双足及双臀各为 6%

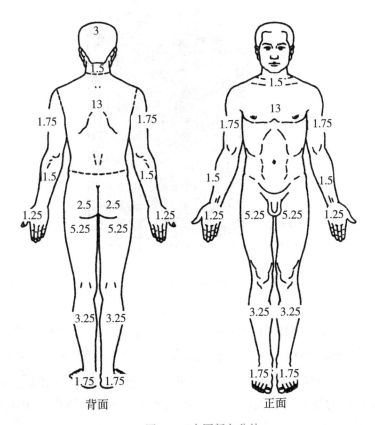

图 9-1 中国新九分法

2. 烧伤深度的估计 一般按三度四分法，即 1 度烧伤、浅 2 度烧伤、深 2 度烧伤、3 度烧伤（表 9-2、图 9-2）。

表9-2 烧伤深度的评估要点

分度	损伤深度	创面表现	愈合过程
1 度烧伤	表皮层	红、肿、热、痛、烧灼感、无水疱	3～7 日痊愈，脱屑，无瘢痕
浅 2 度烧伤	真皮浅层	水疱较大，剧痛，创底肿胀潮红	1～2 周内愈合，无瘢痕，多有色素沉着
深 2 度烧伤	真皮深层	水疱较小或无水疱，感觉迟钝，有拔毛痛；创面浅红或红白相间	3～4 周可愈合，有瘢痕
3 度烧伤	全层皮肤，可深达皮下组织	无水疱，蜡白或焦黄，皮革状，甚至炭化，感觉消失，或可见树枝状栓塞血管	3～4 周后，焦痂脱落形成肉芽组织，难愈合，多需植皮

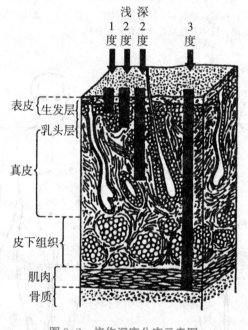

图 9-2 烧伤深度分度示意图

3. 烧伤程度分类 主要根据烧伤面积、深度、结合有无吸入性损伤及合并症分为：①轻度烧伤：2 度烧伤面积小于 9%；②中度烧伤：2 度烧伤面积 10%～29%，或 3 度烧伤面积小于 10%；③重度烧伤：烧伤总面积达 30%～49%，或 3 度烧伤达 10%～19%，烧伤面积虽不足，但为呼吸道烧伤或伴复合伤及休克；④特重烧伤：烧伤总面积小于 50% 或 3 度烧伤面积大于 20%，已有严重并发症。

二、现场急救

1. 迅速脱离热源　如火焰烧伤应尽快灭火，脱去燃烧衣物，就地翻滚或是跳入水池，熄灭火焰。互救者可就近用非易燃物品（如棉被、毛毯）覆盖，隔绝灭火。禁忌奔跑呼叫，以免烧伤头面部和呼吸道。也要避免双手扑打火焰，造成双手烧伤。热液浸渍的衣裤，可用冷水冲淋后剪开取下，强力剥脱易撕脱水疱皮。小面积烧伤立即用清水连续冲洗或浸泡。

2. 抢救生命　如大出血、窒息、开放性气胸等，应迅速进行处理与抢救，不论任何原因引起的心跳、呼吸停止，应立即行胸外按压和人工呼吸，将患者撤离现场待复苏。

3. 保护创面　在现场，可用干净敷料或布类保护，或行简单包扎后送医院处理。避免用有色药物涂抹，增加随后深度判定的困难。

4. 维护呼吸道通畅　火焰烧伤常伴呼吸道受烟雾、热力等损伤，特别应注意保持呼吸道通畅。有的要及时气管插管，给予吸氧。

5. 转送患者　大面积严重烧伤早期应避免长途转送，休克期最好就近输液抗休克或加做气管切开，必须转送者应建立静脉输液通道，途中继续输液，保证呼吸道通畅。高度口渴、烦躁不安者常示休克严重，应加快输液，可少量口服盐水。转送路程较远者，应留置导尿管，观察尿量。

三、补液疗法

1. 原则　液体疗法是防止或纠正休克的主要措施。补液的一般原则是先晶后胶、先盐后糖、先快后慢。

2. 补液量计算　补液量＝烧伤失液量＋生理需要量。

（1）烧伤第一个 24 小时补液量　每 1%（面积 2 度烧伤或 3 度烧伤）、每公斤体重应补含胶体和电解质液共 1.5mL（儿童 1.8mL，婴幼儿 2mL），另加每日生理需要量 2000mL（成人为 2000mL、儿童 70 ～ 100mL/kg、婴幼儿 100 ～ 150mL/kg）。即补液量（ml）＝烧伤面积 × 体重 ×1.5mL＋生理需要量，其中补液量的 1/2 烧伤后 8 小时内输完，另 1/2 在随后 16 小时输入，胶体液补充以血浆为佳，若来源困难，可用一部分全血或右旋糖酐代替，但 3 度烧伤过大时，因红细胞破坏多，应以补全血为主。

（2）第二个 24 小时补液量　是第一个 24 小时的一半，另加每日生理需要量。

（3）第三个 24 小时　渗液已开始吸收，烧伤面积小于 50% 一般不必输胶体液，大于 50% 可酌情给第一天量的 1/4 左右，含电解质液与 10% 葡萄糖液补给取决于进食情况及尿量。

使用上述补液公式时必须按尿量、心率、血压等情况不断调整输液量、速度和成分，使这些指标在规定范围内，不能出现过大的变化。其中，尿量监测最主要。应留置导尿管观察，每小时尿量成人要求在 35mL、儿童在 20mL，婴儿在 10mL 左右；尿量过高应注意输液速度。

四、创面处理

主要目的是清洁、保护创面，防治感染，促进创面愈合，减少瘢痕产生，最大限度恢复功能。

1. **初期清创** 在控制休克之后尽早清创，即清洗、消毒、清理创面。浅 2 度烧伤创面的小水疱可不予处理，大水疱可用无菌注射器抽吸，疱皮破裂应剪除。深 2 度烧伤创面的水疱皮及 3 度烧伤创面的坏死表皮应去除。清创后创面根据烧伤的部位、面积及医疗条件等选择采用包扎疗法或暴露疗法。

2. **包扎疗法** 具有保护创面、减少污染、吸收渗液、能院外治疗等优点。适用于面积小或四肢的浅 2 度烧伤。创面清创后用油性纱布覆盖创面，再用多层吸水性强的干纱布包裹，包扎厚度为 2～3cm，包扎范围应超过创面边缘 5cm。包扎松紧适宜，压力均匀，为避免发生粘连或畸形，指（趾）之间要分开包扎。在包扎期中，如果疼痛加剧，渗出液浸透敷料或有臭味等，表明已发生感染，应及时换药。

3. **暴露疗法** 将患者创面暴露在清洁、温暖、干燥的空气中，使创面的渗液及坏死组织干燥成痂，以暂时保护创面。适用于头面、会阴部烧伤及大面积烧伤或创面严重感染者。创面可涂 1% 磺胺嘧啶银霜、湿润烧伤膏等。其优点是便于观察创面，节省敷料，免除换药时的痛苦，但必须做好室内保暖（28～30℃）及必要的消毒隔离工作，并以白炽灯或红外线辐射器在创伤周围形成干热的小环境，以利创面干燥结痂。

4. **手术疗法**

（1）切痂或削痂 切除烧伤组织达深筋膜层或削除坏死组织至健康层。

（2）植皮 采取自体游离皮片移植、皮瓣移植等方法，大面积烧伤者，采用大张异体皮开洞嵌植小块自体皮、异体皮下移植微粒自体皮、网状皮片移植等方法。

项目三 咬伤、冻伤

一、咬伤

自然界中能够攻击人类造成损伤的动物数以万计，动物可能会造成机体不同程度的咬伤、螫伤和其他损伤。现以蛇咬伤为例讲述。

【概述】

蛇分为毒蛇与无毒蛇两大类，我国大约有 50 余种毒蛇，剧毒者 10 余种。蛇毒是含有多种毒蛋白、溶组织酶以及多肽的复合物。按照毒性可分为神经毒与血液毒素两种。神经毒对中枢神经和神经肌肉节点有选择性毒性作用，常见于金环蛇、银环蛇咬伤。血液毒对血细胞、血管内皮及组织有破坏作用，可引起出血、溶血、休克、心衰等，见于竹叶青、五步蛇咬伤。混合毒素兼有神经、血液毒素特点，如腹蛇。

【临床表现】

1. 局部表现　毒蛇咬伤后，局部伤处疼痛，肿胀蔓延迅速，淋巴结肿大，皮肤出现血疱、瘀斑、甚至局部组织坏死。

2. 全身症状　全身虚弱、口周感觉异常，发热恶寒、烦躁不安，头晕目眩、言语不清，恶心呕吐、吞咽困难，肢体软瘫、腱反射消失、呼吸抑制，最后导致循环呼吸衰竭。

3. 器官衰竭表现　部分患者伤后可因广泛的毛细血管渗漏引起肺水肿、低血压、心律失常；皮肤黏膜及伤口出血，血尿、少尿，出现肾功能不全以及多器官衰竭；化验检查可见血小板、纤维蛋白原减少，凝血酶原时间延长，血肌酐、非蛋白氮增高，肌酐磷酸激酶增高，肌红蛋白尿等异常改变。

【治疗】

1. 急救措施

（1）绑扎　蛇咬伤后应当避免奔跑，现场立即以布带等物伤肢的近心端，松紧以能阻断淋巴、静脉回流为度。

（2）清洗　用 3% 过氧化氢或 0.05% 高锰酸钾液清洗伤口，去除毒牙及污物。伤口深者，可切开真皮或以三棱针扎刺肿胀皮肤，再以火罐、吸乳器等抽吸促使毒液流出。将胰蛋白酶 2000U 加入 0.05% 普鲁卡因 20mL 做伤口周围皮肤封闭，能够降解蛇毒，减少毒素吸收。

2. 解毒药物

（1）解蛇毒中成药　如广州蛇药、上海蛇药、南通蛇药等。

（2）抗蛇毒血清　有单价和多价两种。对于已知蛇类咬伤可用针对性强的单价血清，否则使用多价血清。用前需做过敏试验，阳性者采用脱敏注射法。

3. 其他治疗

（1）针对出血倾向、休克、肾功能不全、呼吸麻痹等器官功能不全，采取相应积极治疗措施。临床检查应重视神经、心血管与血液系统改变，区分神经毒与血液毒对于治疗有指导意义。

（2）常规使用破伤风抗毒素及抗菌药物防治感染。

二、冻伤

低温引起的人体损伤称冻伤。

【分类】

根据其发生的条件分为非冻结性冻伤和冻结性冻伤两类。

1.非冻结性冻伤　由冰点以上的低温加之潮湿条件所致，包括冻疮、战壕足、水浸足等。以冻疮常见。

2.冻结性冻伤　因接触冰点以下的低温所造成，分为局部冻伤和全身冻伤（冻僵）。

【临床表现】

1.局部冻伤　多发生于暴露的末梢部位，如手、足、鼻尖、耳郭等处。在复温冻融之前，伤处呈针刺样疼痛，皮肤苍白，麻木或知觉丧失。

2.全身冻伤（冻僵）　初始寒颤，战栗，体温下降、苍白、发绀，继而无力，全身麻木，肢体僵硬，进一步出现昏迷、心律失常、呼吸循环衰竭，甚至心跳呼吸骤停。

【预防与治疗】

1.预防　寒冷季节在野外执勤、劳动应着御寒防水服装，在可能情况手多运动。曾经患过冻伤者在冬、春季尤应注意手、足、耳等部位的保暖，并可涂擦防冻疮霜剂。

2.急救

（1）快速复温　目的是尽快使患者脱离寒冷环境。衣服、鞋袜等连同肢体冻结者，不可勉强卸脱，应用温水（40℃左右）使冰冻融化后脱下或剪开。立即施行局部或全身的快速复温，但勿用火炉烘烤。以冰拭冻伤部位不仅延误复温并会加重组织损伤。患者应置于15～30℃温室中，将伤肢或冻僵的全身浸浴于足量的40～42℃温水中，保持水温恒定，使受冻局部在20分钟内，全身在30分钟内复温。复温以肢体红润、循环恢复良好、皮温达到36℃左右为佳。体温恢复10分钟后神志可转为清醒，如果患者感觉疼痛可使用止痛剂。复温过程中肢体可出现肌筋膜综合征，严重时可能需行肌筋膜切开术。多数冻伤者有脱水，复苏过程中输注的液体可适当加温。

（2）局部冻伤的治疗　复温后冻伤的皮肤应小心清洁、维持干燥，抬高病变部位、减轻水肿。

（3）心肺复苏及预防休克　复苏过程中首先要维持呼吸道通畅，吸氧，必要时给予辅助呼吸。体温低时极易出现室颤或心搏骤停，应施行心电图监护，注意纠正异常心律，必要时采取除颤复苏措施；胃管内热灌洗或温液灌肠有助复温；扩充血容量防治休克，选用适当血管活性药物。

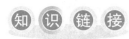

伤口护理

1.损伤造成的创口，有污染创口和感染伤口，前者须由清创术处理，后者则通过换药治愈。根据伤口是否污染，可将开放性伤口分为清洁伤口（无菌手术切口）、污染伤口（有细菌污染但未构成感染）和感染伤口三种。

2.清创是使污染创口变为清洁创口，开放伤变为闭合伤，促进伤口的一期愈合。清创愈早效果愈好，应尽可能于伤后6～8小时内施行。

3.换药是外科最常用的治疗技术，亦称更换敷料。目的在于动态观察伤口生长情况，确保引流通畅，及时清除异物、脓液和过剩的肉芽组织，防止附加损伤与污染，为促进伤口愈合提供良好的局部条件。

复习思考

1.简述损伤的分类。
2.简述深2度烧伤患者的临床表现。
3.简述烧伤患者的补液量计算。

扫一扫，知答案

扫一扫，看课件

模 块 十

肿 瘤

【学习目标】

1. 掌握肿瘤的临床表现。
2. 熟悉恶性肿瘤的分期、病理和治疗。
3. 了解肿瘤的病因。

肿瘤是机体细胞在各种始动因子与促进因素作用下，异常增殖和分化而形成的新生物。新生物一旦形成，不因病因消除而停止生长，生长不受正常机体生理调节，而是破坏正常组织与器官。肿瘤分为良性肿瘤、恶性肿瘤和交界性肿瘤，其中恶性肿瘤已成为人类死亡的重要原因。

案例导入

患者，王某，男，55 岁，上腹部隐痛不适 3 个月。3 个月前出现上腹部隐痛不适，进食后明显，伴饱胀感，食欲逐渐下降，无明显恶心、呕吐及呕血。近半月自觉乏力，体重较 3 月前下降 4kg，近日大便色黑。来我院就诊，查 2 次大便潜血（＋），查血 Hb94g/L。查体：一般状况尚可，浅表淋巴结未及肿大，皮肤无黄染，结膜甲床苍白，心肺未见异常，腹平坦，未见胃肠型及蠕动波，腹软，肝脾未及，腹部未及包块，剑突下区域深压痛，无肌紧张，移动性浊音（－），肠鸣音正常，直肠指检未及异常。辅助检查：上消化道造影示：胃窦小弯侧可见约 2cm 大小龛影，位于胃轮廓内，周围黏膜僵硬粗糙，腹部 B 超检查未见肝异常，胃肠部分检查不满意。

问题：请做出初步诊断。

【病因】

恶性肿瘤的病因目前尚不完全清楚。一般认为恶性肿瘤是由致癌因素、促癌因素与机体内在因素相互作用的结果，约80%以上的恶性肿瘤与环境因素有关。个体是否发生肿瘤与致癌因素对机体作用的持续时间和机体本身的内分泌与免疫机制等有密切关系。

1. 环境因素

（1）物理性因素　电离辐射中X线防护不当可导致皮肤癌、白血病等；吸烟与肺癌有明显的相关性；不良饮食习惯如长期吃过热、过硬食物与消化道肿瘤有密切关系；石棉纤维与肺癌有关；滑石粉与胃癌有关。

（2）化学性因素　烷化剂如有机农药、硫芥等，可致肺癌及造血器官肿瘤等；煤焦油、沥青中的3，4-苯并芘，与皮肤癌、肺癌的发病有明显关系；染料中所含的氨基偶氮类，易诱发膀胱癌、肝癌；被黄曲霉素污染的粮食可诱发肝癌，也可致肾、胃与结肠的腺癌；亚硝胺类可诱发胃癌、食管癌和肝癌；有机农药、硫芥等，可致肺癌及造血系统肿瘤等。

（3）生物性因素　EB病毒与鼻咽癌、伯基特淋巴瘤相关；单纯疱疹病毒、乳头状瘤病毒反复感染与宫颈癌有关；C型RNA病毒与白血病、霍奇金淋巴瘤有关；乙型肝炎病毒与肝癌有关；幽门螺杆菌与胃癌相关；寄生虫与肿瘤有关，如埃及血吸虫可致膀胱癌、华支睾吸虫与肝癌有关、日本血吸虫病对大肠癌有促癌作用。

2. 内源性因素

（1）遗传因素　癌症具有遗传倾向性，即遗传易感性。如结肠息肉病综合征、乳腺癌、食管癌、胃癌、肝癌、鼻咽癌等。携带缺陷基因BRCA-1者易患乳腺癌；带有突变APC基因者易患胃肠道肿瘤等。

（2）免疫因素　先天或后天免疫缺陷者易发生恶性肿瘤，如获得性免疫缺陷综合征（艾滋病）者易患恶性肿瘤；丙种球蛋白缺乏症者易患白血病和淋巴造血系统肿瘤；器官移植长期使用免疫抑制剂者，肿瘤发生率增高。

（3）内分泌因素　临床上证实乳腺癌与雌激素和催乳素有关，子宫内膜癌与雌激素有关。

肿瘤发生可能还与其他因素有关，如营养、微量元素、精神因素等，即肿瘤是综合因素作用的结果。

【病理】

1. 分类

（1）良性肿瘤　指无浸润和转移能力的肿瘤。细胞分化程度较高，与正常组织相近。一般称为"瘤"。

（2）恶性肿瘤　指细胞不仅增殖异常快速，而且可扩散转移的肿瘤。细胞分化程度较低，分化越低，恶性程度越高。根据细胞分化程度，又分为高分化、中分化及低（未）分化癌。恶性肿瘤在组织学上分为两类，来源于上皮组织的恶性肿瘤称为"癌"，如乳腺癌、肺癌；来源于间叶组织的恶性肿瘤称为"肉瘤"，如骨肉瘤。

（3）交界性肿瘤　少数肿瘤形态上属良性，但常浸润性生长，切除后易复发，甚至可出现转移，从生物行为上显示属于良性与恶性之间的类型，称交界性或临界性肿瘤。如腮腺混合瘤、黏膜乳头状瘤等。

2. 恶性肿瘤的转移方式

（1）直接蔓延　肿瘤细胞由原发部位侵入临近组织扩散生长，也称浸润生长。如乳腺癌穿透胸壁侵犯胸膜、子宫颈癌侵及骨盆壁。

（2）淋巴转移　最常见的转移方式。癌细胞侵入淋巴管，随淋巴液到区域淋巴结。但也可出现"跳跃式"，不经区域淋巴结而转移至"第二、第三站"淋巴结。淋巴道转移可有多种临床表现。

（3）血道转移　肿瘤细胞进入静脉血流，随血循环转移至远处器官。常见的有肝、肺、骨、脑等。

（4）种植性转移　肿瘤细胞脱落后转移到体腔或空腔脏器内，最多见的为胃癌种植到盆腔。

【临床表现】

位于体表的良性肿瘤与恶性肿瘤的鉴别要点见表10-1。

表10-1　良性肿瘤与恶性肿瘤的区别

	良性肿瘤	恶性肿瘤
分化程度	分化程度高，异型性小	分化程度低，异型性大
与周围组织关系	有包膜，不侵犯周围组织，界限清楚，活动度大	多无包膜，破坏周围组织，界限不清，活动受限
生长速度	缓慢	较快
生长方式	膨胀性生长	浸润性生长
继发改变	少见	多见，如出血、坏死、溃疡等

续表

	良性肿瘤	恶性肿瘤
转移	不转移	多转移
复发	不复发或很少复发	易复发
对机体的影响	较小，主要为局部压迫或阻塞	较大，破坏原发部位和转移部位的组织

1.恶性肿瘤局部表现　位置浅表的肿瘤，可见肿块，质地硬、移动度差及无包膜。位置深在者，肿块不易触及，但可出现脏器受压或空腔器官梗阻症状。若肿块浸润、膨胀、破溃或感染等使末梢神经或神经干受刺激或压迫，可出现局部刺痛、跳痛、灼热痛、隐痛或放射痛，常难以忍受，尤以夜间更明显。体表或胃肠道的肿瘤若生长过快，血供不足而继发坏死，或感染可致溃烂。部分呈菜花状，可有恶臭及血性分泌物。如果肿瘤血供不足可发生破溃、血管破裂而致出血，在上消化道可有呕血或黑便；在下消化道者可有血便或黏液血便；在胆道与泌尿道者，除见血便和血尿外，常伴局部绞痛；肺癌可并发咯血。如果空腔脏器长肿瘤可导致空腔脏器阻塞，随部位不同可出现不同症状。如胰头癌、胆管癌可合并黄疸；胃癌伴幽门梗阻可致呕吐；肠道肿瘤可致肠梗阻；支气管癌可致肺不张。恶性肿瘤会出现转移，如果区域淋巴结转移肿大，可压迫相应部位静脉，致肢体水肿或静脉曲张；骨转移可有疼痛或触及硬结，甚至发生病理性骨折；肺癌、肝癌、胃癌可致癌性或血性胸、腹水等。

2.恶性肿瘤全身表现　恶性肿瘤早期多无明显全身症状，仅有非特异性的症状，如贫血、低热、消瘦、乏力等。如肿瘤影响营养摄入或并发感染出血等，则可出现明显的全身症状。恶性肿瘤晚期的表现是恶病质。某些部位的肿瘤可呈现相应的功能亢进或低下，继发全身性改变，如肾上腺嗜铬细胞瘤引起高血压、甲状旁腺瘤引起骨质改变、颅内肿瘤引起颅内压增高和定位症状等。

【辅助检查】

1.常规检查　血、尿及粪便常规化验如果出现异常并不代表是恶性肿瘤，但该类异常结果常可提供诊断的线索。胃癌患者可有贫血及大便隐血阳性；大肠肿瘤可有黏液血便或大便隐血阳性；白血病患者血常规常明显改变；泌尿系统肿瘤患者可见血尿。

2.肿瘤标记物　由于发现某些胚胎抗原与肿瘤的关系，有些肿瘤就可用检测肿瘤标记物的方法获得特异性很高的诊断效果。肿瘤标记物包括蛋白质、酶、激素、免疫球蛋白、糖蛋白、DNA、RNA 等。

（1）胚胎抗原类　癌胚抗原（CEA）对结肠癌、胃癌、乳腺癌的诊断有一定参考价值；甲胎蛋白（AFP）对原发性肝癌具有相对专一性，用于肝癌的普查、诊断及复查。

（2）蛋白质类（癌相关抗原）　CA199（癌抗原199）与消化道肿瘤、胰腺癌相关；

CA125（癌抗原125）与卵巢癌有关；PSA（前列腺特异性标志物）与前列腺癌有关。

（3）相关酶类　AKP（碱性磷酸酶）与成骨细胞肉瘤、肝癌有关；CGH（绒毛膜促性腺激素）与滋养叶细胞肿瘤有关。

（4）肿瘤相关抗原　EB病毒抗体监测可作为鼻咽癌早期诊断较特异的方法；HCG水平可作为绒毛膜上皮癌和恶性葡萄胎的诊断依据；单克隆抗体（McAb）是恶性肿瘤早期诊断最有希望的方法。

3. 基因诊断　核酸中碱基排列具有极严格的特异序列，根据基因中有无特定序列以确定是否有肿瘤或癌变的存在，从而做出诊断。

4. 影像学检查

（1）X线　①透视与平片：肺肿瘤、骨肿瘤可见特定的影像，钼靶X线可检查软组织如乳腺癌；②造影检查：应用对比剂（如钡剂、碘剂）做器官、血管造影。

（2）电子计算机断层扫描（CT）　根据显示的密度及CT值，可以判断肿块性质，用于颅内肿瘤、实质性脏器肿瘤、实质性肿块等的鉴别诊断。

（3）超声　对于肿瘤的部位、性质、范围有较大的诊断价值。常用于肝、胆、胰、脾、膀胱、前列腺等肿瘤的诊断与定位，对判断囊性与实质性肿块也很有价值。是一种安全简便无损伤的方法，在超声引导下，可进行穿刺活检。

（4）磁共振成像（MRI）　对肿块的辨别力优于CT，有利于显示肿瘤的范围及来源，对神经系统及软组织显像更为清晰。

（5）放射性核素显像　通过测定某一脏器对放射性核素的吸收情况，诊断某些器官的肿瘤。临床上常用于甲状腺肿瘤、肝肿瘤、骨肿瘤、脑肿瘤和大肠癌的诊断。一般可显示直径在2cm以上的病灶。

（6）正电子发射型计算机断层扫描（PET）　是一项无创、动态、定量、分子水平三维活体生化显像技术，对脑肿瘤、肺癌、结肠癌、乳腺癌、黑色素瘤、卵巢癌等诊断率可达90%左右。

5. 内镜检查　应用内镜直接观察空腔脏器、胸、腹腔以及纵隔的肿瘤或其他病变的改变情况，并可取活组织行病理学检查，还能对小的病变如息肉做摘除治疗。常用的有食管镜、胃镜、纤维肠镜、直肠镜、乙状结肠镜、膀胱镜及阴道镜等。

6. 病理学检查　是目前诊断肿瘤最直接最可靠的方法。

（1）临床细胞学检查　此法取材方便、易被接受，临床广泛应用。①体液自然脱落细胞：取胸水、腹水、尿液沉渣及痰液与阴道分泌物涂片；②黏膜细胞：取食管拉网脱落细胞、胃黏膜洗脱液、宫颈刮片及内镜下肿瘤表面刷脱细胞；③细针穿刺吸取细胞。

（2）病理组织学检查　根据肿瘤部位、大小及性质等，应用不同的取材方法。有穿刺活检、切除活检、钳取活检，或于手术中切取组织送做快速（冷冻）切片诊断，是肿瘤定性诊断的一种方法。对疑有黑色素瘤者，一般不做切取或穿刺取材，应完整切除检查。

【恶性肿瘤分期】

不同肿瘤有不同的分期标准。目前大多采用国际抗癌联盟制定的恶性肿瘤 TNM 分期法，依据临床表现和病理检查结果对恶性肿瘤进行分期。T 为原发肿瘤，N 为淋巴结，M 为远处转移。根据肿块发展程度在字母后标以 0 至 4 的数字。1 代表小，4 代表大，0 为无。此三项决定其分期，不同 TNM 的组合，诊断为不同的期别。临床无法判断肿瘤体积时则以 Tx 表达。

【治疗】

良性肿瘤及交界性肿瘤以手术切除为主，尤其交界性肿瘤必须彻底切除，否则极易复发或恶性变。恶性肿瘤应制定综合治疗方案。

1. 手术治疗　手术切除恶性肿瘤，是最有效的治疗方法。

（1）根治手术　包括切除原发癌所在器官的部分或全部，以及连同周围正常组织和区域淋巴结，术中需防止肿瘤细胞扩散。

（2）扩大根治术　在原根治范围基础上适当切除附近器官及区域淋巴结。如乳腺癌扩大根治包括内乳区淋巴清扫。

（3）对症手术或姑息手术　指只用手术解除或缓解症状。如大肠癌伴肠梗阻行肠造口术。

2. 化学疗法（简称化疗）　目前能够单独应用化疗治愈绒毛膜上皮癌、睾丸精原细胞瘤、Burkitt 淋巴瘤、急性淋巴细胞白血病等。对某些不能治愈的肿瘤可获得长期缓解，如粒细胞白血病、霍奇金病、肾母细胞瘤等。化疗药物只能杀灭一定比例的肿瘤细胞，而且肿瘤仍可复发。多种药物的联合合理应用、多疗程应用是控制复发的可能途径。

（1）药物分类　①细胞毒素类药物：烷化剂类，由其氮芥基团作用于 DNA 和 RNA 酶、蛋白质，导致细胞死亡。如环磷酰胺、氮芥、白消安（马利兰）等。②抗代谢类药：此类药物可对核酸代谢物与酶结合反应有相互竞争作用，影响与阻断核酸的合成。如氟尿嘧啶、氨甲蝶呤、阿糖胞苷等。③抗生素类：有抗肿瘤作用的如放线菌素 D、丝裂霉素、阿霉素等。④生物碱类：主要作用为干扰细胞内纺锤体的形成，使细胞停留在有丝分裂中期。常用的有长春新碱、长春碱等。⑤激素和抗激素类：能改变内环境进而影响肿瘤细胞生长，有的能增强机体对肿瘤侵害的抵抗力。常用的有三苯氧胺、己烯雌酚、黄体酮、丙酸睾酮、甲状腺素、泼尼松及地塞米松等。⑥其他：不属于以上诸类，如顺铂、卡铂、达卡巴嗪。⑦分子靶向药物：近年来出现了一些以肿瘤相关的特异分子作为靶点而未明确归类的药物。它们在化学特性上可以是单克隆抗体或小分子化合物，其作用靶点可以是细胞受体、信号传导或抗血管生成等。例如：COX-2 酶在大肠腺瘤及腺癌中表达明显，抗 COX-2 酶的药物用以防治大肠肿瘤已在临床应用。

（2）给药方式　抗癌药的用法一般是静脉滴注和注射，全身用药还包括口服用药。

（3）化疗副反应　常见的有白细胞、血小板减少；消化道反应，如恶心、呕吐、腹泻、口腔溃疡等；毛发脱落；血尿；免疫功能降低，容易并发细菌或真菌感染。

3. 放射疗法（简称放疗）　是利用各种放射物质如光子类、各种同位素、粒子类，使细胞生长受到抑制而死亡的一种方法。应用的方法有外照射（用各种治疗机）与内照射（如组织内插植镭针）。

（1）分类　根据肿瘤对放射线的敏感程度，把肿瘤分为三类：①高度敏感：淋巴造血系统肿瘤、性腺肿瘤、多发性骨髓瘤、肾母细胞瘤等低分化肿瘤；②中度敏感：鳞状上皮癌及一部分未分化癌，如基底细胞癌、宫颈鳞癌、鼻咽癌、乳腺癌、食管癌、肺癌等；③低度敏感：胃肠道腺癌、软组织肉瘤及骨肉瘤等。

（2）放疗的副反应　有骨髓抑制皮肤黏膜改变及胃肠道反应等。治疗中必须常规检测白细胞和血小板，如果发现白细胞降至 $3\times10^9/L$，血小板降至 $80\times10^9/L$ 时必须暂停治疗。为了减轻放疗的不良反应，可用鲨肝醇、利血生等，以及养阴补肾，益气健脾的中药。

4. 生物治疗　是应用生物学方法治疗肿瘤患者，改善宿主个体对肿瘤的应答反应及直接效应的治疗，包括免疫治疗与基因治疗两大类。

（1）免疫治疗　分非特异性免疫疗法和特异性免疫疗法，前者如接种卡介苗、麻疹疫苗等（主动免疫），还可用白介素 -2、干扰素等。后者有接种自身或异体的瘤苗、肿瘤免疫核糖核酸等。

（2）基因治疗　是应用基因工程技术，干预存在于靶细胞的相关基因的表达水平以达到治疗目的。包括细胞因子、肿瘤疫苗、肿瘤药物基因疗法等，大部分仍处于临床及实验研究阶段。

5. 中医中药治疗　中医药治疗恶性肿瘤患者，采用祛邪、扶正、化瘀、散结、解毒、通经活络、以毒攻毒等原理。以中药补益气血、调理脏腑，配合化学治疗、放射治疗或手术后治疗，可减轻毒副作用，有一定的功效。

复习思考

1. 肿瘤的临床表现有哪些？

2. 恶性肿瘤的转移方式有哪些，如何进行临床分期？

扫一扫，知答案

扫一扫，看课件

模 块 十 一
颅脑疾病

【学习目标】

1. 掌握颅内压增高、脑疝、脑损伤的临床表现。

2. 熟悉颅内压增高、脑疝、脑损伤的外科治疗。

3. 了解颅内压增高、脑疝、颅脑损伤的病因、颅内肿瘤的特征。

项目一 颅内压增高

颅内压增高是神经外科临床上最常见的综合征，尤其是颅内占位性病变的患者，往往会出现颅内压增高症状和体征。因颅内疾病使颅腔内容物体积增加，颅内压持续高于 200mmH$_2$O，从而引起相应的综合征，称为颅内压增高。颅内压增高会引发脑疝，可使患者因呼吸循环衰竭而死亡。

案例导入

患者，张某，男，28 岁。（4 小时前）打篮球时不慎摔倒，右颞部有 2cm×3cm 的伤口渗血，自行清洁伤口后用创可贴外敷，2 小时后感头痛、恶心并逐渐加重，呕吐一次，为胃内容物，出冷汗，感乏力，到医院急诊。神志清楚，头颅 CT 示右额颞硬膜外血肿，急诊以"急性硬膜外血肿"收住院。查体：嗜睡，格拉斯哥昏迷评分 14 分，T36.9℃、P64 次 / 分、BP140/80mmHg、R16 次 / 分，双侧瞳孔不等大，对光反应灵敏，双上肢及左下肢肌力Ⅴ级，肌张力正常。入院后给予静滴 20% 甘露醇 125mL 脱水降颅压，1 小时后护士发现患者呼之不应，处于浅昏迷状态，双瞳孔不等大，左侧对光反射迟钝，右侧消失，左侧上肢肌力Ⅱ级，右侧上肢肌力Ⅴ级。继给予20%甘露醇250mL静滴，急查CT示右额颞硬膜外血肿扩大，急诊行血肿清除术。

问题：提出下一步的辅助检查及治疗原则。

【概述】

颅腔容纳着脑组织、脑脊液和血液三种内容物，使颅内保持一定的压力，称为颅内压。成人颅内压正常值为70～200mmH$_2$O，儿童为50～100mmH$_2$O。颅内压的调节主要是通过脑脊液量的增减来调节。当颅内压低于70mmH$_2$O时，脑脊液的分泌增加，吸收减少，颅内脑脊液量增多，以维持正常颅内压不变。相反，当颅内压高于70mmH$_2$O时，脑脊液的分泌减少而吸收增多，使颅内脑脊液量保持在正常范围，以代偿增加的颅内压。

【病因】

1. 颅腔内容物的体积增大　如脑组织体积增大（脑挫裂伤引起的脑水肿是常见原因）、脑脊液增多（脑积水）、颅内静脉回流受阻或过度灌注，脑血流量增加，使颅内血容量增多。

2. 颅内占位性病变使颅内空间相对变小　如颅内血肿、颅脑肿瘤、脑脓肿等。

3. 先天性畸形使颅腔的容积变小　如狭颅症、颅底凹陷症等。

【临床表现】

1. 头痛　最早和最主要症状，多位于前额和两颞，以清晨和夜间为重，胀痛和撕裂样痛为多见，咳嗽、打喷嚏、用力、弯腰和低头时加重。

2. 呕吐　呈喷射性呕吐，易发生于饭后，但是与饮食无关。

3. 视神经盘水肿　颅内压增高的重要客观体征。表现为视神经盘充血、水肿、边缘模糊不清、中央凹变浅或消失，静脉怒张等，早期视力无明显障碍或仅有视野缩小，继而视力下降甚至失明。

以上三者是颅内压增高的典型表现，称之为颅内压增高"三主征"。各自出现的时间并不一致，可以以其中一项为首发症状。

4. 意识障碍及生命体征改变　意识障碍表现为疾病初期可出现嗜睡，反应迟钝。严重可出现昏睡、昏迷，伴有瞳孔散大、对光反应消失、发生脑疝，甚至呼吸停止，呼吸循环衰竭而死亡。生命体征改变表现为血压升高、脉搏缓慢、呼吸深慢，这种生命体征的变化称为库欣（Cushing）反应，多见于急性颅内压增高患者，慢性者不明显。

5. 其他症状和体征　头晕、猝倒，头皮静脉怒张。

【辅助检查】

1.电子计算机 X 线断层扫描（CT） 目前 CT 是诊断颅内占位性病变的首选辅助检查。它不仅能对绝大多数占位性病变做出定位诊断，还有助于定性诊断。

2.磁共振成像（MRI） 在 CT 不能确诊的情况下，可进一步行 MRI 检查，以利于确诊。

3.脑血管造影 主要用于疑有脑血管畸形或动脉瘤等疾病的病例。

4.头颅 X 线摄片 X 线片对于单独作为诊断颅内占位性病变的辅助检查手段现已少用。

5.腰椎穿刺 腰穿测压可以间接反应颅内压的状况，同时取脑脊液检查，有时诱发脑疝，故应当慎重进行，如果颅内压明显增高应禁忌腰穿。

【治疗】

1.病因治疗 病因治疗是最根本的治疗方法。如手术切除颅内肿瘤、清除颅内血肿、处理凹陷性骨折、控制颅内感染。颅内压增高已引起急性脑疝时，应分秒必争进行紧急抢救或手术处理。

2.一般处理 凡有颅内压增高的患者，应留院观察。密切观察生命特征的变化，以掌握病情发展的动态。频繁呕吐者应禁食，以防吸入性肺炎。不能进食的患者应给予补液，补液量应以维持出入液量的平衡为度，补液过多可促使颅内压增高恶化。用轻泻剂来疏通大便，不能让患者用力排便，不可做高位灌肠，以免颅内压骤然增高。对意识不清的患者及咳痰困难者要考虑做气管切开术，以保持呼吸道通畅，防止因呼吸不畅而使颅内压更加增高。给予氧气吸入有助于降低颅内压。病情稳定者需尽早查明病因，以明确诊断，尽快施行去除病因的治疗。

3.颅内压治疗 暂时不能解除病因者或手术后患者暂时有脑水肿，应采取积极措施降低颅内压。①限制液体入量：不能进食者成人每天静脉输液量在 1500～2000mL，控制输液速度；②应用脱水剂：最常用 20% 甘露醇 250mL，30 分钟内快速静脉滴注，每日 2～4 次，可重复使用；③糖皮质激素：通过改善血-脑屏障通透性，预防治疗脑水肿，常用地塞米松 5～10mg 静脉或肌内注射；④冬眠低温疗法：有利于降低脑的新陈代谢率，减少脑组织的氧耗量，防止脑水肿的发生与发展，对降低颅内压亦起一定作用。

4.抗生素治疗 控制颅内感染或预防感染。可根据致病菌药物敏感试验选用适当的抗生素，术中和术后应用为宜。

项目二 脑 疝

当颅内某分腔有占位性病变时，该分腔的压力大于临近分腔的压力，脑组织会从高压力区向低压力区移位，导致脑组织、血管及颅内神经等重要的结构被挤入脑硬膜的间隙或孔道中，从而出现一系列严重临床表现，称为脑疝。

案例导入

患者，张某，女，69岁。因"头痛2小时，意识障碍1小时"入院。患者2小时前无明显诱因突发头痛，伴呕吐1次，喷射状，约400mL，无咖啡样液体。头颅CT：大脑枕叶脑出血破于脑室，出血39mL，脑肿胀。查体：T35℃，P60次/分，R18次/分，BP140/70mmHg，深昏迷，双侧瞳孔等大，对光反射迟钝，颈软无抵抗，双肺可闻及少许湿啰音，心率64次/分，四肢肌张力减弱，反射减弱，病理征未引出。给予抗感染，脱水降颅压，止血，维持水电解质的平衡的治疗。12小时后患者呼吸突然停止，双侧瞳孔散大固定5mm，对光反射消失，心率140次/分，血压70/50mmHg，经兴奋呼吸中枢无效，25分钟后患者心跳停止，给以心肺复苏，后因抢救无效死亡。

问题：请对患者的病情做出诊断。

【解剖生理概要】

颅腔被小脑幕分成幕上腔及幕下腔，幕下腔容纳脑桥、延髓及小脑。幕上腔又被大脑镰分隔成左右两分腔，容纳左右大脑半球。由于两侧幕上分腔借大脑镰下的镰下孔相通，所以两侧大脑半脑球活动度较大。大脑在小脑幕切迹裂孔中通过，其外侧面与颞叶的钩回、海马回相邻，发自大脑脚内侧的动眼神经越过小脑幕切迹走行在海绵窦的外侧壁直至眶上裂。颅腔与脊髓腔相连处的出口为枕骨大孔。延髓下端通过此孔与脊髓相连。小脑蚓椎体下部两侧的小脑扁桃体位于延髓下端的背面，其下缘与枕骨大孔后缘相对。

【分类】

脑疝一般分为三类。

1. 小脑幕切迹疝　又称颞叶沟回疝，为颞叶的海马回、钩回通过小脑幕切迹被推移至幕下。

2. 枕骨大孔疝　又称小脑扁桃体疝，为小脑扁桃体及延髓经枕骨大孔推挤向椎管内。

3. 大脑镰下疝　又称扣带回疝，为一侧半球的扣带回经镰下孔被挤入对侧分腔。

【临床表现】

1. 小脑幕切迹疝

（1）颅内压增高的症状　表现为剧烈头痛及频繁呕吐，其程度进行性加重。

（2）瞳孔改变　两侧瞳孔不等大，初起时患侧瞳孔略缩小，光反应稍迟钝，以后患侧瞳孔逐渐散大，直接及间接光反应消失，但对侧瞳孔仍可正常，这是由于患侧动眼神经受到压迫牵拉之故。

（3）运动障碍　表现为对侧肢体瘫痪。

（4）意识改变　表现为嗜睡，浅昏迷以至昏迷，对外界的刺激反应迟钝或消失。

（5）生命体征紊乱　由于脑干受压，脑干内生命中枢功能紊乱或衰竭，可出现生命体征异常。表现为心率减慢或不规则，血压忽高忽低，呼吸不规则、大汗淋漓或汗闭，面色潮红或苍白等。

2. 枕骨大孔疝　生命体征紊乱出现较早，意识障碍出现较晚。因脑干缺氧，瞳孔可忽大忽小。由于位于延髓的呼吸中枢受损严重，患者早期可突发呼吸骤停而死亡。

3. 大脑镰下疝　引起患侧大脑半球内侧面受压部的脑组织软化坏死，出现对侧下肢轻瘫，排尿障碍等症状。

【治疗】

脑疝是颅内压增高引起的严重状况，必须做紧急处理。除必要的病史询问与体格检查外，应立即降低颅内压以缓解病情；然后进行必要的诊断性检查以明确病变的性质及部位，根据具体情况做手术，去除病因。如病因一时不能明确或虽已查明病因但尚缺乏有效疗法时，则可选择下列姑息性手术来缓解增高的颅内压。

1. 脑室外引流术　可在短期内有效地降低颅内压，暂时缓解病情。对有脑积水的病例效果特别显著。

2. 减压术　小脑幕切迹疝时可做颞肌下减压术，枕骨大孔疝时可做枕下减压术。这种减压术常造成脑组织的大量膨出，对脑的功能损害较大，故不宜采用。

3. 脑脊液分流术　适用于有脑积水的病例，根据具体情况及条件可选用脑室脑池分流术；脑室腹腔分流术；脑室心房分流术等。

4. 内减压术　在开颅术中遇到脑组织大量膨出，无法关闭脑腔时，不得不做部分脑叶切除以达到减压目的。

项目三 颅脑损伤

案例导入

患者，杨某，男，35岁。患者于半小时前骑车时不慎摔倒，左颞部着地，当时昏迷约8分钟。清醒后，自觉头痛，恶心，无呕吐，无大小便失禁。查体：T38.2℃，P60次/分，R18次/分，BP120/80mmHg，一般情况尚可，神经系统检查未见阳性体征。头颅平片示左额颞骨线形骨折。患者急诊留观。在留诊观察2小时后，患者感头痛逐渐加重，伴呕吐，烦躁不安，并出现意识障碍。查体：患者处于浅昏迷状态，右侧瞳孔3mm，对光反射存在，左侧瞳孔4mm，对光反应迟钝。右鼻唇沟变浅，右侧Babinski征阳性。

问题：做出诊断，并提出治疗原则。

一、概述

颅脑损伤多见于交通和工矿事故、自然灾害、爆炸、跌倒、坠落及锐器和钝器对头颅的伤害。

【分类】

1. **按损伤部位** 分为头皮损伤；颅骨损伤；脑损伤。

2. **按颅腔与外界是否沟通** 分为开放性颅脑损伤；闭合性颅脑损伤。

3. **按脑损伤发生的时间及机制** 分为原发性颅脑损伤；继发性脑损伤。

【损伤程度分级】

国际目前通用的方法是按格拉斯哥昏迷评分（GCS）分级（表11-1）。分别对伤者的睁眼、言语和运动三方面的反应进行评分，最高分为15分，最低分为3分，8分以下表示昏迷。分数越低表明意识障碍程度越重。13～15分为轻度脑损伤；9～12分为中度脑损伤；3～8为重度脑损伤。

表 11-1　格拉斯哥昏迷评分（GCS）

睁眼反应	评分	语言反应	评分	运动反应	评分
自动睁眼	4	回答正确	5	遵嘱动作	6
呼唤睁眼	3	回答错误	4	刺痛定位	6
刺痛睁眼	2	只能说话	3	刺痛躲避	4
不能睁眼	1	只能发音	2	刺痛屈曲	3
		不能言语	1	刺痛强直	2
				不能运动	1

二、头皮损伤

头皮损伤是最常见的颅脑损伤，包括头皮血肿、头皮裂伤和头皮撕脱伤。

（一）头皮血肿

【病因】

头皮血肿多因钝器伤所致，按血肿出现于头皮内的具体层次（图 11-1）可分为皮下血肿、帽状腱膜下血肿和骨膜下血肿三种。

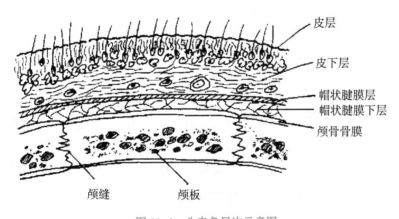

图 11-1　头皮各层次示意图

【临床表现】

1. **皮下血肿**　血肿位于表层和帽状腱膜之间，受皮下纤维隔限制而有其特殊表现：体积小、张力高；疼痛十分显著；扪诊时中心稍软，周边隆起较硬，往往误为凹陷骨折。

2. **帽状腱膜下血肿**　帽状腱膜下层是一疏松的蜂窝组织层，出血较易扩散，常致巨大血肿。故其临床特点是：血肿范围宽广，血肿张力低，波动明显，疼痛较轻，有贫血外貌。婴幼儿巨大帽状腱膜下血肿，可引起休克。

3.骨膜下血肿　颅骨骨膜下血肿，一般都伴有颅骨线形骨折。血液聚集在骨膜与颅骨表面之间，其临床特征是：血肿周界止于骨缝，这是因为颅骨在发育过程中，将骨膜夹嵌在骨缝之内，故鲜有骨膜下血肿超过骨缝者。

【辅助检查】

颅脑 X 线检查或 CT 检查可以辅助诊断。

【治疗】

头皮下血肿多在数天后自行吸收，无需特殊治疗，早期给予冷敷以减少出血和疼痛，24 ～ 48 小时之后改为热敷以促进血肿吸收。对较小的帽状腱膜下血肿可采用早期冷敷、加压包扎，24 ～ 48 小时后改为热敷，待其自行吸收。若血肿巨大，则应在严格皮肤准备和消毒下，分次穿刺抽吸后加压包扎，血肿合并感染者应切开引流。婴幼儿的帽状腱膜下血肿可导致全身有效循环血量不足，必要时尚需补充血容量。骨膜下血肿早期仍以冷敷为宜，但忌用强力加压包扎，以防血液经骨折缝流向颅内，引起硬脑膜外血肿，较大者应在严格备皮和消毒情况下施行穿刺，抽吸积血 1 ～ 2 次即可恢复。

（二）头皮裂伤

【病因】

多由锐器或钝器致伤病史。

【临床表现】

1.头皮单纯裂伤　常因锐器的刺伤或切割伤所致，裂口较平直，创缘整齐无缺损，大多数单纯裂伤仅限于头皮，不伴有脑损伤。

2.头皮复杂裂伤　常为钝器损伤或因头部碰撞在外物上所致，裂口多不规则，创口间尚有纤维相连，没有完全断离。往往伴有颅骨骨折或脑损伤。

3.头皮撕裂伤　大多为斜向或切线方向的暴力作用在头皮上所致，撕裂的头皮往往是舌状或瓣状，常有一蒂部与头部相连。头皮撕裂伤一般不伴有颅骨和脑损伤。

【治疗】

1.头皮单纯裂伤　处理的原则是尽早施行清创缝合，即使伤后逾时 24 小时，只要没有明显的感染征象，仍可进行彻底清创一期缝合，同时应给予抗菌药物及 TAT 注射。

2.头皮复杂裂伤　处理的原则亦应及早施行清创缝合，并常规用抗生素及 TAT。

3.头皮撕裂伤 由于撕裂的皮瓣并未完全撕脱，常能维持一定的血液供应，清创时切勿将相连的蒂部扯下或剪断。

（三）头皮撕脱伤

多有头发卷入转动的机轮病史。

处理时首先积极采取止血、止痛、抗休克等措施。用无菌敷料覆盖创面加压包扎止血，并保留撕脱的头皮备用，争取在 12 小时内送往医院清创。根据患者就诊的时间、撕脱头皮的存活条件、颅骨是否裸露以及有无感染迹象而采用不同的方法处理。

三、颅骨骨折

颅骨由颅盖骨和颅底骨两部分组成。颅骨骨折较常见，往往是由于钝性暴力或穿透性损伤造成，大多无需特殊处理，但若处理不及时，可引起颅内血肿、脑脊液漏、颅内感染等并发症，影响预后。

【分类】

颅骨骨折按部位分为颅盖骨折、颅底骨折；按形态分为线形骨折、凹陷性骨折；按与外界是否相通分为开放性骨折、闭合性骨折。

【临床表现】

1.颅盖骨折 分线性骨折和凹陷性骨折，前者发生率最高，常有局部压痛、肿胀伴骨膜下血肿；后者局部可扣及颅骨下陷，骨折片损伤脑功能区可出现相应的病灶症状和局限性癫痫。

2.颅底骨折 依据其发生部位不同分为颅前窝骨折、颅中窝骨折和颅后窝骨折，临床表现各有特征，主要表现为软组织出血、脑脊液漏和颅神经损伤三个方面（表 11-2）。

表 11-2 颅底各部位骨折特点

骨折的部位	瘀血部位	脑脊液漏	颅神经损害
颅前窝	眼睑呈"熊猫眼征"	可有鼻漏	Ⅰ、Ⅱ对脑神经
颅中窝	颞部耳后皮下	可有耳漏	Ⅶ、Ⅷ对脑神经
颅后窝	乳突部枕后皮下	少见	Ⅸ～Ⅻ对脑神经

【辅助检查】

1.X 线平片 颅骨 X 线检查可以确定有无骨折和其类型。

2.颅脑 CT 扫描 CT 扫描有利于发现颅底骨折。

【治疗】

1. **颅盖部线形骨折**　闭合性颅盖部线形骨折，如无颅内血肿等情况，不需手术治疗。但应观察防止颅内迟发性血肿的发生。

2. **凹陷骨折**　手术指征：骨折片下陷压迫脑中央区附近或其他重要功能区，或有相应的神经功能障碍者；骨折片下陷超过 1cm（小儿 0.5cm）或因大块骨片下陷引起颅内压增高者；骨折片尖锐刺入脑内或有颅内血肿者；开放性凹陷粉碎骨折，不论是否伴有硬脑膜与脑的损伤均应早期手术。

3. **颅底骨折**　原则上采用非手术治疗，颅骨骨折本身无特殊处理，为防治感染，需应用抗生素。伴有脑脊液耳鼻漏者，应保持局部清洁，头高位卧床休息，禁止堵塞鼻孔、外耳道，禁行腰穿及用力擤鼻，并应用大剂量抗生素预防感染，1 月以上不愈者，开颅修补硬脑膜裂孔。

四、脑损伤

脑损伤是指脑膜、脑组织、脑血管及脑神经的损伤。根据伤后脑组织是否与外界相通分为开放性和闭合性脑损伤。根据损伤病理改变的先后分原发性和继发性脑损伤，前者包括脑震荡和脑挫裂伤；后者包括脑水肿和颅内血肿等。

【临床表现】

1. **脑震荡**　脑震荡是在头部受到轻度暴力打击后，产生的短暂意识丧失（一般不超过半小时）随即清醒，可有近事遗忘（逆行性遗忘），神经系统病理解剖无明显变化，无器质性损害。

2. **脑挫裂伤**　是颅脑损伤后在大体解剖和 CT 上最常见的一种损伤，最突出的临床表现为意识障碍，伤后多立即昏迷，昏迷时间一般超过 30 分钟。可伴有局灶症状和体征，颅内压增高者可出现头痛、呕吐。

3. **颅内血肿**　按血肿的来源和部位可分为硬脑膜外血肿、硬脑膜下血肿及脑内血肿（图 11-2）。按血肿引起颅内压增高或早期脑瘤症状所需时间，将其分为三型：72 小时以内者为急性型，3 日以后到 3 周以内为亚急性型，超过 3 周为慢性型。

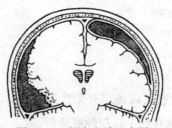

图 11-2　颅内血肿示意图

（1）硬脑膜外血肿　是指血液积聚于颅骨与硬脑膜之间的血肿。出血以脑膜中动脉最常见。血肿引起的意识障碍可分三种类型：①原发性脑损伤较轻时，伤后无原发昏迷，待血肿形成后始出现意识障碍（清醒—昏迷）；②原发性脑损伤略重时，则常能见到典型的"中间清醒期"（昏迷—清醒—再昏迷）；③若原发性脑损伤严重，则常表现为昏迷程度进行性加重（浅昏迷—深昏迷）。

（2）硬脑膜下血肿　是指血肿形成于硬脑膜与蛛网膜之间者，是临床最常见的临床类型。分三种类型：①急性硬脑膜下血肿，表现为进行性加深的意识障碍，无中间清醒期；②亚急性硬脑膜下血肿，脑挫裂伤较轻，血肿形成较慢，可有意识好转期；③慢性硬脑膜下血肿，好发于老年人，有轻微或无明显外伤史，血肿形成完整包膜，缓慢增大。

（3）脑内血肿　多因脑实质内血管破裂引起，表现为进行性加重的意识障碍，若血肿累计重要功能区，可出现偏瘫、失语、癫痫等症状。

【辅助检查】

颅脑 CT 是目前最常用最有价值的检查方法。

【治疗】

1.脑震荡　一般卧床休息，无须特殊治疗，短期内可自行好转。

2.脑挫裂伤　一般采用保持呼吸道通畅，吸氧，防治脑水肿，加强支持疗法和对症处理。严重脑挫裂伤者，行脑减压术或局部病灶清除术以处理颅内压增高和脑疝。

3.颅内血肿　一经确诊，原则上应手术清除血肿，彻底止血。

项目四　颅脑肿瘤

颅脑肿瘤是指发生于颅腔内的神经系统肿瘤，包括起源于神经上皮、外周神经、脑膜和生殖细胞的肿瘤，淋巴和造血组织肿瘤，蝶鞍区的颅咽管瘤与颗粒细胞瘤，以及转移性肿瘤。

📚 案例导入

患者，张某，男，56 岁。主诉：高热、伴恶心、纳差两天。两天前无明显诱因出现右上腹隐痛伴发热，恶心、纳差，自服抗生素，无效，为进一步诊治入院。既往体健，否认肝炎及结核等传染病史，否认高血压糖尿病史，否认食物及药物过敏史。查体：T39.6℃，P96 次 / 分，BP110/70mmHg，R23 次 / 分，急性病容，腹软，肝区叩击痛，肝于右肋缘下 3cm 处可触及边缘，质地软，有触痛，脾未触及，明显未见肠型及蠕动波。实验室检查：血常规示：WBC15.2×10^9/L，N79.5%，血小板计数 97×10^9/L。GLU8.9mmol/L。B 超：肝右叶可见液性暗区。

问题：请做出初步诊断。

【病因】

1.环境因素　包括物理、化学和生物因素，如离子射线（如 X 线）与非离子射线（如射频波和低频电磁场）、杀虫剂、苯及其他有机溶剂、亚硝胺化合物、致肿瘤病毒和其他感染因素等，其中部分因素尚无定论。

2.宿主因素　包括宿主的患病史、个人史、家族史等。如头外伤者患脑膜瘤危险性增加，结核病可与胶质瘤共患病，鼠弓形虫感染同星形细胞瘤和脑膜瘤的发病有关，中枢神经系统恶性淋巴瘤患者中有 60% ～ 85% 是艾滋病或器官移植的患者，女性激素可能与某些肿瘤（如脑膜瘤）的发生和发展有关，某些脑肿瘤的发生具有家族背景或遗传因素（如神经纤维瘤病Ⅰ和Ⅱ型等）。

【分类】

1.按起源部位　可分为原发性颅内肿瘤（起源于颅内组织的肿瘤）和继发性颅内肿瘤（由身体远隔部位转移或由邻近部位延伸至颅内的肿瘤）。

2.按生物学行为　可分为良性颅内肿瘤和恶性颅内肿瘤。

【临床表现】

1.一般症状和体征　脑肿瘤本身的占位效应及脑水肿时颅内容物的体积超出了生理调节限度，或肿瘤靠近脑脊液循环造成梗阻性脑积水，或压迫静脉窦致静脉回流受阻所致。主要有：①头痛，多为发作性、进行性加重的头痛，清晨或睡眠为重，常因用力、喷嚏、咳嗽、低头或大便而加重，坐位、站立姿势或呕吐后可暂时缓解或消失；②呕吐，常出现于剧烈头痛时，易在早上发生；③视力障碍，主要为视盘水肿和视力减退；④头昏（体位失去平衡的感觉）、头晕（天旋地转的感觉），以颅后窝肿瘤最常见；⑤癫痫发作，约30%的脑肿瘤可出现癫痫，颅内压增高引起的癫痫常为大发作，局灶性癫痫发作常具有定位意义；⑥复视；⑦精神及意识障碍，表现为淡漠、反应迟钝、思维迟缓、对外界事物漠不关心、活动减少、记忆力减退、定向力障碍等，少数有强迫症、精神分裂症或精神运动性发作，晚期有昏睡、昏迷等意识障碍；⑧头颅增大，幼儿的前囟膨隆、头尾增大和颅缝分离，叩诊破罐音（Macewen 征）；⑨生命体征改变，如血压上升、脉搏减慢及呼吸不规律。

2.定位体征　一般认为最先出现的体征尤其有定位意义，非优势半球的颞叶和额叶前部为"沉默区"或"静区",可无明显体征。

（1）额叶肿瘤　常有精神症状,表现为思维、情感、智能、意识、人格和记忆力的改变,常有欣快感、对病情不关心、淡漠、孤僻、定向力差、记忆力减退、不拘外表、不爱清洁、行为减少等

（2）顶叶肿瘤　可出现对侧深浅感觉和皮质感觉障碍,或局限性感觉性癫痫。

（3）颞叶肿瘤、颞后部肿瘤　可引起两眼对侧同向偏盲或上 1/4 象限盲,中心视野受累、幻视;颞叶内侧肿瘤可产生颞叶癫痫,常精神症状,如急躁、好笑及攻击性。

（4）枕叶肿瘤　对侧同向性偏盲,但中心视野保留（黄斑回避）,可有闪光、颜色等幻视。

（5）蝶鞍部肿瘤　主要表现为内分泌紊乱和视神经、视交叉受压的症状。

（6）小脑肿瘤　可产生强迫头位、眼球震颤、患侧肢体共济失调和肌张力减低等。

【辅助检查】

1. 腰椎穿刺　对有明显颅内压增高者禁止腰穿,尤其是后颅窝肿瘤。位于脑室内或突入蛛网膜下腔的肿瘤可有蛋白高及瘤细胞。

2. 神经影像学检查　颅骨平片、脑血管造影、CT、磁共振成像。

3. 实验室检查　主要是通过检测体液中的蛋白质、酶、核酸或代谢产物等肿瘤标记物来进行定性诊断和评估治疗。

4. 脑电图　大脑半球肿瘤多表现为局限性慢波、局限性低电压或平坦波、慢波位相倒置。

【治疗】

1. 治疗原则　以手术为主的综合治疗,根据病情辅以对症治疗,如控制高颅压、应用皮质类固醇激素和抗癫痫药物、纠正代谢异常和支持治疗等。

2. 手术治疗　手术治疗原则是尽可能切除肿瘤,同时保护周围脑组织结构与功能的完整。良性颅内肿瘤手术切除几乎是唯一有效的治疗方法,恶性肿瘤也应强化切除,但由于其浸润性或位于重要功能区及其他手术难以到达的部位仅能次全切除、部分切除或活检。

3. 放射治疗　颅内肿瘤放射治疗的应用范围包括肿瘤切除术后防止肿瘤复发或中枢神经系统内播散及未完全切除的肿瘤。

4. 化学治疗　化疗宜在术后尽早开始,高脂溶性、小分子量、非离子化、作用时间短、能通过血-脑屏障且对正常脑组织毒性小的药物适用于颅内肿瘤的治疗。

5. 其他辅助治疗　如免疫治疗、光动力学疗法、基因治疗。

复习思考

1. 颅内压增高的病因、临床表现及治疗是什么？

2. 颅底骨折的分类及临床表现是什么？

3. 颅内血肿的分类及临床表现有哪些？

扫一扫，知答案

扫一扫，看课件

模块十二
颈部疾病

【学习目标】

1. 掌握甲状腺功能亢进的手术适应证、禁忌证。
2. 熟悉甲状腺功能亢进手术前准备方法、术后常见并发症及处理。
3. 了解单纯性甲状腺肿、甲状腺肿瘤诊断与治疗。

项目一　解剖生理概要

甲状腺位于甲状软骨下方、气管的两旁，由左右两个侧叶和中央的峡部构成。甲状腺由内外两层被膜包裹着：内层被膜紧贴腺体，很薄。外层被膜包绕并固定甲状腺于气管和环状软骨上，为气管前筋膜的延续，又称为甲状腺外科被膜。成人甲状腺约重30g。正常情况下，做颈部检查时，不容易看到或摸到甲状腺。吞咽时，甲状腺亦随之上、下移动，临床上常借此而鉴别颈部肿块是否与甲状腺有关。

甲状腺的血液供应十分丰富，主要由两侧的甲状腺上、下动脉供应。甲状腺有三条主要静脉，即甲状腺上、中、下静脉，其中，甲状腺上、中静脉血液流入颈内静脉，甲状腺下静脉血液流入无名静脉。甲状腺的淋巴液汇入沿颈内静脉排列的颈深淋巴结。

声带的运动由迷走神经的喉返神经支配，在甲状腺下动脉的分支间穿过。喉上神经亦来自迷走神经，分为内支和外支；内支为感觉支，分布在喉黏膜上，外支为运动支与甲状腺上动脉贴近、同行，支配环甲肌，使声带紧张。

甲状腺的主要生理功能是合成、贮存和分泌甲状腺素，甲状腺素分3碘甲状腺原氨酸（T_3）和4碘甲状腺原氨酸（T_4）两种。释放入血的甲状腺素与血清蛋白结合，其中90%为T_4，10%为T_3。甲状腺素的主要作用包括：①增加全身组织细胞的氧耗及产热；②促

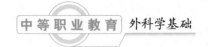

进蛋白质、碳水化合物和脂肪的分解；③促进机体的生长发育及组织分化。

甲状腺功能与人体各器官系统的活动和外部环境互相联系。甲状腺素的产生和分泌受下丘脑、垂体前叶及其分泌的促甲状腺素（TSH）调节。

项目二　甲状腺疾病

一、甲状腺功能亢进

甲状腺功能亢进，简称甲亢，是由各种原因引起血循环中甲状腺素异常增多而出现以全身代谢亢进为主要特征的疾病总称。按引起甲亢的原因可分为以下 3 种。

（1）原发性甲亢　最常见，是指在甲状腺肿大的同时，出现功能亢进症状。患者年龄多在 20 ～ 40 岁之间，呈腺体弥漫性肿大，两侧对称，常伴有眼球突出，故又称"突眼性甲状腺肿"。

（2）继发性甲亢　较少见，如继发于结节性甲状腺肿的甲亢，患者先有结节性甲状腺肿多年，以后才出现甲亢症状，发病年龄多在 40 岁以上。腺体呈结节状肿大，两侧多不对称，无眼球突出，容易发生心肌损害。

（3）高功能腺瘤　少见，甲状腺内有单发或多个自主性高功能结节，其周围的甲状腺组织呈萎缩改变，无眼球突出。

案例导入

患者，张某，女，36 岁。烦躁不安、怕热、消瘦 2 月余。患者于 2 月前因工作紧张，烦躁性急，常因小事与人争吵，情绪难以自控。着衣不多，仍感燥热多汗，在外院就诊服用安神药物，效果不明显。发病以来饭量有所增加，体重却较前下降。睡眠不好，常需服用安眠药。每日排便增为 2 次，成形。小便无改变，近 2 月来月经量较以前减少。查体：T37.2℃，P92 次 / 分，R20 次 / 分，BP130/70mmHg。发育营养可，神情稍激动，眼球略突出，眼裂增宽，瞬目减少。两叶甲状腺可及、轻度肿大、均匀，未扪及结节，无震颤和杂音。浅表淋巴结不大，心肺（−)，腹软，肝脾未及。

问题：做出诊断，需进一步做的检查及治疗原则。

【病因】

原发性甲亢的病因迄今尚未完全明了，可能为一种自身免疫性疾病。至于继发性甲亢和高功能腺瘤的病因，也未完全清楚，或许与结节本身自主性分泌紊乱有关。

【临床表现】

因患者的年龄、病程以及产生原因不同，临床表现也不完全一样。主要表现包括弥漫性甲状腺肿、甲状腺毒症、浸润性眼病，偶尔有浸润性皮肤病。

1. 交感神经兴奋及代谢增加表现　患者常有怕热、多汗、皮肤潮湿，也可有低热；易饿，多食，而消瘦；心慌，心率增快常在每分钟 100 次以上，严重者出现心房纤维性颤动、心脏扩大以及心力衰竭；收缩压升高，舒张压正常或者偏低，脉压增大；肠蠕动增快，常有大便次数增多，腹泻；容易激动、兴奋、多语、好动、失眠、舌及手伸出可有细微颤动；感觉疲乏、容易疲劳，多有肌肉萎缩，以近躯干端肌肉萎缩严重。

2. 甲状腺肿大　呈弥漫性，质地软，有弹性。甲状腺肿大程度与病情不一定平行。在肿大的甲状腺上可以听到血管杂音或者扪及震颤。

3. 眼病　多数患者有眼部异常或突眼。

4. 内分泌紊乱　女性患者出现月经失调，男性患者伴发阳痿、生育力下降等。

【诊断】

主要依靠临床表现，结合辅助检查常能做出诊断。常用辅助检查如下。

1. 基础代谢率测定　可根据脉压和脉率计算，或用基础代谢率测定器测定。测定基础代谢率要在完全安静、空腹时进行。常用计算公式为：基础代谢率 =（脉率 + 脉压）− 111（脉压单位为 mmHg）。正常值为 ±10%；增高至 +（20% ～ 30%）为轻度甲亢，+（30% ～ 60%）为中度，+60% 以上为重度。

2. 甲状腺摄 ^{131}I 率的测定　正常甲状腺 24 小时内摄取的 ^{131}I 量为人体总量的 30% ～ 40%。如在 2 小时内甲状腺摄取 ^{131}I 量超过人体总量的 25%，或在 24 小时内超过人体总量的 50%。且吸 ^{131}I 高峰提前，均可诊断甲亢。

3. 血清中 T_3 和 T_4 含量的测定　甲亢时，血清 T_3 可高于正常 4 倍左右，而 T_4 仅为正常的 2.5 倍，因此，T_3 测定对甲亢的诊断具有较高的敏感性。

4. 甲状腺刺激性抗体（TSAb）测定　甲亢患者血中阳性检出率可达 80% ～ 95% 以上，不但有早期诊断意义，对判断病情活动，是否复发也有价值，还可作为治疗停药的重要指标。

5. 其他检查　颈部 X 线摄片，了解气管有无受压或移位；声音嘶哑者做喉镜检查，了解声带活动情况；心电图检查；血清钙和磷的测定。

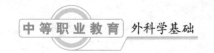

【手术治疗】

甲状腺大部切除术是中度以上甲亢的最常用而有效的疗法，能使 90% ～ 95% 的患者获得痊愈。

1.手术适应证 继发性甲亢或高功能腺瘤；中度以上的原发性甲亢；腺体较大，伴有压迫症状或胸骨后甲状腺肿；抗甲状腺药物或 ^{131}I 治疗后复发者；妊娠早、中期的甲亢患者。

2.手术禁忌证 青少年患者；症状较轻者（可用药物治疗）；较重或发展较快的浸润性突眼者；老年患者或有严重器质性疾病不能耐受手术者。

3.术前准备 甲亢患者在基础代谢率高亢的情况下进行手术是十分危险的，术前充分而完善的准备是保证手术顺利进行和预防术后并发症发生的重要措施。

（1）一般准备 对精神过度紧张或失眠者可适当应用镇静和安眠药，以消除患者的焦虑、恐惧；心率过快者，可口服利血平 0.25mg 或普萘洛尔（心得安）10mg，每日 3 次，发，心功能不全患者，应予以洋地黄制剂。

（2）术前检查 除全面体格检查和必要的化验检查外，还应包括：①颈部透视或摄片；②详细检查心脏有无扩大、杂音或心律不齐等，并做心电图检查；③喉镜检查；④测定基础代谢率。

（3）药物准备 是术前用于降低基础代谢率的重要环节。

①硫脲类药物加碘剂：即先用硫脲类药物，待甲亢症状得到基本控制后，再改服 2 周碘剂随后进行手术。由于硫脲类药物能使甲状腺肿大和动脉性充血，手术时极易发生出血，增加了手术的困难和危险，因此，服用碘剂不仅可抑制甲状腺素释放，还可减少甲状腺充血，使腺体缩小变硬，便于手术。常用的碘剂是复方碘化钾溶液，服用方法为每日 3 次，每次 3 滴，以后逐日每次增加 1 滴，至每次 16 滴为止，然后维持此剂量。由于碘剂只抑制甲状腺素释放，而不抑制其合成，一旦停服碘剂后，贮存于甲状腺滤泡内的甲状腺球蛋白大量分解，甲亢症状会重新出现，甚至比原来更为严重。因此，凡不准备施行手术者，不要服用碘剂。

②普萘洛尔（心得安）：对于常规应用碘剂或合并应用硫氧嘧啶类药物不能耐受或无效者，有主张单用普萘洛尔或与碘剂合用做术前准备。此外，术前不用阿托品，以免引起心动过速。手术最佳时机是当患者情绪稳定，睡眠好转；脉搏稳定在 < 90 次 / 分钟；基础代谢率（BMR）< +20%；腺体缩小变硬，表明准备就绪可手术。

4.术后处理

（1）术后应密切注意患者呼吸、体温、脉搏、血压等变化，预防甲亢危象发生。

（2）患者采用半卧位，以利呼吸和引流切口内积血，帮助患者及时排出痰液，保持呼吸道通畅。

（3）患者术后要继续服用复方碘化钾溶液，每日 3 次，每次 10 滴，共 1 周左右。

5. 术后主要并发症

（1）呼吸困难和窒息　多发生在术后 48 小时内，是术后最危急的并发症。常见原因为：①局部血肿压迫气管：常因手术时止血不完善，或血管结扎线滑脱所引起；②喉头水肿：主要是手术创伤所致，也可因气管插管引起；③气管塌陷：是切除甲状腺体大部分后软化的气管壁失去支撑而致；④双侧喉返神经损伤：损伤后声门关闭，导致气道堵塞。多发生在术后 48 小时内，临床表现为进行性呼吸困难、烦躁、发绀，甚至发生窒息。处理应及时剪开缝线，敞开切口，迅速除去血肿，必要时应立即施行气管插管。

（2）甲状腺危象　是术后严重的并发症。甲状腺危象的发生与术前准备充分，甲亢症状未能很好控制及手术应激有关。表现为高热（＞ 39℃）、脉快（＞ 120 次 / 分），同时合并神经、循环及消化系统严重功能紊乱，如烦躁、谵妄、大汗、呕吐，腹泻等，严重者可有心力衰竭、休克甚至昏迷。死亡率在 20% 以上。处理：①积极治疗诱因；②肾上腺素能阻滞剂，可选用利舍平 1 ～ 2 mg 肌内注射或胍乙啶 10 ～ 20 mg 口服等；③口服复方碘化钾以降低血液中甲状腺素水平；④地塞米松或氢化可的松，减低周围组织对甲状腺素的反应；⑤用苯巴比妥钠 100mg，或冬眠合剂 II 号等镇静；⑥药物和物理降温，保持患者体温在 37℃ 左右；⑦提供充足能量、吸氧，以改善组织细胞代谢。

（3）喉返神经损伤　发生率约 0.5%，因手术钳夹、牵拉，血肿压迫，瘢痕形成等，均可造成喉返神经损伤。一侧喉返神经损伤引起声嘶或发音困难，可由健侧声带代偿而恢复发音。双侧喉返神经损伤可导致失音或严重的呼吸困难，甚至窒息，需立即做气管切开。而因血肿压迫、瘢痕组织牵拉等所致者，经理疗等及时处理后，一般可在 3 ～ 6 个月内逐渐恢复。

（4）喉上神经损伤　若损伤外支则引起声带松弛，音调降低、说话费力。内支损伤，则喉部黏膜感觉丧失，进食特别是饮水时，容易误咽发生呛咳。一般经理疗后可自行恢复。

（5）甲状旁腺功能减退　因手术时误伤甲状旁腺或其血液供给受累所致，此外 Graves 病自身免疫损伤也是造成甲减的因素。患者多在术后 1 ～ 3 天出现手足抽搐，多数患者只有面部、唇部或手足部的针刺样麻木感或强直感，经过 2 ～ 3 周后，未受损伤的甲状旁腺增大，起到代偿作用，症状便可消失。严重者可发生喉和膈肌痉挛，引起窒息死亡。发生手足抽搐后，应限制肉类、乳品和蛋类等食品；抽搐发作时，立即静脉注射 10% 葡萄糖酸钙或氯化钙 10 ～ 20mL 甲低患者需用甲状腺素制剂替代治疗。

二、单纯性甲状腺肿

【病因】

1. 甲状腺素原料（碘）缺乏　环境缺碘是引起单纯性甲状腺肿的主要因素。
2. 甲状腺素合成或分泌的障碍　某些药物如对氨基水杨酸、硫脲嘧啶等可影响甲状腺素的合成。

【临床表现】

女性多见，早期无明显临床症状。

1. 甲状腺肿大　病程早期，甲状腺呈对称弥漫性肿大，腺体表面光滑，质地柔软。随后，在肿大腺体的一侧或两侧可扪及多个（或单个）结节。当结节内并发囊内出血时可迅速增大。单纯性甲状腺肿体积较大时可压

2. 压迫症状　压迫气管可使气管弯曲或狭窄影响呼吸，受压过久可使气管软化；压迫喉返神经可致声音嘶哑；食管受压可出现吞咽困难；压迫颈静脉引起面部青紫、肿胀及颈胸部表浅静脉扩张；颈交感神经受压可表现为霍纳（Horner）综合征。此外，结节性甲状腺肿可继发甲亢，也可发生恶变。

【诊断】

检查发现甲状腺肿大或结节比较容易，但临床上更需要判断其性质，这就需要仔细收集病史，认真检查，对于来自缺碘地区的患者或家属中有类似病情者常能做出地方性甲状腺肿的诊断。

当发现一侧或双侧甲状腺内有多发性大小不等、功能状况不一的结节时，可做放射性核素显像检查；B超检查有助于发现甲状腺内囊性、实质性或混合性多发结节的存在；颈部X线检查，除可发现不规则的胸骨后甲状腺肿及钙化的结节外，还能确定气管受压、移位及狭窄；性质可疑时，可经细针穿刺细胞学检查以确诊。

【治疗原则】

1. 生理性甲状腺肿，宜多食含碘丰富的食物，如海带、紫菜等。
2. 对年龄＜20岁的弥漫性单纯甲状腺肿患者，可给予小量甲状腺素，以抑制垂体前叶TSH分泌，缓解甲状腺的增生肥大。
3. 有以下情况时，应及时行甲状腺部分切除术。
（1）因气管、食管或喉返神经受压引起临床症状者。
（2）胸骨后甲状腺肿。

（3）巨大甲状腺肿影响生活和工作者。

（4）结节性甲状腺肿继发功能亢进者。

（5）结节性甲状腺肿疑有恶变者。

三、甲状腺肿瘤

（一）甲状腺腺瘤

甲状腺腺瘤是最常见的甲状腺良性肿瘤，多见于 40 岁以下女性。甲状腺腺瘤来自于甲状滤泡上皮细胞，按形态学可分为滤泡状和乳头状囊性腺瘤两种。大多为单发结节。

【临床表现】

大部分患者无任何症状，常为无意中发现：颈部出现圆形或椭圆形结节，多为单发，质地稍硬，表面光滑，无压痛，随吞咽上下移动。腺瘤生长缓慢；当乳头状囊性腺瘤因囊壁血管破裂出血时，肿瘤可在短期内迅速增大，局部出现胀痛；部分瘤体可因钙化斑块使其变得十分坚硬。少数增大的甲状腺腺瘤可压迫周围组织，如气管、上腔静脉、喉返神经等。

【治疗】

因甲状腺腺瘤有引起甲亢（发生率约为 20%）和恶变（发生率约为 10%）的可能，故应早期行包括腺癌的患侧甲状腺大部或部分（腺瘤小）切除，切除组织必须立即行冰冻切片检查，以确定有无恶变。

（二）甲状腺癌

甲状腺癌是最常见的甲状腺恶性肿瘤，约占全身恶性肿瘤的 1%，近年来呈上升的趋势。

【分类】

绝大部分甲状腺癌起源于滤泡上皮细胞，按肿瘤的病理类型可分为四类。

1. 乳头状癌　约占成人甲状腺癌的 60% 和儿童甲状腺癌的全部。分化良好，恶性程度较低。多见于 30 ～ 40 岁女性。80% 肿瘤为多中心性，约 1/3 累及双侧甲状腺。较早便出现颈淋巴结转移，但预后较好。

2. 滤泡状腺癌　约占 20%，常见于 35 ～ 50 岁女性，肿瘤生长较快，属中度恶性。部分患者可经血运转移到肺、肝、骨、脑等。颈淋巴结侵犯仅占 10%，预后不如乳头状癌。

3. 未分化癌　约占 15%，多见于 70 岁左右老年人。发展迅速，恶性程度高。约 50% 患者早期便有颈淋巴结转移，且侵犯气管、喉返神经或食管。常经血运向肺、骨远处转移，预后很差。

4.髓样癌　仅占 5%～7%，来源于滤泡旁降钙素分泌细胞，可分泌降钙素，有明显的家族病史。属中度恶性。早期可有颈淋巴结侵犯和血行转移，预后不如乳头状癌，但较未分化癌预后要好。

【临床表现】

1.早期　甲状腺内发现肿块，质硬、表面不平、包块固定，吞咽时上下移动性小。

2.晚期　可产生声音嘶哑、呼吸及吞咽困难或咯血；交感神经受压引起 Horner 综合征；侵犯颈丛神经出现耳、枕、肩等处疼痛和局部淋巴结及远处器官转移等表现。颈淋巴结转移在未分化癌发生较早，有的患者甲状腺肿块不明显，因发现转移灶而就医时，应想到甲状腺癌的可能。

【诊断】

甲状腺肿块质硬、活动度差、不光滑，颈淋巴结肿大或有压迫症状者；或存在多年的甲状腺肿块，在短期内迅速增大者，均应怀疑为甲状腺癌。甲状腺核素扫描、细针穿刺细胞学检查、术中病理学快速切片检查有助诊断。此外，血清降钙素测定可协助诊断髓样癌。

【治疗】

1.手术治疗　甲状腺癌的手术治疗包括甲状腺本身的手术，以及颈淋巴结清扫。瘤体局限于一侧腺叶者，行患侧腺叶加峡部切除术。双侧腺叶受累或多发病灶，施行全甲状腺切除，术中注意保护甲状旁腺。

2.内分泌治疗　甲状腺癌做次全或全切除者应终身服用甲状腺素片，以预防甲状腺功能减退及抑制 TSH。TSH 通过其受体能影响分化型甲状腺癌的生长，一般剂量掌握在保持 TSH 低水平，但不引起甲亢，注意监测血清 T_4 或 TSH，以调整用药剂量。

3.放射性核素治疗　对乳头状腺癌、滤泡状腺癌，术后应用 ^{131}I 治疗。适合于 45 岁以上、多发性癌灶、局部侵袭性肿瘤及存在远处转移者。

4.放射外照射治疗　主要用于未分化型甲状腺癌。

项目三　颈部常见肿块

颈部肿块较为常见，可由颈部疾病和非颈部疾病引起。其中恶性肿瘤约占颈部中的1/3，所以肿块的鉴别诊断意义重大。

一、诊断

根据详细病史的询问，仔细全面的检查，适当的辅助检查结合肿块的部位（表 12-1）和必要的病理学检查，可做出诊断。

表 12-1　颈部常见肿块

部位	单发性肿块	多发性肿块
颌下颏下区	颌下腺炎、颏下皮样囊肿	急、慢性淋巴结炎
颈前正中区	甲状舌管囊肿、各种甲状腺疾病	
颈侧区	胸腺咽管囊肿或瘘、囊状淋巴管瘤、颈动脉体瘤、血管瘤	急、慢性淋巴结炎、淋巴结结核、转移性肿瘤、恶性淋巴瘤
锁骨上窝		淋巴结结核、转移性肿瘤
颈后区	纤维瘤、脂肪瘤	急、慢性淋巴结炎
腮腺区	腮腺炎、腮腺多形性腺瘤或癌	
颌下颏下区	颌下腺炎、颏下皮样囊肿	急、慢性淋巴结炎

二、常见颈部肿块

1. **甲状舌管囊肿**　多见于 15 岁以下儿童，是与甲状腺发育有关的先天畸形。表现为颈前区中线、舌骨下方出现圆形囊性肿块，边界清楚，表面光滑，有囊性感，无压痛，不与皮肤粘连，随伸舌而上下移动。有时继发感染而破溃，形成甲状舌管瘘。治疗应采用手术切除；合并急性感染者，需先控制感染，再行手术切除。

2. **颈淋巴结结核**　是结核杆菌经鼻咽部、扁桃体等处侵入引起的，少数继发于肺结核。多见于儿童或青年人，表现为颈部单侧或双侧出现单个或多个淋巴结肿大。病变多数位于颌下区及胸锁乳突肌的前后缘。早期淋巴结肿大、质韧无痛、散在而活动，以后逐渐互相粘连，融合成团。晚期肿大淋巴结呈干酪样坏死，形成寒性脓肿。脓肿溃破后形成不易愈合的窦道或溃疡。全身应用抗结核药物治疗；局部治疗如早期病变较局限可做切除；形成寒性脓肿尚未破溃时，可穿刺抽尽脓液，并注入抗结核药物；已破溃者可行病灶刮除术。

3. **慢性淋巴结炎**　常继发于头、面、颈、口腔的炎症病变。一般有多个淋巴结肿大，常位于颈侧区、颌下和颏下区。体积不大，扁平，质中等，表面光滑，能推动，活动而互不粘连，可有或无明显压痛。通常不必做特殊处理，经治疗原发病灶后，颈淋巴结炎自能好转，颈淋巴结可缩小，但难以完全消失，且常反复发作。

4. **恶性淋巴瘤（霍奇金病和非霍奇金淋巴瘤）**　多见于男性青壮年。肿大的淋巴结常首先出现在一侧或两侧胸锁乳突肌周围或锁骨上窝。早期，肿大的淋巴结散在、无压痛、稍硬、尚活动；以后可逐渐增大，融合成团，固定。并出现全身淋巴结及肝、脾肿大，伴有不规则高热。淋巴结病理检查可明确诊断。治疗多采用以放疗和化疗为主的综合治疗。

5. 淋巴结转移癌　　上颈部淋巴转移癌的原发病灶，绝大多数在头颈部，尤以鼻咽癌和甲状腺癌转移最为多见；锁骨上窝淋巴结转移性肿瘤的原发病灶，多在胸腹部，如肺、乳腺、胃肠道、胰腺等。肿大淋巴结初起常为单发，无痛，质地坚硬，表面不平；以后变成多个，互相融合，固定，常伴有局部或放射性疼痛。晚期，肿块可发生坏死、破溃、感染、出血。

复习思考

1. 甲亢患者术后出现呼吸困难和窒息的主要原因、临床表现及其处理原则是什么？

2. 甲亢患者术前服用碘剂的作用是什么？

3. 甲状腺危象的临床表现和处理方法有哪些？

扫一扫，知答案

扫一扫，看课件

模 块 十 三
乳房疾病

【学习目标】

1. 掌握急性乳腺炎的病因及临床表现、乳腺癌的临床表现。

2. 熟悉急性乳腺炎、乳腺癌的外科治疗，乳腺囊性增生病的临床表现。

3. 了解乳腺癌的病因。

　　成年妇女乳房是两个半球形的器官，主要由腺体、脂肪和结缔组织构成，位于第2～6肋高度皮下浅筋膜的浅、深层之间。乳腺有15～20个腺叶，每个腺叶又分若干腺小叶。每一腺叶有其单独的输乳管，腺叶和乳管均以乳头为中心呈放射状排列，末端开口于乳头。乳腺脓肿切开引流时，宜做放射状切口，以免切断输乳管，并注意分离结缔组织间隔，以利引流。腺叶间结缔组织中有乳房悬韧带（又称Cooper韧带）。乳腺是许多内分泌腺的靶器官，其生理活动受雌激素及孕激素的影响。妊娠及哺乳期时乳腺增生明显，腺泡分泌乳汁。哺乳期后，乳腺处于相对静止状态。育龄期妇女乳腺在月经周期的不同阶段呈周期性变化。绝经后腺体逐渐萎缩，被脂肪组织替代。

　　乳房的淋巴网非常丰富，其淋巴液输出有四个途径（图13-1）。

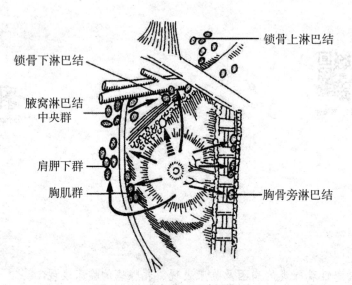

图 13–1 乳房淋巴回流示意图

1.乳房中大部分淋巴液经胸大肌外侧缘淋巴管回流至腋窝淋巴结，再流向锁骨下淋巴结。

2.部分乳房内侧的淋巴液通过肋间淋巴管流向胸骨旁淋巴结，再流向锁骨上淋巴结。

3.两侧乳房间通过交通淋巴管流向另一侧。

4.乳房深部淋巴管可沿着腹直肌鞘和肝镰状韧带通向肝。

项目一 急性乳腺炎

急性乳腺炎是乳腺的急性化脓性感染，多发生于产后哺乳期妇女尤其是初产妇，时间以产后 3 ～ 4 周最为常见。

📖 案例导入

患者，杨某，女，23 岁，产后 8 天。主诉左乳房肿痛 3 天。3 天前体温 40℃，服用退热药后体温降至正常，既往体健。查体：T39.4℃，P98 次 / 分，BP110/70mmHg，R23 次 / 分，左乳房红肿，无波动，全乳房压痛明显。门诊行穿刺术，自乳房抽出少量黄色、稠厚脓液。

问题：做出诊断，并提出治疗原则。

【病因】

1.细菌入侵 本病致病菌多数为金黄色葡萄球菌，少数为链球菌。

2.乳汁淤积 有利于细菌的生长繁殖，是主要病因。

【临床表现】

初期，患侧乳房胀痛，皮温高，压痛，因乳汁的淤滞，静脉和淋巴的回流不畅，乳房局部出现边界不清的硬结。随着病情发展可出现局部皮肤红、肿、热、痛，硬结明显，触痛加重。患者可出现寒战、高热、头痛、无力、脉快等全身中毒症状。患侧腋窝淋巴结可肿大、疼痛。到后期炎症局限化可形成急性乳房脓肿（图13-2）。表浅的脓肿有波动感，深部脓肿可穿至乳房后间隙形成乳房后脓肿，严重感染者可并发脓毒症。

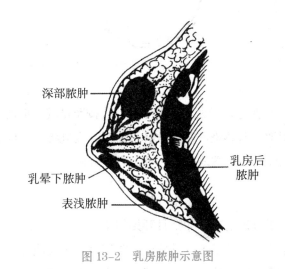

图 13-2 乳房脓肿示意图

【辅助检查】

1.血液常规检查 白细胞及中性粒细胞增高。

2.超声检查 形成脓肿时内部可见边界不光滑的不均质无回声区，利于准确切开排脓。

3.患部穿刺抽脓 超声引导下穿刺可抽出脓液。

4.细菌培养 可查出致病菌，同时做药物敏感试验。抽血最佳时间是寒战、高热时，可提高阳性率。

【治疗】

治疗原则是控制感染、排空乳汁。

1.脓肿形成之前 采取积极措施促使乳汁排出，减轻淤积。用绷带或胸罩将乳房托起，局部热敷有利于炎症的消散，选用针对金黄色葡萄球菌敏感的青霉素治疗，青霉素过敏的可选用红霉素。

2.脓肿已形成 应及时切开引流，切口一般以乳头、乳晕为中心呈放射形，乳晕下浅脓肿可沿乳晕做弧形切口（图13-3）。

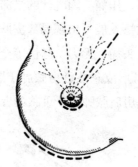

图 13-3 乳房脓肿的切口

一般患侧乳房暂停哺乳，并用吸乳器吸尽乳汁或按摩排乳，促使乳汁通畅排出，局部热敷以利早期炎症的消散。若感染严重或脓肿引流后并发乳瘘，应停止哺乳。可口服溴隐亭或己烯雌酚，或肌内注射苯甲酸雌二醇，抑制乳汁分泌。

【预防】

1.纠正乳头内陷：于分娩前3～4个月开始纠正。

2.保持乳头和乳晕清洁：妊娠5个月后应经常用温热水擦洗乳头。

3.养成良好哺乳习惯，定时哺乳，每次哺乳都要吸空、排尽乳汁。

4.注意小儿口腔卫生，勿让婴幼儿含乳头睡觉。

项目二 乳腺囊性增生症

乳腺囊性增生症是乳腺间质的良性增生，多见于中年女性。

案例导入

患者，孙某，女，27岁。主诉：乳房周期性疼痛半年。既往体健，查体：T36.5℃，P70次/分，BP110/70mmHg，R16次/分，可触及乳房肿块，大小不一，与周围组织界限不清，多有触痛，与皮肤和深部组织无粘连，可被推动，腋窝淋巴结未触及。超声检查示病变区回声高于周围乳腺组织，形态和轮廓不规则，境界不清，无包膜回声。

问题：做出诊断并提出诊断依据。

【病因】

一般认为与卵巢功能失调有关。一是体内女性激素代谢障碍，雌、孕激素比例失调，使乳腺实质增生过度和复旧不全；二是部分乳腺实质中女性激素受体的质和量异常，使乳房不同部分的增生程度有差异。

【临床表现】

突出的表现为乳房胀痛和肿块。乳房胀痛常见为单侧或双侧乳房胀痛或触痛，具有周期性，月经前发生或加重，月经后减轻或消失。乳房肿块常为多发性，单侧或双侧，质地质韧而不硬，扪查时可触及肿块呈结节结构，大小不一，与周围组织界限不清，多有触痛，与皮肤和深部组织无粘连，可被推动，腋窝淋巴结不肿大。

【辅助检查】

1. 超声检查　病变区回声可稍低于或高于周围乳腺组织，形态和轮廓不规则，边界不清，无包膜回声。

2. 病理检查　肿物定位穿刺或手术切除肿物，病理检查可证实。

【治疗】

主要是观察、随访和对症治疗。观察期间可用中医中药调理，包括疏肝理气，调和冲任及调理卵巢功能。常用口服中药逍遥散 3 ~ 9g，每日 3 次；抗雌激素治疗仅在症状严重时采用，可口服他莫昔芬。对有恶性病变可能的，应予以切除并做快速病理检查。

项目三　乳房肿瘤

一、乳房纤维腺瘤

乳房纤维腺瘤是青年女性最常见的一种良性肿瘤，是由乳腺组织和纤维结缔组织异常增生而形成的一种乳房良性肿瘤。本病的发生与小叶内纤维细胞对雌激素的敏感性异常增高有关。好发年龄是 20 ~ 25 岁之间，常在无意中发现乳房外上象限无痛性肿块。辅助检查主要是乳腺彩超。手术切除是唯一有效的方法，肿块切除后必须常规做病理检查。

二、乳管内乳头状瘤

乳管内乳头状瘤多见于经产妇，40～50岁多见，男性少见。多数瘤体小，带蒂且有绒毛，有丰富的薄壁血管，易出血。发病原因目前尚不明确，多数学者认为与孕激素水平低下，雌激素水平增高有关。

患者一般无自觉症状，常因乳头溢液污染内衣而引起注意，溢液常呈血性或黄色液体。肿瘤体积小常不能触及。选择性乳腺导管造影对本病具有较高的诊断及定位价值，尤其是对打不到肿块的病例。乳管内乳头状瘤多属良性，但有6%～8%的病例可发生恶变，故应早期手术治疗。手术切除标本应送病理检查，如见有恶变应按乳腺癌处理，行乳腺癌根治性手术。

三、乳腺癌

乳腺癌是女性最常见的恶性肿瘤之一，发病率占全身各种恶性肿瘤的7%～10%。本病大多发生在40～60岁绝经前后的妇女，其中又以45～49岁和60～64岁为最多。

📚 案例导入

患者，张某，女，49岁。左乳房肿块。患者常规来院查体发现左侧乳房外上象限触及直径1cm结节，界限不清楚，质地硬，活动度小，腋窝未触及淋巴结肿大。乳腺彩色超声检查提示为低回声结节，局部边界欠规则，可见少量血流信号。入院后行穿刺活检、病理学检查诊断为乳腺癌。拟实施"改良根治术"，术后病理诊断为左乳腺浸润性导管癌，腋窝淋巴结未见肿瘤转移，术后给予综合治疗。

问题：请思考乳腺癌的主要临床表现。

【病因】

乳腺癌的病因尚未完全清楚，研究发现具有乳腺癌高危因素的女性容易患乳腺癌。乳腺癌家族史是乳腺癌发生的高危因素，其他危险因素还有月经初潮早（< 12岁），绝经迟（> 55岁），说明本病与性激素变化有很大关系；未婚、未育、晚育、未哺乳；患乳腺良性疾病未及时诊治；经医院活检（活组织检查）证实患有乳腺非典型增生；胸部接受过高剂量放射线的照射；长期服用外源性雌激素；绝经后肥胖；长期过量饮酒（饮食）；携带与乳腺癌相关的突变基因。具有以上若干项高危因素的女性患乳腺癌的风险比正常人高。

【转移途径】

1. 直接浸润 癌细胞沿导管或筋膜间隙直接蔓延侵及 Cooper 韧带和皮肤。

2. 淋巴转移 是最主要的转移途径。①经胸大肌外侧缘淋巴管侵入同侧腋窝淋巴结，后侵入锁骨下淋巴结到达锁骨上淋巴结；②经内侧淋巴管引流到胸骨旁淋巴结，后达到锁骨上淋巴结；③经乳房深部淋巴管网侵入腹直肌鞘和肝镰状韧带的淋巴管进入肝脏；④经两侧乳房皮下淋巴管网侵入到对侧。

3. 血行转移 癌细胞可经淋巴途径进入静脉，也可直接侵入血液循环致远处转移。最常见的远处转移依次为肺、骨、肝。

【临床表现】

1. 乳房肿块 为最常见症状。患者常无意中发现，早期为单发、无痛的小肿块，质硬，表面不光滑，与周围组织分界不清，活动度差，好发于乳房外上象限。

2. 乳房外形改变 乳腺癌引起皮肤改变可出现多种体征，最常见的是肿瘤侵犯了 Cooper 韧带，使其缩短并失去弹性，牵拉相应部位的皮肤，出现"酒窝征"，是乳腺癌的早期表现。若癌细胞阻塞了皮下淋巴管，引起淋巴回流障碍。可出现真皮水肿，皮肤呈"橘皮样改变"。乳腺癌发展至晚期，可侵入胸筋膜、胸肌，以致肿块固定于胸壁而不易推动。

3. 腋窝淋巴结肿大 乳腺癌患者 1/3 以上有腋窝淋巴结转移。初期可出现患侧腋窝淋巴结肿大，肿大的淋巴结质硬、散在、可推动。随着病情发展，淋巴结逐渐融合，并与皮肤和周围组织粘连、固定。

4. 其他表现 少数患者乳头有出血性分泌物；肿瘤位于或接近乳头深部，可引起乳头回缩。

5. 其他特殊类型乳腺癌

（1）炎性乳腺癌 比较少见，但是发展迅速预后差。局部皮肤呈炎症样表现，开始时比较局限，不久扩展到乳房大部分皮肤，表现为皮肤红、肿、增厚、粗糙、皮温高。

（2）乳头湿疹样乳腺癌（又称 Paget 病） 少见，恶性程度低，发展慢。乳头皮肤瘙痒、糜烂如湿疹样、破溃、结痂、脱屑、伴灼痛。

【辅助检查】

1. 钼靶 X 线检查 是早期发现和诊断乳腺癌最有效的方法。敏感度达 85% ～ 90% 左右，可见密度增高的肿块影，边界不规则或呈毛刺征（图 13-4）。

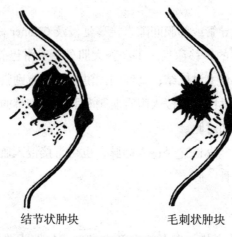

结节状肿块   毛刺状肿块

图 13-4　乳腺癌肿钼靶 X 线示意图

2. 超声检查　可见肿瘤边缘不光滑，无明显包膜，呈蟹足样浸润，内部呈低回声改变。超声辅助钼靶摄片可提高乳腺癌的检出率。

3. 病理学检查　是确诊的最可靠方法。可通过穿刺细胞学检查或切除肿物活检进行诊断。

【鉴别诊断】

乳腺癌需要与以下几种乳房肿块相鉴别（表 13-1）。

表 13-1　几种常见乳房肿块的鉴别

	乳房纤维腺瘤	乳腺囊性增生病	乳管内乳头状瘤	乳腺癌
年龄	20～25	25～45	40～50	40～60
病程	缓慢	缓慢	慢	快
疼痛	无	周期性疼痛	无	无
肿块数目	常为单个	常为多个	无	常为单个
肿块边界	清楚	不清	不清	不清
移动度	不受限	不受限	不受限	受限
转移灶	无	无	无	多为淋巴转移
乳房溢液	无	可有	血性	无
皮肤改变	无	无	无	橘皮样改变
乳头改变	无	无	无	内陷或抬高
病理改变	纤维组织	增生导管、大小不等囊肿	乳头瘤样增生	癌组织

【治疗】

手术治疗是乳腺癌的最根本治疗方法。早期首选手术治疗，中、晚期以综合治疗为主。

1. 手术治疗　术式有多种，无论选用何种术式，都必须严格掌握以根治为主，保留功能及外形为辅的原则。目前应用的主要有五种手术方式：乳腺癌根治术、乳腺癌扩大根治术、乳腺癌改良根治术、全乳房切除术及保留乳房的乳腺癌切除术，均属治疗性手术。

（1）乳腺癌根治术　手术包括整个乳房、胸大肌、胸小肌、腋窝及锁骨下淋巴结整块切除。乳腺癌根治术的手术创伤较大，故术前必须明确病理诊断，对未确诊者应先将肿瘤局部切除立即进行冰冻切片检查，如证实是乳腺癌，再进行根治术。

（2）乳腺癌扩大根治术　即乳腺癌根治术基础上，同时切除胸廓内动、静脉及其周围的淋巴结（即胸骨旁淋巴结）。

（3）乳腺癌改良根治术　有两种术式，一是保留胸大肌，切除胸小肌；一是保留胸大肌、胸小肌。目前已成为常用的手术方式。

（4）全乳房切除术　切除范围包括整个乳腺，以及腋尾部及胸大肌筋膜。该术式适宜于原位癌、微小癌及年迈体弱不宜做根治术者。

（5）保留乳房的乳腺癌切除术手术　包括完整切除肿块及腋窝淋巴结清扫。适用于发现较早的乳腺癌。术后必须辅以放疗、化疗。

2. 化学药物治疗　乳腺癌是实体瘤中应用化疗最有效的肿瘤之一，化疗在整个治疗中占有重要的地位。

（1）术前化疗　术前化疗也称新辅助化疗，多用于Ⅲ期病例。术前化疗的意义有尽早控制微转移灶；使原发癌及其周围扩散的癌细胞产生退变或部分被杀灭，以减少术后复发及转移；进展期乳腺癌应用术前化疗可使肿瘤缩小，以便手术切除；可以根据术前化疗效果，作为术后选择化疗方案的参考。

（2）术后化疗　浸润性乳腺癌术后应用化疗非常重要。由于手术尽量去除了肿瘤负荷，残存的肿瘤细胞易被化学抗癌药物杀灭。一般认为：术后化疗宜术后早期应用，争取在术后 2 周应用，最迟不能超过术后 1 个月；联合化疗比单药化疗疗效好；对乳腺癌术后主张连续 6 个疗程化疗。

3. 内分泌治疗　目前乳腺癌的内分泌治疗，主要是指药物治疗。常用药物为他莫昔芬，作用机制是在靶器官内与雌二醇争夺雌激素受体（ER），形成复合物影响肿瘤 DNA 基因转录，从而抑制肿瘤细胞生长。因此，手术切除的标本须测定雌激素受体（ER）和孕激素受体（PR），阳性病例内分泌治疗有效。

4. 放射治疗　是局部治疗手段之一，与手术治疗相比较少受解剖学，患者体质等因素的限制，对于保留乳房的乳腺癌手术后，放射治疗是一重要组成部分。另外放射治疗多用于综合治疗，包括根治术之前或后做辅助治疗，晚期乳腺癌的姑息性治疗，

5. 生物治疗　近年来，临床上逐渐推广使用的通过转基因技术制备的曲妥珠单抗注射液，对 Cerb-2（HER-2）过度表达的乳腺癌患者有一定效果，特别是对其他化疗药无效的乳腺癌患者有部分疗效。

复习思考

1. 简述急性乳腺炎的临床表现及防治要点。
2. 乳房良性肿瘤的临床特点分别是什么？
3. 简述乳腺癌的临床表现。

扫一扫，知答案

模 块 十 四
胸部疾病

【学习目标】

1. 掌握损伤性气胸、食管癌的临床表现。

2. 熟悉胸部损伤性疾病的急救处理。

3. 了解肋骨骨折、脓胸的临床表现。

【概述】

胸部由胸壁、胸膜和胸腔内器官三部分组成。胸壁由胸椎、胸骨和肋骨构成的骨性胸廓及附着在其外面的肌群、软组织和皮肤构成。胸膜是由胸壁内面和覆盖在肺表面的浆膜组成。包裹肺并深入肺叶间隙的是脏层胸膜，而遮盖胸壁、横膈和纵隔的是壁层胸膜，两者在肺门处相连接，相互移行，共同围成左右两个互不相通的胸膜腔。胸腔内脏器有肺、心脏、食管、气管等，还有大血管、淋巴管等。

根据胸部损伤后胸膜腔是否与外界相通可分为闭合性和开放性损伤。

1. 闭合性损伤 指胸部损伤后胸膜腔没有通道与外界相通，多因钝器伤及胸部所致，可引起肋骨骨折、气胸、血胸，甚至心脏损伤。高压水浪、气浪冲击胸部则可致肺爆震伤。

2. 开放性损伤 指胸部损伤后造成胸膜腔有通道与外界相通，多由于尖锐利器穿破胸壁所致，可引起开放性气胸、血胸，影响呼吸和循环功能，严重者可危及生命。

项目一　肋骨骨折

肋骨骨折在胸部损伤中最为常见。原因可是直接暴力、间接暴力和各种病理性因素。第 4～7 肋骨长而薄，最易折断。前侧胸的肋骨骨折时，局部胸壁由于失去支撑而软化，可出现严重的反常呼吸运动（图14-1），即吸气时由于胸内负压值增大而与外界大气压之间的压力差增大使软化的胸壁内陷；呼气时由于胸内负压值缩小，而与外界大气压之间的压力差缩小使软化的胸壁外凸，又称为连枷胸。如果软化区范围大，随呼吸时双侧胸腔内存在压力差，还可致纵隔扑动，严重影响通气换气功能和静脉血液回流。

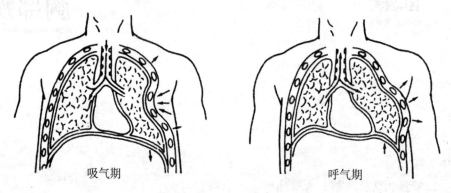

吸气期　　　　　　　　　　呼气期

图 14-1　胸壁软化区的反常呼吸运动

【临床表现】

单根单处肋骨骨折的主要症状为局部疼痛，在深呼吸、咳嗽或转动体位时加剧。胸痛使呼吸变浅、咳嗽无力，呼吸道分泌物增多，甚至肺不张和肺部感染。胸壁可有畸形，局部明显压痛，挤压胸部疼痛加重，甚至出现骨摩擦音。骨折断端向内移位可刺破胸膜、肋间血管和肺组织，产生气胸、血胸、胸壁皮下气肿或咯血。多根多处肋骨骨折会出现反常呼吸运动。如受累胸廓范围较大，则可严重影响呼吸循环功能。胸部 X 线可显示肋骨骨折断裂线和断端错位。

【治疗】

处理的原则是镇痛、清理呼吸道分泌物、固定胸廓和防治并发症。

1. 闭合性肋骨骨折　多能自行愈合。可采用宽胶布、多带条胸带或弹性胸带固定胸廓，其目的主要是减少肋骨断端活动，减轻疼痛。出现反常呼吸运动明显的连枷胸患者，应立即用厚敷料加压包扎固定。对咳嗽无力，不能有效排痰或呼吸衰竭者，需做气管插管或气管切开，以利吸痰，给氧和施行辅助呼吸。

2. 开放性肋骨骨折　胸壁创口彻底清创，用不锈钢钢丝固定肋骨断端。如胸膜已穿破，尚需行胸膜腔引流术，手术后应用抗生素预防感染。

项目二 气 胸

胸膜腔内积气称气胸。气胸可分为闭合性气胸、开放性气胸和张力性气胸三类。

1.闭合性气胸 空气通过胸壁或肺的伤口进入胸膜腔后，伤口即闭合，气体不再进入胸膜腔，但胸内压仍低于外界大气压，使患侧肺部分萎陷，影响肺的通气和换气功能。

2.开放性气胸 胸膜腔通过胸壁伤口与外界大气相通，外界空气可自由出入胸膜腔。胸膜腔内负压消失，胸膜腔内压力几乎等于外界大气压，患侧肺明显萎陷，纵隔向健侧移位，健侧肺组织部分受压致呼吸功能障碍；吸气时，健侧胸膜腔内负压值增大，与患侧胸膜腔内的压力差增大，纵隔向健侧移位；呼气时，健侧胸膜腔内负压值缩小，与患侧胸膜腔内压力差降低，纵隔又稍向患侧移回，但不能达到正常位置，这样纵隔随着呼吸而左右移动，称为纵隔扑动（图 14-2）。纵隔扑动影响静脉血回流，造成严重的循环功能障碍。

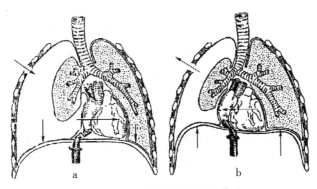

图 14-2 开放性气胸纵隔扑动

a. 吸气期；b. 呼气期

3.张力性气胸 空气常来源于较大裂伤的肺组织裂口、裂伤的气管或支气管且形成单向活瓣，气体随每次吸气从破裂口进入胸腔，而呼气时活瓣关闭，气体不能排出，致使胸膜腔内积气越来越多，压力进行性升高，胸膜腔压力高于外界大气压，又称为高压性气胸。由于胸腔内压力不断升高使患侧肺严重萎陷，纵隔推向健侧，挤压健侧肺组织而使其萎陷，同时影响静脉血回流，严重地影响呼吸和循环功能。当胸内高压气体挤入纵隔或冲破胸膜顶部可向皮下扩散，导致纵隔气肿或颈、面、胸部等处皮下气肿。

【临床表现】

1.闭合性气胸 临床表现与胸膜腔积气量和肺萎缩程度有关。

（1）症状 肺萎陷在30%以内者为小量气胸，多无明显症状；肺萎陷在30%～50%

者为中等量气胸，肺萎陷在 50% 以上者为大量气胸，可出现胸闷、胸痛、气促和呼吸困难，出现明显的低氧血症的症状。

（2）体征 视诊可见气管向健侧移位，患侧胸廓饱满，肋间隙增宽；触诊患侧语颤减弱或消失；叩诊患侧呈鼓音；听诊呼吸音减弱或消失。

2. 开放性气胸 胸壁有明显的贯穿性伤口。

（1）症状 患者有明显气促、烦躁不安、呼吸困难；重者口唇发绀，或出现休克症状。

（2）体征 视诊可见患侧胸壁的伤口，呼吸时可闻及空气进出胸腔而使伤口处胸膜弹响出现"嘶嘶"声，心脏和气管向健侧移位；触诊患侧语颤减弱或消失，胸部和颈部皮下可触及捻发音；叩诊患侧呈鼓音；听诊呼吸音减弱或消失。

3. 张力性气胸

（1）症状 患者可出现极度呼吸困难、口唇黏膜和面部发绀、烦躁、意识障碍甚至昏迷、休克或窒息。

（2）体征 视诊气管明显向健侧移位，颈静脉怒张，患侧胸廓饱满，肋间隙增宽，呼吸运动明显减弱，可出现皮下气肿；触诊患侧语颤明显减弱或消失；叩诊呈鼓音；听诊呼吸音消失。

【辅助检查】

主要为胸部 X 线检查。此外，诊断性穿刺既能明确有无气胸存在又能抽出气体降低胸腔内压；张力性气胸者胸腔穿刺有高压气体向外冲出。

【治疗】

1. 闭合性气胸 小量气胸患者，积气一般可在 1～2 周内自行吸收，无需特殊处理；中量或大量气胸患者，应行胸腔穿刺抽气；必要时行胸腔闭式引流排气，促使肺尽早膨胀；应用抗生素防治感染。

2. 开放性气胸 现场急救时应紧急封闭伤口，使开放性气胸立即转为闭合性气胸；病情稳定后，争取早期清创，缝合封闭胸壁伤口；行胸腔穿刺抽气减压，暂时解除呼吸困难，必要时行胸腔闭式引流排气，肺仍不能复张者，可加用负压持续吸引。

3. 张力性气胸 病情最为危急，应立即排气减压，必要时行胸腔闭式引流或负压持续吸引。若胸腔引流管内持续不断溢出大量气体，呼吸困难未改善，提示可能有肺和支气管的严重损伤，应考虑开胸探查。

项目三　血　胸

血胸是指胸部损伤导致的胸膜腔内积血。血胸与气胸同时存在，称为血气胸。

血胸多因肋骨骨折断端或利器损伤胸部刺破肋间血管、胸廓内动脉，肺组织裂伤、心脏及胸腔内大血管破裂等出血积聚于胸腔内所致。

【临床表现】

1.症状　与出血速度、出血量和患者的体质有关。

（1）小量血胸（成人在 500mL 以下）　多无明显的症状。

（2）中量血胸（500～1000mL）和大量血胸（1000mL 以上）　特别是急性出血时，可出现失血性休克表现；由于肺组织受压，患者可出现呼吸困难、胸闷、气促等胸腔积液的相应表现。血胸并发感染时，可表现为寒战、高热、乏力、头痛和出汗，甚至水电解质酸碱平衡紊乱和感染性休克。

2.体征　可出现患侧胸部叩诊呈浊音、肋间隙饱满、气管向健侧移位、呼吸音减弱或消失等胸腔积液的体征。

【辅助检查】

1.实验室检查　血常规可见血液稀释的改变；合并感染者，血白细胞计数和中性粒细胞均可升高。

2.影像学检查　包括胸部 X 线检查和 B 超检查。

（1）胸部 X 线检查　小量血胸者，显示肋膈角消失或变钝；大量血胸时，可见胸内大片阴影，纵隔移向健侧；有血气胸者可见液平面。

（2）胸部 B 超检查　可见大片液性暗区，也可明确其位置和量。

3.胸膜腔穿刺　抽到不凝固血液可明确诊断。

【治疗】

1.非进行性血胸　小量血胸可自行吸收，不必特殊处理；积血量多者，应及早行胸腔穿刺抽出积血，必要时行胸腔闭式引流，以促进肺膨胀，改善呼吸。

2.进行性血胸　及时补充血容量，防治低血容量性休克；立即开胸探查、止血。

进行性血胸的判断指标如下：平均每小时引流出血性液体超过 200mL，连续 3 小时以上；症状逐渐加重，血压逐渐下降，虽经快速输血、输液后血压有短暂回升后又迅速下降；血常规示红细胞计数、血细胞比容和血红蛋白含量进行性下降；胸腔穿刺或胸腔闭式引流出大量不凝固血后，胸内积血又很快增多；胸部 X 线检查示胸内大片阴影并逐渐增大。

3. 凝固性血胸 为预防感染和血块机化，应在出血停止后数日开胸手术或行胸腔镜下手术清除积血和血块。

项目四 脓 胸

病原体侵入胸膜腔，产生脓性渗出液，积聚于胸膜腔内称为脓胸。脓胸据病程、病理可分为急性脓胸（6周以内）和慢性脓胸（6周以上）；据感染波及的范围可分为全脓胸或局限性脓胸；据引起感染的病原体可分为化脓性、结核性和特异病原性脓胸。

【临床表现】

1. 急性脓胸

（1）症状 主要表现为由感染产生的全身症状和胸腔内积液产生的局部症状。常见症状有高热、咳嗽、咳痰、胸痛、胸闷、呼吸困难、厌食、全身疲乏等，严重者甚至发生休克。

（2）体征 患者呈急性病容，心率增快，呼吸急促；患侧胸廓呼吸运动减弱，肋间隙饱满，叩诊呈浊音，语颤减弱，听诊呼吸音减弱或消失；伴发脓气胸者上胸部叩诊呈鼓音，下胸部为浊音；大量积脓时，气管和心浊音界向健侧移位。

2. 慢性脓胸

（1）症状 慢性脓胸大多数是急性脓胸治疗不及时、不得当所致。患者有慢性中毒症状，如低热、消瘦、乏力、食欲不振、贫血和低蛋白血症等，并有咳嗽、咳脓痰、气促等症状。

（2）体征 患侧胸廓内陷，肋间隙变窄，呼吸运动减弱或消失，叩诊呈实音，听诊呼吸音减弱或消失，纵隔、气管移向患侧，脊柱侧弯。

【辅助检查】

1. 实验室检查 急性期患者血白细胞计数和中性粒细胞升高；慢性期患者红细胞计数、血红蛋白和血清蛋白水平降低。

2. 胸部 X 线及 CT 检查 因胸膜腔积液量和部位不同而表现各异。急性期少量胸腔积液示胸膜反应及肋膈角消失；中等量以上积液显示内低外高的弧形致密影；多量积液可示肺组织受压萎缩；大量积液呈现患侧大片致密阴影；慢性期示胸壁及肺表面有增厚层阴影或钙化，患侧肺容积缩小、活动减弱，纵隔向患侧偏移，患侧膈肌抬高，以及包裹性积液征象。

3. B超检查　可探测到胸腔积液，临床常用于胸膜腔穿刺定位。

4. 胸膜腔穿刺　可抽出脓液。

【治疗】

1. 急性脓胸　治疗原则是有效控制感染，排尽脓液。

（1）全身支持治疗　如补充营养和维生素、注意水电解质平衡、纠正贫血和低蛋白血症等。

（2）去除病因　如是否存在胸膜腔异物等。

（3）控制感染　据细菌培养和药敏试验选择给予有效抗生素。

（4）排尽脓液　胸膜腔穿刺抽出脓液、胸膜腔闭式引流、脓胸早期廓清术等。

2. 慢性脓胸

（1）改善全身情况　如消除中毒症状和营养不良、贫血、低蛋白血症等。

（2）去除病因，消除脓腔。

（3）促进肺复张，恢复肺功能。

（4）手术治疗　术式有胸膜纤维板剥除术、胸廓成形术、胸膜肺切除术等。

项目五　支气管肺癌

支气管肺癌简称肺癌，大多数起源于支气管黏膜上皮，在我国大城市中，肺癌的发病率已居各种肿瘤的首位。

【病因】

至今尚未完全明确。目前普遍认为与肺癌有关的危险因素有如下几类。

1. 长期大量吸烟　是肺癌的一个重要致病因素，烟草中含有多种致癌物。

2. 长期接触致癌物质　长期接触石棉、铬、镍、铜、锡、砷、放射性物质者。

3. 空气污染　包括室内小环境和室外大环境污染。

4. 人体内在因素　如免疫、代谢、遗传、肺部慢性炎症等。

【临床表现】

1. 刺激性咳嗽、咳痰　是早期肺癌的主要症状。主要是肿瘤阻塞气管或支气管出现刺激性咳嗽；当肿瘤增大，继发肺部感染时，可以有脓性痰液。

2. 咯血　是早期肺癌的症状。通常为痰中带血点、血丝或断续地少量咯血。由于癌肿侵犯支气管黏膜，造成溃疡，引起少量间歇性或持续性出血；晚期肺癌侵犯大血管可引起大量咯血。

3. 其他症状　肿瘤可以造成较大的支气管阻塞，发生阻塞性肺炎和肺不张。肿瘤消耗等原因会导致患者食欲不振、精神萎靡、消瘦、乏力、虚弱及贫血等症状。

【辅助检查】

早期诊断具有重要意义。根据 X 线检查和 CT、痰细胞学检查、纤维支气管镜检查、经胸壁穿刺活检、胸水检查、肿瘤标记物检查等进行早期诊断。

1. 影像学检查　胸部 X 线和 CT 检查肺部可见块状阴影，边缘不清或呈分叶状，周围有毛刺；若有支气管梗阻，可见肺不张；若肿瘤坏死液化，可见空洞。

2. 痰细胞学检查　是肺癌普查和诊断的简便有效的方法。80% 以上的患者在反复痰液检查时可检出癌细胞。

3. 支气管镜检查　诊断中心型肺癌阳性率较高，可直视肿瘤的部位、大小，并可取小块组织做病理学检查，也可取支气管内分泌物进行细胞学检查。

【治疗】

肺癌的治疗以手术治疗为主，辅以放疗、化疗、中医中药及免疫治疗等。

1. 手术治疗　是肺癌最重要和最有效的治疗手段。周围型肺癌多采用肺叶切除术，中心型肺癌采用肺叶或一侧全肺切除术。

2. 放射治疗　小细胞癌对放射治疗最敏感，鳞癌次之，腺癌最低。多用于术后清除残留病灶和配合化学治疗。晚期患者可行姑息性放射治疗，以缓解症状。

3. 化学治疗　对小细胞癌疗效较好。用于手术前、后辅助治疗，提高治愈率；也可单独用于晚期患者以缓解症状。

4. 中医中药治疗和免疫治疗　可缓解部分患者的症状，增强人体免疫功能，延长生存期。

项目六　食管癌

食管癌是一种常见的消化道恶性肿瘤。我国是世界上食管癌高发地区之一。食管癌的发病率有其独特的地理分布特点，以太行山南段的河南、河北、山西三省交界地区的发病率最高。食管癌的发病男性高于女性。发病年龄多在 40 岁以上，以 60 ～ 64 岁年龄组发病率最高。

解剖学上，食管一般分三段，分别是颈段、胸段、腹段。颈段自食管入口（环状软骨水平）至胸廓入口处（胸骨上切迹下缘）；胸段又分为上、中、下三段，其中胸中段是食管癌的好发部位；腹段为食管裂孔至贲门处。正常食管有三处生理狭窄，第 1 处狭窄位于食管起始处，距中切牙约 15cm；第 2 处狭窄位于食管与左主支气管交叉处，距中切牙约 25cm；第 3 处狭窄位于食管穿过膈的食管裂孔处，距中切牙约 40cm。这三处狭窄常为食管异物滞留和食管癌的好发部位。

临床上，根据病理形态将食管癌分为四型：①髓质型，占大多数；②蕈伞形；③溃疡型；④缩窄型。食管癌转移主要经淋巴途径，血行转移发生较晚。

【病因】

食管癌的确切病因尚不清楚，但吸烟和重度饮酒已证明是其重要原因。在我国食管癌高发区，主要致癌危险因素还有亚硝胺和某些霉菌及其毒素。其他可能病因包括缺乏某些微量元素及维生素；不良饮食习惯，如食物过硬、过热、进食过快；遗传易感因素等。

【临床表现】

1. 早期食管癌症状不明显。吞咽粗硬食物时可能有不适，如胸骨后烧灼样、针刺样或牵拉摩擦样疼痛。食物通过缓慢，并有停滞感或异物感。症状时轻时重，进展缓慢。

2. 中、晚期食管癌的典型症状为进行性吞咽困难。先是难咽干的食物，继而半流质，最后水和唾液也不能咽下。患者逐渐消瘦、脱水、无力。当癌肿侵及邻近器官时，可出现相应的临床表现。如持续胸痛或背痛表示癌肿已侵犯食管外组织；侵犯喉返神经可出现声音嘶哑；侵入气管、支气管，可形成食管–气管或食管–支气管瘘，出现吞咽水或食物时剧烈呛咳，并发生呼吸系统感染。若有肝、脑等脏器转移，可出现黄疸、腹水、昏迷等状态。

【辅助检查】

1. 食管吞钡双重对比造影　早期可见食管黏膜皱襞紊乱、粗糙或有中断现象；小的充盈缺损；局限性管壁僵硬，蠕动中断；小龛影。中晚期患者有明显的不规则狭窄和充盈缺损，管壁僵硬，有时狭窄上方食管有不同程度的扩张。

2. 纤维食管镜检查　早期容易观察到食管黏膜的病变，并可以钳取组织进行病理检查。还可同时做染色检查法，即将 3% 碘液喷布于食管黏膜上，正常食管鳞状上皮被染成棕黑色，这是上皮细胞内糖原与碘的反应，而肿瘤组织因癌细胞内的糖原消耗殆尽，故仍呈碘本身的黄色。

3. 超声内镜检查　可判断癌肿侵犯深度、食管周围组织，以及有无纵隔、淋巴结或腹内脏器转移等。

【治疗】

以手术为主的综合治疗。主要包括手术治疗、放射治疗和化学治疗。

1. 手术治疗　　是治疗食管癌的首选方法。若全身情况良好，有较好的心肺功能储备，无明显远处转移征象者，可考虑手术治疗。

2. 放射治疗　　术前放疗可增加手术切除率，提高远期生存率。一般放疗结束 2～3 周后再做手术。对术中切除不完全的残留癌组织在术后 3～6 周开始术后放疗。单纯放射疗法多用于颈段、胸上段食管癌，也可用于有手术禁忌证且患者尚可耐受放疗者。

3. 化学治疗　　采用化疗与手术治疗相结合或放疗相结合的综合治疗，有时可提高疗效，或使食管癌患者症状缓解，存活期延长。

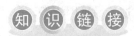

胸膜腔闭式引流

1. 原理及目的　　据胸膜腔生理性负压机制设计，依靠水封瓶中的液体使胸膜腔与外界隔离。目的是排出胸膜腔积气、积液、积血；重建胸膜腔负压，促进肺复张；平衡胸膜腔内的压力，保持纵隔于正常位置。

2. 置管的位置和种类　　引流气体时，一般放置在患侧锁骨中线第 2 肋间，选择管径为 1cm、质地较软、既能引流又可减少局部刺激和疼痛的塑料管；引流液体时，常放置在患侧腋中线与腋后线之间的第 6～8 肋间，选择管径为 1.5～2cm、质地较硬、不易扭曲和堵塞且利于通畅引流的橡皮管；引流脓液时应放置在脓液积聚的最低位。

3. 装置　　传统的胸腔闭式引流装置有单瓶、双瓶和三瓶 3 种。

（1）单瓶水封闭式引流　　由容量为 2000～3000mL 的广口无菌引流瓶，安装有长、短两根玻璃管的橡胶瓶塞及长约 100cm 的橡皮管组成。引流瓶中盛有约 500mL 无菌生理盐水，长玻璃管下口应插至液面下 3～4cm，短玻璃管下口远离液面，保证瓶内空气与外界大气相通。使用时将橡皮管一端与长玻璃管连接，另一端再与患者胸腔引流管连通，即可见长玻璃管内水柱上升至液平面上方 8～10cm，并随呼吸上下波动；若水柱无波动，则提示引流管不通畅。

（2）双瓶水封闭式引流　　在与上述相同的引流瓶旁再连接一个水封瓶（即吸引瓶），在引流胸腔的液体时水封下的密闭系统不会受到引流量的影响，便于观察引流液的量和性质。

（3）三瓶水封闭式引流　　在双瓶的基础上增加一个负压调节瓶。调节瓶橡皮塞上安装有 3 根玻璃管，其中两根短管分别连接水封瓶和负压吸引，长管与大气相通，其下端插入液面下 10～20cm，调节插入液面下深度即可调节抽吸的负压。

4. 注意要点

（1）保持管道密闭　引流装置正确安装，衔接处密封良好；水封瓶长玻璃管应插入液面下 3～4cm，并始终保持直立；胸腔引流管周围皮肤用油纱布包盖严密；搬动患者或更换引流瓶时，应用两把止血钳双向夹闭引流管；若引流管从胸腔滑脱，立即用手捏闭伤口处皮肤，消毒处理后用凡士林纱布封闭伤口；若引流管连接处脱落或引流瓶损坏，应立即用双钳夹闭胸壁引流管，并更换引流装置。

（2）保持引流通畅　患者应取半卧位并经常改变体位，有利于引流；鼓励患者咳嗽、咳痰和做深呼吸运动，有利于胸膜腔内气体和液体的排出；定时挤捏引流管，防止引流管堵塞、扭曲、受压；水封瓶不可倒置或倾斜，不可高于胸部。

（3）严格无菌操作，防止逆行感染　引流装置应保持无菌；定时更换引流瓶和引流接管，操作过程中严格遵守无菌原则；胸壁引流口处敷料保持清洁、干燥，一旦渗湿应及时更换。

（4）拔管　一是指征。置管 48～72 小时后，若引流瓶内无气体逸出或引流液量明显减少且颜色变淡，X 线检查示肺膨胀良好，患者无呼吸困难，即可拔除引流管。二是方法。嘱患者深吸气，于吸气末迅速拔除引流管，并立即用凡士林纱布和敷料覆盖引流处伤口并包扎固定。此外，拔管后注意观察患者有无胸闷、呼吸困难、伤口漏气、渗液、出血、皮下气肿等，若有异常及时通知医生处理。

复习思考

1. 简述气胸分类及特点。
2. 简述食管癌的主要临床表现。
3. 简述脓胸的临床表现。

扫一扫，知答案

模块 十 五

腹外疝、腹部损伤与急性化脓性腹膜炎

扫一扫，看课件

【学习目标】

　　1. 掌握腹股沟斜疝和直疝的鉴别要点、治疗原则；腹部损伤的临床表现、诊断和治疗原则；急性腹膜炎的临床表现、诊断和治疗。

　　2. 熟悉腹外疝的定义、病因病理、分类；腹部损伤的分类。

　　3. 了解各种常见腹部内脏损伤的特征和处理原则。

项目一　腹外疝

　　腹外疝是由腹腔内脏器或组织连同腹膜壁层，经腹壁薄弱点或孔隙，向体表突出所形成。

案例导入

　　患者，李某，男，32岁。1周前右侧腹股沟出现一突出肿块伴坠胀感，平躺后肿块自行消失，当时未予诊治。今日患者右侧腹股沟肿块变大且坠胀感加剧，入院就诊。查体：R20次/分，T36.7℃，P86次/分，BP110/60mmHg。腹软，无压痛及反跳痛，右侧腹股沟区可触及一肿块，大小约6 cm×5cm，质软，边界清，按压可回纳，咳嗽时可及冲击感。双侧睾丸大小对称，透光试验阴性。双侧腹股沟彩超示：右侧腹股沟区不均回声包块。

　　问题：做出初步诊断，提出治疗原则。

【病因】

腹壁强度降低和腹腔内压力增高是腹外疝发病的两个主要因素。

1.腹壁强度降低　是腹外疝发生的基础。

（1）先天性因素　如某些器官在胚胎期及发育期穿过腹壁的部位。

（2）后天性因素　如手术切口愈合不良、外伤、感染、腹壁神经损伤，老年、久病、肥胖所致肌萎缩等也常是腹壁强度降低的原因。

2.腹腔内压力增高　是腹外疝发生的诱因。如慢性咳嗽、习惯性便秘、排尿困难、婴儿经常啼哭、腹水、妊娠和扛抬重物等。

【病理解剖】

典型的腹外疝由疝环、疝囊、疝内容物和疝外被盖等组成。

1.疝环　是疝内容物突出体表的门户，即腹壁薄弱区或缺损处。

2.疝囊　是壁腹膜经疝环向外突出的囊袋，由疝囊颈、疝囊体和疝囊底组成。

3.疝内容物　是进入疝囊的腹内脏器或组织，以小肠最多见，大网膜次之。此外如盲肠、阑尾、乙状结肠、横结肠、膀胱等均可作为疝内容物进入疝囊。

4.疝外被盖　是指疝囊以外的各层组织，根据部位的解剖结构，可以是筋膜、肌肉、皮下组织、皮肤等。

【分类】

腹外疝通常分为易复性疝、难复性疝、嵌顿性疝、绞窄性疝等类型。

1.易复性疝　疝内容物很容易回纳入腹腔的疝称易复性疝。站立、劳动、咳嗽等腹内压增高时出现，平卧或用手可还纳。

2.难复性疝　疝内容物不能回纳或者不能完全回纳入腹腔，但不引起严重症状者，称为难复性疝。

3.嵌顿性疝　疝囊颈较小而腹内压突然增高时，疝内容物可强行扩张囊颈而进入疝囊，随后因囊颈的弹性收缩，又将内容物卡住，使其不能回纳入腹腔的疝。

4.绞窄性疝　嵌顿如不及时解除，疝内容物发生血循环障碍甚至坏死的疝。

嵌顿性疝和绞窄性疝实际上是一个病理过程的两个阶段，临床上很难截然区分，所以在手术处理时，要准确判断肠管活力，特别应警惕有无逆行性嵌顿。若嵌顿的内容物仅为部分肠壁，这种疝称为肠管壁疝（Richter 疝）（图 15-1）。若嵌顿的内容物是小肠憩室（通常是 Meckel 憩室），则称 Littre 疝。若嵌顿的为几个肠袢，状如 W 形，称为逆行性嵌顿疝（Maydl 疝）（图 15-2）。

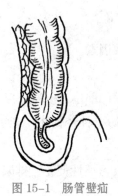

图 15-1 肠管壁疝

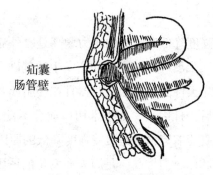

疝囊
肠管壁

图 15-2 逆行性嵌顿疝

一、腹股沟疝

腹股沟疝是指发生在腹股沟区域的腹外疝，可分为斜疝和直疝两种。疝囊经腹股沟管突出并可进入阴囊，称为腹股沟斜疝。疝囊经直疝三角区直接由后向前突出为腹股沟直疝。斜疝是最多见的腹外疝，男性多见，男女发病率之比为 15：1，右侧比左侧多见。

【解剖概要】

1.腹股沟管 内有精索或子宫圆韧带通过。腹股沟管的前壁为皮肤、皮下组织和腹外斜肌腱膜，在外侧 1/3 处有部分腹内斜肌覆盖；后壁为腹横筋膜和腹膜，在内侧 1/3 处有联合腱；上壁为腹内斜肌与腹横肌的弓状下缘；下壁为腹股沟韧带和腔隙韧带；内口为内环（又称腹环或深环），外口为外环（皮下环或浅环）。

2.直疝三角（Hesselbach 三角，海氏三角） 外侧边是腹壁下动脉，内侧边为腹直肌外侧缘、底边为腹股沟韧带。

【临床表现】

1.腹股沟斜疝

（1）易复性斜疝 腹股沟区有肿块，偶有胀痛。肿块常在站立、行走、咳嗽或劳动时出现，可降至阴囊或大阴唇。平卧或用手推肿块可回纳，回纳后紧压腹股沟管内环，起立并咳嗽，疝块不再出现，移去手指，疝块复出。

（2）难复性斜疝 疝块不能完全回纳，伴胀痛。滑动性斜疝除了不能完全回纳外，尚有消化不良和便秘等症状。滑动性疝多见于右侧。

（3）嵌顿性斜疝 疝块突然增大，伴有明显疼痛；肿块紧张发硬，有明显的触痛。嵌顿内容物为肠袢，可伴有腹部绞痛、恶心、呕吐、停止排便排气、腹胀等肠梗阻表现。

（4）绞窄性疝 在肠袢坏死穿孔时，疼痛可因疝块压力骤降而暂时有所缓解。因此，疼痛减轻而肿块仍在者，不可认为是病情好转。绞窄时间较长者，由于疝内容物发生感染，侵及周围组织，引起疝外被盖组织的急性炎症，严重者可发生脓毒症。

2.腹股沟直疝　常见于年老体弱者，当患者直立时，在腹股沟内侧端、耻骨结节上外方出现一半球形肿块，直疝囊颈宽大，疝内容物又直接从后向前顶出，平卧后疝块多能自行消失，不需用手推送复位。直疝不进入阴囊，极少发生嵌顿。疝内容物常为小肠或大网膜。膀胱有时可进入疝囊，成为滑动性直疝，手术时应予以注意。腹股沟斜疝和直疝的临床表现及鉴别见表15-1。

表15-1　腹股沟斜疝和直疝的临床表现及鉴别

	斜疝	直疝
年龄	多见于儿童及青壮年	多见于老年
突出途径	经腹股沟管突出可进阴囊	由直疝三角突出，不进阴囊
疝块外形	椭圆或梨形，上部呈蒂柄状	半球形，基底部宽
回纳疝块后压住内环	疝块不再突出	疝块仍可突出
精索与疝囊的关系	精索在疝囊后方	精索在疝囊前外方
疝囊颈与腹壁下动脉的关系	疝囊颈在其外侧	疝囊颈在其内侧
嵌顿机会	较多	较少

【鉴别诊断】

1.睾丸鞘膜积液　鞘膜积液的肿块完全局限于阴囊内，其上界可以清楚地摸到；透光试验多阳性，而疝块多不能透光。斜疝可在肿块后方触及实质感的睾丸；鞘膜积液时，睾丸在积液中间，包块呈囊性而不能触及睾丸。

2.交通性鞘膜积液　肿块的外形与睾丸鞘膜积液相似，起床后或站立活动时肿块缓慢出现并增大。平卧或挤压肿块，包块可逐渐缩小。透光试验阳性。

3.精索鞘膜积液　肿块较小，在腹股沟管内，牵拉同侧睾丸可见肿块移动。

4.隐睾　肿块较小，挤压时可出现特有的胀痛感觉。患侧睾丸缺如可确诊。

【治疗】

1.非手术治疗　1岁以下的婴幼儿腹外疝有自愈的可能，可用棉线束带或绷带压住腹股沟管内环，防止肿块突出；年老体弱或伴有其他疾病禁忌手术者，可回纳疝内容物后用医用疝带治疗。

2.手术治疗　最有效的治疗方法是手术修补。但慢性咳嗽、便秘、排尿困难、腹水、妊娠等腹内压力增高的情况术前要预先处理，以免术后复发。

（1）单纯疝囊高位结扎术　指在疝囊颈部高位结扎，解剖上应达到内环口。

（2）加强或修补腹股沟前壁的方法　佛格逊（Ferguson）法最常用。

（3）修补或加强腹股沟管后壁的方法　最常用的方法有巴西尼（Bassini）法、哈斯特德（Hasted）法、麦克威（McVay）法、Shouldice 法、无张力疝修补术、腹腔镜疝修补术等。

3. 嵌顿性疝处理原则　原则上应紧急手术治疗，但下列情况可试行手法复位：嵌顿时间在 3～4 小时以内，局部压痛不明显，也无腹膜刺激征者；年老体弱或伴有其他严重疾病而估计肠袢尚未绞窄坏死者。

二、股疝

股疝是疝囊通过股环、经股管向卵圆窝突出的疝，好发于 40 岁以上妇女。

股疝的疝块往往不大，常在腹股沟韧带下方卵圆窝处表现为一半球形突起。平卧回纳内容物后，疝块有时并不完全消失，这是因为疝囊外有很多脂肪堆积的缘故。疝内容物常为大网膜或小肠。

股疝最易嵌顿，一旦嵌顿又可迅速发展为绞窄性。因此股疝诊断确定后，应及时进行手术治疗。对于嵌顿性或绞窄性股疝，则更应进行紧急手术。常用的手术是 McVay 修补法，也可采用无张力疝修补法或腹腔镜疝修补术。

三、切口疝

切口疝是发生于腹壁手术切口处的疝，占腹外疝的第三位。最常发生于经腹直肌的切口，并以下腹部切口多见。

手术操作不当是导致切口疝的重要原因，其中最重要的是切口感染所致腹壁组织破坏。

主要症状是腹壁切口处逐渐膨隆，有肿块出现。肿块通常在站立或用力时更明显，平卧休息则缩小或消失。较大的切口疝有腹部牵拉感，伴食欲减退、恶心、便秘、腹部隐痛等表现。多数切口疝为难复性疝。检查时可见瘢痕处肿块，小者直径数厘米，大者可达 10～20cm，甚至更大。切口疝疝环宽大，很少嵌顿。

多数切口疝不能自愈，原则上应手术修补。不管何种术式均应在无张力情况下进行，否则容易复发。

四、脐疝

脐疝是指腹内脏器和组织通过脐环突出于体表称，多见于婴幼儿。

小儿脐疝病因多是脐环闭锁不全或脐部瘢痕组织不够坚强；成人脐疝较少见，多发生于中年肥胖经产妇女。

小儿脐疝极少嵌顿和绞窄，因此2岁之前的小儿多采取非手术治疗，方法是在回纳疝块后，用一个大于脐环的、外包纱布的硬币或小木片抵住脐环，用胶布或绷带加以固定；小儿2岁以后脐环直径仍大于1.5cm的应采取手术治疗，原则是切除疝囊、缝合疝环。

五、白线疝

白线疝是指发生于腹壁正中线（白线）处的疝。

白线疝早期小而无症状，不易被发现，后可因腹膜受牵拉而出现上腹痛，以及恶心、呕吐、消化不良等症状。

疝块小而无症状者，可不必治疗；症状明显者需手术治疗。一般需切除突出的脂肪，缝合白线的缺损。

项目二　腹部损伤

腹部损伤是指由各种原因所致的腹壁和（或）腹腔内器官的损伤，为外科常见急症。

【分类】

1. 开放性损伤　有腹膜破损者为穿透伤（多伴内脏损伤）；无腹膜破损者，为非穿透伤。穿透伤中，有入口和出口者为贯通伤，只有入口没有出口者为盲管伤。

2. 闭合性损伤　可以仅局限于腹壁，也可能累及腹腔内脏器。

3. 医源性损伤　各种穿刺、内镜、灌肠、刮宫、腹部手术等诊治措施导致的腹部损伤。

【临床表现】

单纯腹壁损伤的症状和体征较轻，可表现为受伤部位疼痛，局限性腹壁肿胀、压痛，或有时可见皮下瘀斑。伴内脏损伤的腹部损伤因受伤器官不同，分为实质性脏器损伤和空腔脏器损伤。

肝、脾、胰、肾等实质器官或大血管损伤引起的腹腔内（或腹膜后）出血，主要表现为面色苍白，脉率加快；严重时脉搏微弱，血压不稳，甚至休克。肾脏损伤时可出现血尿。

胃肠道、胆道、膀胱等空腔脏器破裂的突出表现是腹膜刺激征（弥漫性腹膜炎），其刺激程度因内容物不同而异，胃液、胆汁、胰液刺激性最强，肠液次之，血液最轻。如果两类脏器同时破裂，出血性表现和腹膜炎可以同时存在。

【辅助检查】

1.诊断性腹腔穿刺术　穿刺点多选在脐和髂前上棘连线的中、外 1/3 交界处，或经脐水平线与腋前线相交处。抽到液体后应观察其性状借以推断是哪类脏器受损。如果抽到不凝血液，提示实质性器官破裂所致内出血。抽不到液体并不完全排除内脏损伤的可能性，应继续严密观察，必要时可重复穿刺，或改行腹腔灌洗术。

2.X 线检查　最常用的是胸片及平卧位腹部平片，可酌情拍骨盆片。骨折的存在提示可能有脏器损伤。腹腔游离气体是胃肠道破裂的证据，立位腹部平片可表现为膈下"新月形"阴影。

3.B 超检查　主要用于诊断肝、脾、胰、肾的损伤，能根据脏器的形状和大小，提示损伤的有无、部位和程度，以及周围积血、积液情况。

4.CT 和 MRI 检查　对实质脏器损伤及其范围、程度有重要的诊断价值。CT 影像比 B 超更为精确，假阳性率低。MRI 检查对血管损伤和某些特殊部位的血肿，如十二指肠壁间血肿有较高的诊断价值。

5.腹腔镜　可明确诊断腹内损伤。现在多用无气腹腔镜检查的方法，以减少二氧化碳气腹的并发症。

【诊断】

腹部损伤诊断的重点是确定患者有无内脏损伤。了解受伤过程和检查体征是诊断腹部损伤的主要依据。在对腹部受伤部位做重点检查的同时，不应忽视全身的、全面系统的检查，应注意某些伤者可同时有一处以上内脏损伤，有些还可同时合并腹部以外损伤。

【治疗】

穿透性开放损伤和闭合性腹内损伤多需手术。穿透性损伤如伴腹内脏器或组织自腹壁伤口突出，可用消毒碗覆盖保护，勿予强行回纳，以免加重腹腔污染。回纳应在手术室麻醉后进行。

1.休克防治　出血性休克患者，若在积极抗休克治疗下，病情仍不见好转，则提示腹腔内有进行性大出血；在抗休克的同时，宜迅速剖腹止血。空腔脏器穿破者，休克发生较晚，一般应在纠正休克的前提下进行手术。

2.非手术治疗

（1）严密观察　对于一时不能明确有无腹部内脏损伤而生命体征尚稳定的患者，应严密观察、反复检查伤情的演变，并根据变化，不断综合分析，尽早做出结论。

（2）注意事项　不要随便搬动伤者，以免加重伤情；不能注射止痛剂，以免掩盖伤情；禁止饮食，以免有胃肠道穿孔时加重腹腔污染。

（3）治疗措施　积极补充血容量，防治休克；注射广谱抗生素以预防或治疗可能存在的腹内感染；疑有空腔脏器破裂或有明显腹胀时，应进行胃肠减压。

3. **手术治疗**　腹部闭合性损伤有内脏损伤或内脏损伤的可能性甚大者，应及时手术探查。

在非手术治疗期间如出现以下情况应及时手术探查：腹痛和腹膜刺激征进行性加重或范围扩大；肠鸣音逐渐减弱、消失或出现明显腹胀；全身情况有恶化趋势，出现口渴、烦躁、脉率增快或体温及白细胞计数上升；红细胞计数进行性下降；血压由稳定转为不稳定甚至下降；胃肠出血；积极救治休克而情况不见好转或继续恶化。

【常见内脏损伤的特征和处理】

1. **脾破裂**　在腹部闭合性损伤中，脾破裂居于首位。

脾破裂分三种类型：①中央型破裂（破在脾实质深部）；②被膜下破裂（破在脾实质周边部分）；③真性破裂（破损累及被膜）。

真性脾破裂表现明显，立即有内出血及轻度腹膜刺激征，，一般较易诊断。前中央型和被膜下破裂因出血受包膜限制，临床表现不明显，早期诊断不易。如血肿继续增大，可自发地或在轻微外力下突然破裂，称为"延迟性脾破裂"，多发生于伤后1～2周内。如疑有中央型或被膜下脾破裂的可能，应进行B超检查，多能确诊。此类患者应予住院观察，严格卧床休息，给予止血剂，加强监测，定期用B超观测脾的变化，做好随时手术的准备。若发生破裂出血，应立即手术治疗。真性脾破裂时常并发休克，应在加快输血、输液、抗休克的同时施行手术治疗，拖延手术时间可使出血更多，休克严重，增加危险。

2. **肝破裂**　伤情往往较重，死亡率和并发症发生率都极高。

肝破裂的临床表现和损伤的严重性与有无合并胆管损伤及血管损伤有关。浅表的肝破裂出血可自行停止，出血量和速度小于脾破裂。肝被膜下破裂可转为真性破裂，中央型肝破裂则更易发展为继发性肝脓肿。深大的真性肝破裂出血较多，如伴有较大的肝血管破裂，可发生致命性大出血。肝破裂的出血有时会进入肠腔而出现呕血或黑便。B超检查对肝破裂的诊断有重大帮助。肝破裂原则上均应手术治疗。

3. **小肠损伤**　在钝性损伤中，小肠损伤与脾破裂的发生概率相近。因小肠重叠盘曲，常会在一次创伤中发生多处破损，故剖腹后应有序地全面检查，以免遗漏。一般于伤后早期即表现明显的腹膜炎，诊断多不难。但有时在早期，诊断困难，因肠壁只有挫伤，稍后才发生穿孔，或穿孔较小，或穿孔暂时被肠管或大网膜堵塞，漏至腹腔的肠内容物少，以致自觉症状较轻，临床表现不典型，腹腔穿刺结果为阴性，X线检查无气腹征。但只要仔细检查，系统地严密监测，还是可以避免漏诊的。

治疗方法以手术修补为主，采用间断的横向缝合方法修补裂口，以免术后肠腔狭窄。

如属以下情况，应采用部分小肠切除同时做肠吻合术，恢复肠道的连续性：肠壁缺损大或一小段肠袢有多处破口，修补缝合后可能发生肠腔狭窄；肠系膜血管损伤，一段肠袢血运障碍，或已无活力；肠管已大部分或完全断裂。以上情况如患者状态极差，可暂将肠管外置，待情况好转后再做二期处理。

4. 结、直肠损伤　结肠损伤发生于上腹部和两侧腹部损伤，直肠损伤发生于盆腔损伤。结、直肠内容物黏稠，甚至已成粪便，破裂后漏出较慢，而且其刺激性较弱，故早期腹膜刺激征不明显，容易被忽视。结、直肠是身体内含细菌较多的器官，破裂后腹腔内的污染严重。结、直肠损伤的治疗原则是除右半结肠小的新鲜伤口、腹腔污染很轻、一般情况良好的患者可做一期修补或切除吻合外，一般多先做暂时性肠造口术或肠外置术，3～4周后，经适当准备再做二期手术。污染轻者也可行一期修补或肠切除吻合术。

项目三　急性化脓性腹膜炎

【解剖生理】

腹膜是体内面积最大的浆膜。腹膜可分为壁腹膜和脏腹膜，前者覆盖于腹壁内壁，后者覆盖于腹腔内脏器表面，但二者实际上是连续的。腹膜腔是壁腹膜和脏腹膜返折之间潜在的一单独连续的间隙，其中含有少量浆液；男性密闭，女性通过输卵管外侧端与外界相通。腹膜腔以胃及其网膜为界，可分为大腹膜腔和小腹膜腔两部分，大、小腹膜腔通过网膜孔相通。（图 15-3）

腹膜的神经支配有一定的差异，脏腹膜受交感神经和迷走神经支配，对牵拉、挤压等刺激敏感，腹痛常表现为钝痛；壁腹膜受肋间神经和腰神经的分支支配，对炎症刺激和切割等刺激敏感，痛觉定位较明确，当壁腹膜受刺激时可引起反射性的腹肌紧张，是诊断腹膜炎的主要临床依据。

腹膜具有一定的防御功能，可以清除进入腹膜腔的少量细菌。腹膜还具有强大的吸收能力，以膈面的腹膜吸收能力最强，盆腔腹膜吸收能力最弱。临床上根据不同部位腹膜吸收能力差异的特点，对急性腹膜炎患者，采取半卧位，使感染流向盆腔腹膜，以减少腹膜对炎性物质的吸收，从而减轻全身炎症反应。腹膜还具有一定的分泌能力，正常情况下可以分泌少量液体起到润滑作用，病理状态下，腹膜可以漏出大量液体，形成腹水。腹膜还具有一定的修复作用，在炎症刺激下产生渗出液，渗出液中的纤维蛋白原可转变成纤维素形成粘连，这是造成粘连性肠梗阻的重要原因。此外，临床可以根据腹腔穿刺所得的腹腔渗出液性质，对腹膜炎的病因做出初步判断。

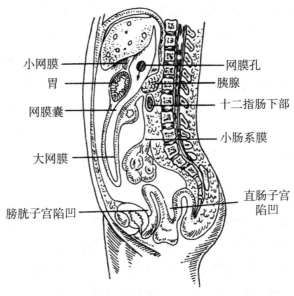

图 15-3 腹膜解剖图

【分类】

1. 按炎症范围分类

（1）局限性腹膜炎　病变局限于腹腔某一象限。

（2）弥漫性腹膜炎　病变累及腹腔 2 个及以上象限。

2. 按发病机制分类

（1）原发性腹膜炎　腹腔内无明显的病变，病原体由腹腔外病灶经血行、淋巴或肠壁、女性生殖道扩散所引起的腹膜炎。主要表现为弥漫性腹膜炎。

（2）继发性腹膜炎　是临床最常见的类型。由腹腔内脏器炎症、损伤破裂、穿孔或术后并发症等引起的化学性或细菌性腹膜炎，可以是局限性腹膜炎，也可以是弥漫性腹膜炎。在临床上最为多见的是急性继发性细菌性腹膜炎。

【病因】

1. 原发性腹膜炎　腹腔内无原发病灶的腹膜炎，临床上较少见。致病菌多为溶血性链球菌、肺炎双球菌或大肠杆菌。常由血源感染引起，多见于儿童。常在上呼吸道感染、丹毒等感染性疾病的过程中，因抗病能力低下，病菌经血行途径到达腹腔。女性患者，可通过输卵管感染。肝硬化并发腹水患者可因肠道细菌自肠壁渗出引起。

2. 继发性腹膜炎　是最常见的腹膜炎。其病原菌多以肠道细菌为主，常见的是以大肠杆菌为主的混合感染。其常见病因如下。

（1）腹腔内脏器穿孔、损伤破裂　最常见的是急性阑尾炎穿孔和胃、十二指肠溃疡穿孔，少数因胆囊管完全梗阻所致的坏疽性胆囊炎并发穿孔，伤寒、克罗恩病、麦克尔憩室炎等肠道炎症病变穿孔及肝脓肿等腹腔脓肿破裂，外伤造成的腹腔内脏器的破裂。

（2）腹内脏器炎症的扩散　急性阑尾炎、急性胰腺炎、急性胆道感染、急性盆腔炎等腹腔内脏器感染性疾病产生含细菌渗出液进入腹腔引起腹膜炎，绞窄性肠梗阻时细菌通过肠壁进入腹腔可导致腹膜炎。

（3）手术后并发症　腹部手术中的腹腔污染，胃肠道、胆管手术后并发吻合口瘘等。

【病理生理】

急性腹膜炎形成后，据患者机体抵抗力和感染程度，以及治疗及时与否，可产生不同的结局。如患者抵抗力强、感染较轻，大网膜及附近的脏器将移至病变附近并将其包裹局限，形成局限性腹膜炎，此后炎性渗出液可逐渐被吸收，炎症消散；若炎性渗出液未被完全吸收而聚积，则可形成局限性脓肿。如患者抵抗力弱、感染较重，则会迅速扩散而形成弥漫性腹膜炎。腹膜严重充血、水肿、渗出液增加，可导致大量液体丢失，引起水电解质和酸碱平衡的紊乱及大量毒素吸收可导致机体发生中毒性休克，同时肠管高度水肿、充血会造成麻痹性肠梗阻。

【临床表现】

1. 症状

（1）腹痛　为最常见、最主要的症状。继发性腹膜炎时腹痛呈持续性。另外，急性腹膜炎疼痛多自原发病变部位开始，进而累及全腹或局限于一定范围，疼痛最明显的区域常为原发病灶所在部位。

（2）恶心、呕吐　初期呕吐是反射性的，多由腹膜受刺激引起，呕出物为胃内容物；后期如并发麻痹性肠梗阻，则呕出黄绿色的胆汁，甚至棕褐色粪样内容物。

（3）发热　腹膜炎发生后患者体温逐渐升高，正常情况下脉搏随体温升高而加快，如脉搏增快而体温反而下降，多为病情恶化的征象。

2. 体征

（1）视诊　患者多喜蜷卧或平卧屈膝位；多呈急性病容，表情痛苦。弥漫性腹膜炎后期，可出现感染性休克表现，如眼窝凹陷、口唇干燥、少尿、血压下降等。早期腹部外形无明显变化，腹式呼吸减弱或消失。

（2）触诊　腹部压痛、反跳痛及腹肌紧张是腹膜炎最典型的体征，称腹膜刺激征，可局限于某一象限，也可遍及全腹，但以原发病灶部位最为明显。因上消化道溃疡穿孔引起的腹膜炎会引起强烈的腹肌紧张，呈现"板状腹"；幼儿、老人和极度虚弱者，腹肌紧张常不明显。

（3）叩诊 由于胃肠道内胀气，全腹叩诊呈鼓音；胃肠道穿孔，如有大量的气体进入腹腔，肝浊音界可缩小或消失；腹腔内积液及血液较多时，可有移动性浊音；局限性明显叩击痛的存在常提示原发病灶所在部位

（4）听诊 肠鸣音多减弱，伴有肠麻痹时肠鸣音可消失。

【辅助检查】

1. 实验室检查 白细胞计数及中性粒细胞比例一般均明显增高。若白细胞计数不高，但出现明显的核左移或有中毒颗粒，说明抵抗力低下，病情危重，预后不良。

2. 腹腔穿刺 对腹膜炎的确诊及病因诊断均有重要价值。如穿刺液中含有食物残渣、胆汁，提示上消化道穿孔；穿刺液有粪臭味表示低位小肠或结直肠的穿孔或炎症；抽出脓性液说明有化脓性感染病灶；血性渗出液常见于重症胰腺炎、绞窄性肠梗阻、晚期肿瘤等；抽出不凝固血液，提示有腹腔内脏器出血，如肝脾破裂、宫外孕破裂等。腹腔穿刺液的涂片、细菌培养及药物敏感试验可确定病原菌，为选择抗菌药物提供依据。

3. 影像学检查 腹部立位 X 线检查可见小肠、大肠广泛胀气，甚至出现多个小液平面等肠麻痹征象；如有膈下游离气体，常提示有胃肠道穿孔。B 超可以探测出腹腔内有无积液或脓肿形成。腹部 CT 检查对于腹内实质性脏器病变的诊断具有重要意义，可了解病灶位置、大小、有无腹腔内脓肿形成等。

4. 直肠指检 直肠前窝有触痛、饱满或波动感，应考虑盆腔感染或脓肿形成。

【诊断】

急性腹痛，加上腹部压痛、反跳痛、腹肌紧张等腹膜刺激征的典型表现，即可诊断腹膜炎。但腹部手术后并发腹膜炎，老年人或免疫功能低下的患者发生腹膜炎时，腹部体征常不典型。此外，临床上更重要的是必须尽快明确引起腹膜炎的病因，以判断是否需要采取手术治疗。腹部立位 X 线片、B 超、腹部 CT 等影像学检查有助于确定病因。

【鉴别诊断】

1. 内科疾病 急性胃肠炎、痢疾、急性肾盂肾炎、糖尿病酮症酸中毒等常有急性腹痛伴恶心、呕吐等症状，查体可有腹部压痛，但无反跳痛，不难做出鉴别。肺炎、胸膜炎、心包炎、心绞痛等都可引起反射性腹痛，甚至伴有上腹部腹肌紧张，通过询问疼痛的情况，胸部体格检查，且又无明确腹部反跳痛等体征，再借助心电图及胸部 X 线检查一般也可做出鉴别。

2. 急性阑尾炎 典型的急性阑尾炎，可有"转移性右下腹疼痛"病史；急性腹膜炎

时，腹部压痛和肌紧张最显著的部位为右下腹时，需考虑阑尾炎穿孔。

3. 急性胆囊炎 腹痛以右上腹为主，可向右肩部放射，可伴有寒战、呕吐及轻度黄疸。腹膜刺激征可累及全腹，但以右上腹为最明显，胆囊肿大时可触及胆囊，墨菲（MurpHy）征阳性。胆囊有穿孔或坏疽性胆囊炎者，需行急诊手术治疗。肝胆胰 B 超可有助于确诊。

4. 急性坏死性胰腺炎 起病急骤，疼痛多位于左上腹，有时可放射至后背部，可伴有呕吐。发病初期血淀粉酶常明显升高，上腹部 CT 检查等有助于确诊。

5. 机械性肠梗阻 呈间断性或阵发性绞痛，可见肠蠕动波，腹部听诊可闻及肠鸣音亢进、气过水音或金属音。当肠梗阻发生绞窄或坏死时，肠鸣音可减弱或消失。腹部立位 X 线片有助于诊断。

6. 宫外孕破裂 腹膜刺激征以下腹部为主，多有明显停经史，下腹剧烈疼痛，阴道流血，甚至出现低血容量性休克。尿 HCG 检查呈阳性，腹部或阴道穹后部穿刺可抽出不凝固的血液。

7. 胃及十二指肠溃疡穿孔 常有溃疡病病史，突然发作的上腹部刀割样疼痛，并快速蔓延至全腹。压痛区和疼痛最显著的部位在上腹部，其腹肌紧张呈"板状腹"，反跳痛明显。腹部 X 线检查常可见膈下游离气体。

【治疗】

急性腹膜炎的治疗取决于引起腹膜炎的原因与性质，要结合患者的具体情况选择治疗方法。其目的是要消除引起腹膜炎的病因，控制腹腔感染，使腹腔内的脓性渗出液引出或尽快局限、吸收，以及提高机体的抗病能力。

1. 非手术治疗

（1）适应证 ①原发性腹膜炎；②急性盆腔炎及多数盆腔器官感染所致的腹膜炎；③急性局限性腹膜炎或已形成局限性腹腔脓肿者；④某些腹腔脏器穿孔引起的腹膜炎（如早期单纯的消化道溃疡病穿孔、轻型胰腺炎等），病因明确，病变局限，腹胀不明显，腹腔内积液少，一般情况好，全身中毒症状轻，无休克表现者。

（2）治疗措施

①体位：患者无休克时，宜取半卧位，使腹内渗出液下流到盆腔，利于引流，减少腹膜对毒素吸收，并可减轻因腹胀压迫而引起的呼吸和循环障碍。

②禁食、胃肠减压：对于消化道穿孔患者，留置胃肠减压管，可减少胃肠内容物向腹腔内溢出，减轻胃肠积气，有利于炎症的局限和吸收，促进穿孔的闭合及胃肠道功能的恢复。

③静脉输液：由于禁食、腹腔大量渗液及胃肠减压抽出大量消化道液体，大多患者均

伴有脱水、电解质紊乱等，应及时补充足够的液体及电解质，纠正水电解质和酸碱平衡的失调；严重感染、失血等病情危重的患者，应补充血容量，纠正贫血和低蛋白血症；补充热量和营养，以提高机体抗病能力，防止休克。

④抗生素的应用：根据原发病灶的情况和感染的轻重，选用适当的抗生素。感染较重者，可选用抗菌谱更广、作用更强的药物，也可联合用药。

2. 手术治疗

（1）适应证

①腹腔内脏器穿孔，腹膜刺激征明显，有明确的腹腔感染病灶者，如坏疽性阑尾炎、急性胆囊炎穿孔、消化道溃疡穿孔、重症胰腺炎、外伤性内脏破裂等。

②感染情况严重，且腹膜刺激征明显或腹腔穿刺有阳性所见者，虽弥漫性腹膜炎病因不明确，仍需急诊剖腹探查。

③弥漫性腹膜炎经非手术治疗，病情未见好转或加重者。

④行胃肠道吻合手术或胆道手术后 1 周内，腹痛突然加重，出现急性腹膜炎体征，怀疑吻合口漏者。

（2）治疗方案　包括处理原发病灶、清理腹腔、腹腔引流、术后处理等。

复习思考

1. 腹股沟斜疝与腹股沟直疝的区别点。

2. 简述腹部损伤的分类、临床表现及诊断要点。

3. 急性腹膜炎的手术指征。

扫一扫，知答案

扫一扫，看课件

模块十六

胃肠疾病

【学习目标】

　　1.掌握胃、十二指肠外科疾病的手术适应证；肠梗阻的临床表现、诊断和治疗原则。

　　2.熟悉胃及十二指肠溃疡急性穿孔、大出血、幽门梗阻的临床表现；胃癌的临床表现及治疗原则；肠梗阻的分类；大肠癌的辅助检查和治疗原则。

　　3.了解大肠癌的病因、病理生理和分型；直肠肛管良性疾病的病因、临床表现、诊断和治疗原则。

项目一　胃及十二指肠疾病

一、胃及十二指肠溃疡

胃及十二指肠溃疡又称消化性溃疡，是指发生在胃、十二指肠的局限性全层黏膜缺损。其病因和发病机制至今尚未完全明了。大多数胃、十二指肠溃疡经严格内科治疗可以治愈，仅少数患者需外科治疗。

【解剖生理概要】

1.胃的解剖

（1）胃的大体形态　胃是消化系统器官，在中度充盈时大部分位于左季肋区，小部分位于腹上区。胃的上口称贲门，续食管；下口称幽门，接十二指肠。胃的表面被在大网膜和小网膜附着处的腹膜平面分为前后两个面，上缘的凹陷称胃小弯，下缘的凸起称胃大弯。胃小弯近幽门处的弯曲称角切迹（亦称幽门窦切迹）。临床上常将胃分成三个部分，即胃底部、胃体部和胃窦部（幽门窦）。胃底为胃的最上部分，呈穹隆状，位于贲门左侧而高于贲门水平；胃体从胃底延伸到角切迹；胃窦位于角切迹与幽门之间（图 16-1）。

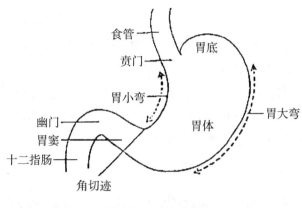

图 16-1　胃的解剖

（2）胃壁的组织学结构　胃壁由内向外可分为四层。包括黏膜层、黏膜下层、肌层、浆膜层。

（3）胃的血液供应　胃的动脉沿着胃小弯、胃大弯走行。胃小弯的动脉由胃左动脉和胃右动脉的分支构成；胃大弯的动脉由胃网膜左动脉和胃网膜右动脉的分支构成。胃短动脉的分支主要分布于贲门口及胃底部（图 16-2）。胃黏膜下和壁内丰富的静脉网形成了和同名动脉相伴行的静脉，这些静脉汇入脾静脉或肠系膜上静脉，最终进入门静脉。

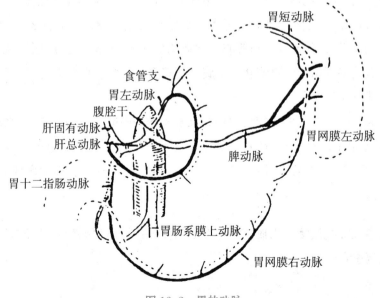

图 16-2　胃的动脉

（4）胃的神经支配　胃由交感神经和副交感神经支配。前者作用为收缩血管，并抑制胃平滑肌的运动，减少胃液的分泌；后者来自迷走神经，作用为促进胃平滑肌的运动，增加胃液的分泌；二者共同调节胃的正常功能。

2. 胃的生理功能

（1）分泌功能　正常成人每日可分泌 1500～2500mL 的胃液，胃液主要由壁细胞、主细胞、颈黏液细胞的分泌物及唾液、十二指肠液组成。其中，壁细胞分泌盐酸呈酸性；主细胞和颈黏液细胞分泌胃蛋白酶原和黏液等呈碱性。

（2）运动功能　胃的蠕动具有一定的节律性，胃的电起搏点位于胃底近大弯侧的肌层，当该点发出脉冲信号后（通常约 3 次 / 分），该信号沿胃的纵肌层传播，导致一次蠕动波从胃体部传向幽门，但不是每次的脉冲都引起胃的蠕动。

【临床表现】

1. 胃及十二指肠溃疡穿孔　是最严重的并发症之一。典型的症状包括腹痛、恶心呕吐。腹痛多为突然发生的剧烈腹痛，疼痛最初开始于上腹部穿孔部位，呈刀割样或烧灼样，一般为持续性，也可为阵发性加剧，疼痛范围可局限也可较广泛。由于胃肠道气体进入腹腔并存积于膈下，60%～80% 的患者叩诊肝浊音界缩小或消失。由于肠腔内胀气，全腹叩诊呈鼓音；如腹膜腔内渗液较多时，可叩出移动性浊音。早期可有肠鸣音亢进，至弥漫性腹膜炎时，肠鸣音可减弱或消失。大多数患者立位腹部摄片可见半月形的膈下游离气体，对诊断有重要意义。

2. 胃及十二指肠溃疡大出血　是最常见的并发症。好发于十二指肠球部后壁和胃小弯。临床表现取决于出血量和出血速度。主要症状是呕血和解柏油样黑便，出血量少时患者只有黑便而无呕血，迅猛的出血则为大量呕血与紫黑血便，更有甚者可出现鲜红色血便。呕血前常有上腹部疼痛不适和恶心；便血前后可有心悸、乏力、全身疲软，甚至晕厥。短期内失血较多可出现休克症状。上腹部可有轻度压痛，肠鸣音亢进。腹痛严重的患者应注意有无伴发溃疡穿孔。

3. 瘢痕性幽门梗阻　主要表现为腹痛和反复发作的呕吐。患者最初有上腹膨胀不适并出现阵发性胃收缩痛，伴嗳气、恶心、呕吐。呕吐多发生在下午或晚间，呕吐量大，呕吐物含有大量宿食有腐败酸臭味，但不含胆汁。常有少尿、便秘、贫血等慢性消耗表现。

【手术适应证】

主要包括急性穿孔溃疡大出血；瘢痕性幽门梗阻；胃溃疡恶变，及经内科系统治疗无效的顽固性溃疡患者。

【手术方法】

经严格的药物治疗无效者或发生严重并发症时，应采取手术治疗。

1.胃大部切除术　是治疗胃十二指肠溃疡的首选术式，包括胃的切除及胃肠道重建。其原理是：切除胃的大部分，使胃酸和胃蛋白酶分泌明显减少；切除胃窦部，减少 G 细胞分泌胃泌素从而减少胃酸分泌；切除溃疡本身及溃疡的好发部位。

（1）胃的切除范围　包括胃体的远侧大部分、胃窦部、幽门和十二指肠球部。一般对高胃酸的十二指肠溃疡切除范围应不少于胃的 60%，对低胃酸的胃溃疡切除范围在 50% 左右。溃疡病灶应尽量切除，切除困难时可行溃疡旷置术。

（2）胃肠道重建　有两种吻合方式。

①毕 I 式（图 16-3）：将胃的残端与十二指肠吻合。优点是操作简便，胃肠道重建比较符合生理，但胃切除范围受限。适用于胃溃疡的治疗。

②毕 II 式（图 16-4）：将十二指肠残端闭合，将胃的残端与空肠上段行端侧吻合。优点是胃切除范围足够，可使胃酸降低达到最大要求，但操作复杂，术后并发症较多。适用于胃及十二指肠溃疡，尤其是十二指肠溃疡。

2.胃迷走神经切断术　主要用于治疗十二指肠溃疡。通过阻断迷走神经对壁细胞的刺激，消除神经性胃酸分泌；消除迷走神经引起的胃泌素分泌，减少体液性胃酸分泌。包括迷走神经干切断术、选择性迷走神经切断术和高选择性迷走神经切断术。

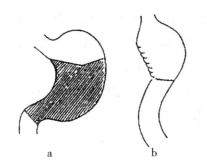 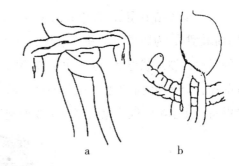

图 16-3　胃十二指肠吻合术（Billorth I 式）　　图 16-4　胃十二指肠吻合术（Billorth II 式）

二、胃癌

胃癌是我国最常见的恶性肿瘤之一。40 ～ 60 岁为高发年龄，男女发病率之比约为2：1。

【病因】

胃癌的确切病因不十分明确，但与以下因素有关。

1.环境与饮食习惯　胃癌的发病有明显的地域性差别，我国的西北与东部沿海地区发病率高；长期食用熏烤、盐腌食品的人群发病率高，与食品中含有亚硝酸盐、真菌毒素、多环芳烃化合物等致癌物有关；与饮食中缺乏维生素和微量元素也有一定关系。

2. **幽门螺杆菌（HP）感染**　是引发胃癌的主要原因之一。目前控制 HP 感染在胃癌防治中的作用已受到高度重视。

3. **癌前病变**　主要包括胃息肉、慢性萎缩性胃炎，以及切除部分胃后的残胃。这些疾病都可能伴有不同程度的慢性炎症、非典型增生或胃黏膜的肠上皮化生，久之有转化成癌的可能。

4. **遗传和基因**　分子遗传生物学研究表明：与胃癌患者有血缘关系的亲属中，胃癌发病率较对照组高 4 倍。许多证据表明抑癌基因 P53 的杂合性缺失与胃癌的发生密切相关。

【病理】

1. 大体形态分型

（1）**早期胃癌**　胃癌仅限于黏膜或黏膜下层者。癌灶直径在 5mm 以下的为微小胃癌；5～10mm 的称小胃癌；胃镜黏膜活检时诊断为癌，但手术切除后的胃标本上未能找到癌组织的称"一点癌"。早期胃癌根据病灶形态可分三型：Ⅰ型为隆起型；Ⅱ型浅表型；Ⅲ型凹陷型。早期胃癌大多发生在胃窦部和胃体部，多为高分化腺癌，预后好。

（2）**进展期胃癌**　癌组织超出黏膜下层侵入胃壁肌层，或病变达浆膜下层，或超出浆膜向外浸润至邻近脏器，或有远处转移者。国际上采用 Borrmann 分型法（图 16-5）分四型：①Ⅰ型（结节型），为边界清楚突入胃腔的块状癌灶，具有明显的局限性；②Ⅱ型（溃疡局限型），为边界清楚并略隆起的溃疡状癌灶；③Ⅲ型（溃疡浸润型），为边界模糊不清的浸润性溃疡状癌灶，是进展期胃癌中最常见的一型；④Ⅳ型（弥漫浸润型），癌肿沿胃壁各层全周性浸润生长，边界不清。若全胃受累胃腔缩窄、胃壁僵硬如革囊状，称皮革状胃癌，几乎都由低分化腺癌或印戒细胞癌引起，恶性度极高。

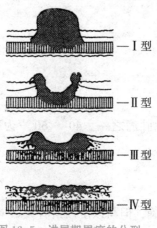

图 16-5　进展期胃癌的分型

2. 组织学分型　包括腺癌（乳头状癌、管状腺癌、低分化腺癌、黏液腺癌及印戒细胞癌）、腺鳞癌、鳞状细胞癌、未分化癌和不能分类的癌。

3. 转移途径

（1）直接浸润　贲门胃底癌易侵及食管下段，胃窦癌可向十二指肠浸润。胃癌突破浆膜后，易扩散至网膜、结肠、肝、脾、胰腺等邻近器官。

（2）淋巴转移　是胃癌的主要转移途径，进展期胃癌的淋巴转移率高达 70% 左右，早期胃癌也可有淋巴转移。胃癌的淋巴结转移率和癌灶的浸润深度呈正相关。

（3）血道转移　癌细胞进入门静脉或体循环向身体其他部位播散，形成转移灶。以肝多见，另外还有肺、骨、肾、脑等。

（4）种植转移　胃癌浸出浆膜后，肿瘤细胞脱落并种植在腹膜和脏器浆膜上，形成转移结节。直肠前凹的转移癌，直肠指检可以发现。女性患者胃癌可形成卵巢转移性肿瘤，称 Krukenberg 瘤。

【临床表现】

1. 早期胃癌　多数患者无明显症状，有时表现为上腹不适、隐痛、食欲不振或是类似溃疡病的上消化道症状，易被患者或医生忽视，因此早期胃癌诊断率低。

2. 进展期胃癌　最常见的临床症状是疼痛与体重减轻。患者常有较为明确的上消化道症状，随着病情进展上腹疼痛加重，出现食欲下降、乏力、消瘦，部分患者有恶心、呕吐。

根据肿瘤的部位不同，也有特殊表现。贲门胃底癌可有胸骨后疼痛和进行性吞咽困难；幽门附近的胃癌有幽门梗阻表现；肿瘤破坏血管后可有呕血、黑便等消化道出血症状。腹部持续疼痛常提示肿瘤扩展超出胃壁。大约 10% 的患者有胃癌扩散的症状和体征，如锁骨上淋巴结肿大、腹水、黄疸、腹部包块、直肠前凹触及肿块等。

3. 晚期胃癌　常可出现贫血、消瘦、营养不良甚至恶病质等表现。

【辅助检查】

1. 胃镜检查　直接观察胃黏膜病变的部位和范围，并可获取病变组织做病理学检查，是诊断胃癌的最有效方法。

2. X 线钡餐检查　数字化 X 线胃肠造影技术的应用，使得影像分辨率和清晰度大为提高，是目前诊断胃癌的常用方法。常采用气钡双重造影，通过黏膜相和充盈相的观察做出诊断。早期胃癌的主要改变是胃黏膜相异常，进展期胃癌的形态与胃癌大体分型基本一致。

3. 螺旋 CT 与正电子发射成像检查　多排螺旋 CT 扫描结合三维立体重建和模拟腔镜

技术，是一种新型无创检查手段，有助于胃癌的诊断和术前临床分期。采用正电子发射成像技术（PET）可以判断淋巴结与远处转移病灶情况，准确性较高。

4. 实验室检查　大便潜血试验持续阳性有助于胃癌诊断。肿瘤标记物 CEA、CA19-9 和 CA125 在部分胃癌患者中可见升高，但目前认为仅作为判断肿瘤预后和治疗效果的指标，无助于胃癌的诊断。

【诊断】

40 岁以上有上消化道症状而无胆道疾病者；原因不明的消化道慢性失血者；短期内体重明显减轻、食欲不振者，均应做胃的相关检查，以防漏诊胃癌。

目前临床上的诊断依据有胃镜检查、X 线钡餐检查、CT 成像及相关肿瘤检查，病理检查仍是确诊的金标准。

【治疗】

1. 手术治疗　外科手术是治疗胃癌的主要手段，分为根治性手术和姑息性手术。

（1）根治性手术　原则为整块切除包括癌灶和可能受浸润胃壁在内的胃的部分或全部，按临床分期标准整块清除胃周围的淋巴结，重建消化道。

（2）姑息性手术　适用于原发灶无法切除，为了减轻由于梗阻、穿孔、出血等并发症引起的症状而做的手术，如胃空肠吻合术、空肠造口、穿孔修补术等。

2. 化学药物治疗　用于根治性手术的术前、术中和术后，延长生存期。晚期胃癌患者采用适量化疗，能减缓肿瘤的发展速度，改善症状，有一定的近期效果。常用的胃癌化疗给药途径有口服给药、静脉给药、腹膜腔给药、动脉插管区域灌注给药等。

3. 其他治疗　包括放疗、热疗、免疫治疗、中医中药治疗等。

项目二　肠梗阻

肠内容物不能正常顺利通过肠道运行，称为肠梗阻。是外科常见急腹症之一。

案例导入

患者，王某，男，60 岁。2 天前无明显诱因出现腹部疼痛，呈阵发性胀痛，伴恶心、呕吐，呕吐物为胃内容物及胃液。自服草药治疗具体不详，但腹痛腹胀无缓解，来我院就诊。曾于 2015 年在当地医院行胃穿孔修补术。查体：T37.5℃，P100 次 / 分，R20 次 / 分，BP130/90mmHg，皮肤黏膜干燥，眼球凹陷，颜面潮红。腹部膨隆，未见胃肠型和蠕动波。腹软，脐周压痛，无反跳痛，未扣及腹部包块，肠鸣音 2 次 / 分。腹部立位平片示腹部肠腔中量积气，多个气液平面。

问题：观察患者病情变化时应注意哪些情况的发生？

一、概述

【分类】

1. 按发生的基本原因分类

（1）机械性肠梗阻　是由于各种机械物理性因素致肠管狭窄，使肠内容不能正常通过，临床最常见。主要原因有：①肠壁因素，如肠管肿瘤、先天性肠道闭锁、炎症狭窄等；②肠管外因素，如粘连带压迫、肠扭转、肿瘤推挤和嵌顿疝卡压等；③肠腔内因素，如粪石、异物堵塞等。

（2）动力性肠梗阻　是由于毒素刺激和神经反射功能紊乱致肠蠕动丧失或肠管痉挛，肠内容物不能正常运行通过。常见于急性腹膜炎、腹膜后血肿、腹部大手术和全身严重感染等；痉挛性肠梗阻较少见，仅出现于慢性铅中毒及严重肠功能紊乱患者。

（3）血运性肠梗阻　是由于肠管供应血管出现硬化梗死，血栓形成，使肠管血运发生障碍，肠管功能丧失。多见于高龄患者。

2. 按肠管壁有无引起血运障碍分类

（1）单纯性肠梗阻　指肠管通畅性受阻，但肠壁无血运障碍。临床症状相对较轻，腹部多无腹膜炎表现。

（2）绞窄性肠梗阻　指肠管通畅性受阻同时伴有肠壁血运障碍。临床表现较重，中毒症状明显，与肠腔压力增高、血管受压、血栓形成有关。

3. 按梗阻发生的部位　分为高位（如空肠、小肠上段）和低位（如回肠、结肠）两种。

4. 按梗阻的通畅程度　分为完全性肠梗阻和不完全性肠梗阻。

5. 按梗阻的发展速度　分为急性肠梗阻和慢性肠梗阻。

此外，闭祥性肠梗阻是指一段肠管两端完全梗阻，如肠扭转、结肠肿瘤。血运障碍发生较早，病情进展迅速。肠梗阻是一个不断变化的病理过程，各种类型会因条件的变化而相互转化。

【病理生理】

肠梗阻时，肠管及全身将出现以下三方面病理生理变化。

1. **局部变化**　梗阻近端肠腔膨胀、积气积液，肠内压进一步增高，使肠壁血供发生障碍，继而坏死、穿孔。腹压继续上升，膈肌升高，腹式呼吸减弱，影响下腔静脉回流，最终导致呼吸、循环功能障碍。

2. **体液丧失、水电解质紊乱、酸碱失衡**　是肠梗阻患者的严重病理生理改变，可引起严重的代谢性酸中毒。

3. **感染**　严重的腹膜炎和毒血症是导致肠梗阻患者死亡的主要原因。梗阻以上的肠液生成许多毒性产物；肠管极度膨胀，尤其肠管绞窄时，肠管失去活力，毒素和细菌可通过肠壁到腹腔内，引起腹膜炎，再通过腹膜吸收，进入血液，产生严重的毒血症甚至中毒性休克。

【临床表现】

肠梗阻由于梗阻的部位、原因、病变程度、发病急缓不同，临床表现会不同，但梗阻的发病机制是相同的。因此，它们有着以下共同的临床表现。

1. **腹痛**　机械性肠梗阻时，梗阻以上的肠腔因积液积气而膨胀，肠段反应性增强蠕动，引发阵发性肠绞痛。疼痛的部位可在脐部或偏梗阻部位。腹痛时可伴有高调肠鸣及气过水声，自觉有"气块"在腹部游动。同时可见到肠型与蠕动波，如腹痛呈持续性，则是肠梗阻向绞窄性发展的信号。

2. **呕吐**　随梗阻部位高低表现不同。位置越高，呕吐出现越早频繁，呕吐物为胃及十二指肠内容物；位置越低，呕吐出现越晚，呕吐物少而呈粪样。呕吐物呈血性或棕褐色，是肠管绞窄、血运障碍的表现。麻痹性肠梗阻呕吐多呈溢出性。

3. **腹胀**　与梗阻的部位高低有关，高位腹胀不明显，低位梗阻和麻痹性肠梗阻腹胀明显，呈全腹胀。腹部周围膨胀明显或不均匀隆起，是结肠梗阻和肠扭转等闭袢性梗阻的特点。

4. **停止肛门排气、排便**　亦称便闭，便闭程度与梗阻程度有关，完全性肠梗阻多不再排气、排便。便闭的时间与梗阻的位置高低有关，位置愈高，梗阻远端储存的粪便愈多，便闭时间相对愈迟。

【辅助检查】

1. **实验室检查**　肠梗阻早期实验室检查变化较小，随着病情的不断加重，体液丢失，血红蛋白、红细胞计数会升高，血气分析和血清 Na^+、K^+、Cl，尿素氮、肌酐可出现相应的变化。粪便、呕吐物隐血阳性说明肠绞窄的可能。

2. **腹部 X 线检查**　肠梗阻发生 4～6 小时后，立位、侧卧位拍片可见气液平面及胀气肠袢。由于肠功能紊乱患者、胃肠道负担较重的儿童亦可以出现 X 线检查的气液平面，因此，出现气液平面并不等于肠梗阻一定存在。还要结合其他检查。

X线表现因梗阻的部位不同各有其特点：胀气空肠黏膜呈"鱼骨刺"状，结肠胀气位于腹部周边，显示结肠袋形。低位梗阻胀气肠管较多，气液平面呈"阶梯样"排列，高位梗阻少而局限；必要时由胃管注入或口服泛影葡胺造影，可明确梗阻的存在和部位，以及可能的梗阻原因；低位梗阻或怀疑肠套叠、乙状结肠扭转、结肠肿瘤时，可做钡剂灌肠以明确诊断。

3. CT检查　CT断层扫描除了可显示胀气的肠袢、气液平面外，还可显示梗阻下段的瘪塌肠管、套叠肠段，以及肠管肿瘤和腹腔占位；同一扫描层面扩张肠管和瘪塌肠管并存是机械性肠梗阻的有力证据；增强CT扫描对确认有否肿瘤、肠管血液供应状况、手术方案的设计可提供较详细的资料，对血运性肠梗阻诊断意义较大。

【诊断与鉴别诊断】

1. 诊断　有典型的肠梗阻共同临床表现和X线等辅助检查阳性时，多可明确诊断。反复查体、密切观察四大症状的存在与演变，合理的X线间隔复查，是肠梗阻及时确诊的关键。

早期诊断需要与输尿管结石、卵巢囊肿蒂扭转、急性坏死性胰腺炎等相鉴别。

2. 鉴别诊断

（1）机械性与动力性肠梗阻的鉴别　机械性肠梗阻肠蠕动亢进，腹痛呈阵发性绞痛，腹胀相对不显著；麻痹性肠梗阻肠蠕动减弱或消失，腹痛呈持续性胀痛，腹胀显著；X线、CT检查，麻痹性肠梗阻大、小肠均扩张，机械性肠梗阻只有梗阻上段肠管扩张，晚期并发肠绞窄和麻痹，结肠也不会全部胀气。

（2）单纯性与绞窄性肠梗阻的鉴别　肠绞窄是明确的手术指证。以下情况提示肠绞窄可能：出现明显的腹膜炎体征和中毒症状；腹痛转为持续性绞痛或阵发性绞痛间隙仍有持续性疼痛，肠鸣音不再亢进，可出现腰背部疼痛，呕吐频繁；呕吐物、胃肠减压抽出物、粪便为血性，腹穿抽出血性液体；病情发展迅速，早期出现休克，抗休克治疗后，病情改善不明显；经积极非手术治疗，症状体征改善不明显；腹部有固定、压痛、隆起的包块；影响学检查见孤立、胀大、不因时间改变的肠袢，假肿瘤症，腹腔积液。

（3）完全性与不完全性肠梗阻的鉴别　完全性肠梗阻呕吐频繁，肛门完全停止排气、排便，X线检查见梗阻上段肠管扩张明显，梗阻下段肠管无气体；不完全性肠梗阻呕吐与腹胀都较轻，X线检查肠管胀气不明显，梗阻远端肠管仍有气体，肛门仍有少量气体及粪便排出。

（4）高位与低位肠梗阻的鉴别　高位梗阻呕吐早而频繁，腹胀较轻；低位梗阻腹胀明显，呕吐迟而少，呕吐物呈粪样。X线检查高位梗阻扩张肠管少，低位梗阻扩张肠管多，结肠梗阻扩张的结肠分布在腹部周围，可见结肠袋。

（5）梗阻病因鉴别　可根据病史、体征、年龄、影像学检查综合分析。既往有腹部手术史的，以粘连性肠梗阻多见；腹外疝患者需排除嵌顿疝；新生儿多为先天性畸形；老年人以肿瘤、粪块堵塞多见；结肠梗阻多系肿瘤引起。

【治疗】

治疗原则是解除梗阻和纠正全身生理紊乱。

1. 非手术治疗

（1）禁食、胃肠减压　禁食，并通过胃肠减压吸出梗阻近端气体和液体，可减轻腹胀，降低肠管压力，改善肠壁血运，减少细菌繁殖和毒素产生。是肠梗阻治疗的重要方法之一。

（2）纠正水、电解质和酸碱平衡紊乱，胃肠外营养支持　根据电解质、血气分析、呕吐物量和种类、胃肠减压引流量以及缺水体征，综合计算、评估补液的质和量。需供给每日能量代谢所需的热卡，必要时补充血浆等胶体，维持内环境稳定。

（3）抗感染治疗　应用针对肠道细菌及厌氧菌的抗生素，防止细菌感染与中毒症状加重。

（4）中医中药治疗　以大承气汤为主的中药汤剂、生植物油胃管注入或中药灌肠，针刺足三里等穴位，对单纯性炎性肠梗阻、肠麻痹、蛔虫粪块堵塞等不全性肠梗阻有确定疗效，可使其缓解或治愈。

（5）低压灌肠　对肠套叠早期、轻度肠扭转的患者，可在严密监控下试行低压空气或钡剂灌肠，可促使肠管复位，避免手术。

（6）对症治疗　在诊断明确、病情清楚的情况下，可适度应用解痉剂、镇静剂和镇痛剂以缓解病情，有利于治疗。

2. 手术治疗　手术适应证有各类绞窄性肠梗阻、肿瘤、先天性肠道畸形引起的肠梗阻，以及非手术治疗无效的肠梗阻。手术的原则和目的是以最短的时间、最简单的方法解除梗阻，恢复肠道的通畅性。可归为去除梗阻原因、切除病变肠管、短路手术和肠造口、肠外置四种。

二、几种常见肠梗阻

1. 粘连性肠梗阻　是由于腹腔内粘连所致的肠梗阻，是临床上最常见的一类肠梗阻，占 40% ～ 60%。多因腹腔内手术、炎症、创伤、出血、异物等引起。

肠粘连的发病机制与个人体质和局部状态有关。极少数先天性肠粘连与机体发育异常或胎粪性腹膜炎有关。但肠粘连不一定发生肠梗阻，只有在一定条件下才会发病，如肠袢间粘连成团或固定于腹壁，使肠腔变窄或影响了管的蠕动和扩张，肠管因粘连牵扯扭转成锐角，或粘连带压迫肠管（图 16-6），或肠袢套入粘连带构成孔环，或因肠袢以粘连处为支点发生扭转等。在以上基础上，肠道功能紊乱、暴饮暴食、突然改变体位等往往也是引起肠梗阻的诱因。粘连性肠梗阻的临床表现与一般机械性肠梗阻的表现一致，多数患者有腹腔手术、腹部外伤或腹腔感染病史。一般首选非手术治疗，多数患者能得到缓解，可采用中西医结合方法。

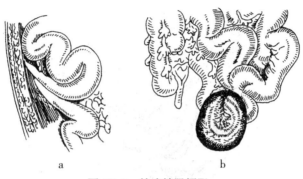

图 16-6　粘连性肠梗阻

2. **肠扭转**　是由于一段肠袢沿其系膜长轴旋转而造成的闭袢性肠梗阻。常因肠系膜过长、系膜根部附着过窄、肠段内重量增加、肠管动力异常、体位姿势突然改变等因素导致。临床以顺时针方向旋转多见，多发于小肠、乙状结肠。肠扭转常伴有系膜血管受压形成绞窄性肠梗阻，应及时处理。肠扭转表现为急性机械性肠梗阻。

（1）小肠扭转　多见于青壮年人，常有饱食后剧烈活动史，发病急骤，腹痛剧烈，呈持续性疼痛阵发加重，可向后腰部放射，患者不能平卧，呕吐频繁，腹部有时可有压痛或可扪及扩张的肠袢，进展快，易发生休克。X 线腹部平片可见小肠胀气，并有多个液平或出现空回肠换位，或排列成多种形态的小跨度蜷曲肠袢。

（2）乙状结肠扭转　多见于男性老年人，常有便秘史，或以往有多次腹痛发作经排气、排便后缓解的病史。临床表现除腹部绞痛外，有明显的腹胀，呕吐一般不明显。钡剂灌肠 X 线检查见扭转部位钡剂受阻，尖端呈"鸟嘴"形。腹部平片可见极度扩张的"马蹄铁"状乙状结肠肠袢。

肠扭转常在短期内发生肠绞窄、坏死，因此，一旦诊断明确，应及时手术治疗。手术方式有扭转复位术、复位加侧腹膜固定术、肠切除吻合术等。

3. **肠套叠**　是部分肠管套入与其相连的肠管腔内。其发生常与肠管解剖特点（如盲肠活动度过大）、病理因素（如肠息肉、肿瘤）以及肠功能失调、蠕动异常等有关。按发生部位可分为回盲部套叠（回肠套入结肠）（图 16-7）、小肠套叠（小肠套入小肠）、与结肠套叠（结肠套入结肠）等型。约80%发生于2岁以下的婴幼儿。肠套叠的三大典型症状：腹痛、血便和腹部肿块。表现为突然发作的剧烈阵发性腹痛，患儿阵发哭闹不安，面色苍白，出汗，伴呕吐和果酱样血便。腹部检查可见腊肠样肿块。X线空气或钡剂灌肠可见空气或钡剂在结肠受阻呈"杯口状"。成人肠套叠多继发于肠道肿瘤、息肉等，常呈慢性复发性、不完全性梗阻，症状比较轻，表现不如婴幼儿典型，血便发生率低。婴幼儿肠套叠可用空气或钡剂灌肠复位，疗效可达90%以上。不能复位已出现肠绞窄或有器质性病变者应手术治疗。成人肠套叠多有其他病理因素，故多采用手术治疗。

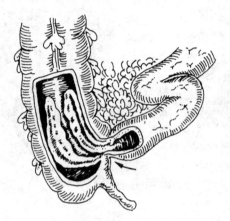

图16-7　回盲部肠套叠

项目三　急性阑尾炎

📚 案例导入

　　患者，赵某，女，36岁，已婚。6小时前感脐周疼痛，2小时后疼痛转移至右下腹，月经后10日。查体：T38℃，P82次/分，R18次/分，BP110/70mmHg，腹平坦，右下腹部有压痛、反跳痛，未扪及肿块，无移动性浊音，肠鸣音稍弱。血常规示：WBC12.6×10⁹/L，N：89%。

　　问题：做出初步诊断，提出治疗原则。

【解剖概要】

　　阑尾位于右髂窝部，附着于盲肠后内侧壁，呈蚯蚓状。大多数人的阑尾属腹膜内器官，位置尚具有较大的变异性，通常有回肠前位、回肠后位、盲肠后位、盆位、盲肠下位、盲肠外侧位等（图 16-8）。阑尾管腔较小，开口于回盲瓣下端 2 ～ 3cm 处。阑尾系膜短于阑尾，所以阑尾呈弧形或袢状改变。阑尾动脉来源于回结肠动脉的一个分支，起源于回肠末端的后面，于阑尾根部附近进入阑尾系膜；阑尾的血液回流通过阑尾静脉进入盲肠后静脉或者回结肠静脉，汇入肠系膜上静脉。阑尾在腹壁上的投影是在右侧髂前上棘与脐连线的中、外 1/3 交点处，临床上称为麦氏点（McBurney）点（图 16-9）。

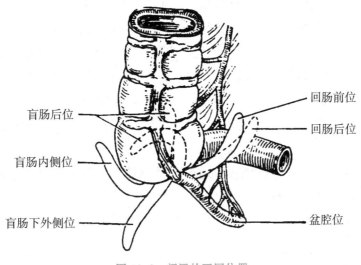

图 16-8　阑尾的不同位置

【病因】

1. 阑尾管腔梗阻　是急性阑尾炎最常见的病因。阑尾腔开口端阻塞后，阑尾黏膜分泌的液体积聚，导致阑尾腔内压力增加，引起黏膜缺血，黏膜的屏障功能丧失，腔内细菌过度繁殖并移位，引起阑尾炎症、水肿，甚至坏死。阑尾管腔梗阻的最常见原因有：粪石阻塞、阑尾炎反复发作形成瘢痕性管腔狭窄、阑尾扭曲、寄生虫或虫卵阻塞、黏膜下淋巴组织增大压迫等。

2. 细菌感染　细菌侵入阑尾壁可以是细菌直接入侵、血源性感染或邻近感染累及。在术中未发现有阑尾管腔梗阻时，需考虑此类因素。

3. 其他　如饮食习惯、胃肠道功能障碍等。低纤维素饮食者结肠排空减慢、便秘，容易导致阑尾腔梗阻。胃肠道功能障碍易引起内脏神经反射，导致阑尾肌肉和血管痉挛，以至于阑尾管腔狭窄，进而引起血运障碍、感染而发病。

【病理分类】

急性阑尾炎在不同的发展阶段可出现不同的病理变化，主要病理变化可呈现以下四种临床类型：

1. 急性单纯性阑尾炎 炎症局限于阑尾黏膜及黏膜下层，逐渐扩展至肌层、浆膜层。阑尾轻度水肿，浆膜充血，质地稍变硬，常有少量纤维素性渗出物。阑尾壁可见中性粒细胞浸润，黏膜面可能出现小的出血点和溃疡。

2. 急性化脓性阑尾炎 炎症发展到阑尾壁全层，阑尾明显肿胀，浆膜面重度充血，附着脓性渗出物，并与周围组织或大网膜粘连，邻近腹腔内有脓性渗出液。此时阑尾壁各层均有大量中性粒细胞浸润，壁内有小脓肿形成，黏膜坏死脱落或溃疡，腔内充满脓液。

3. 急性坏疽性或穿孔性阑尾炎 阑尾壁出现全层坏死，变薄而失去组织弹性，坏死部分呈暗紫色或黑色，黏膜几乎全部糜烂脱落，可局限在一部分或累及整个阑尾，阑尾腔内有血性脓液，呈黑褐色而带有明显臭味，阑尾周围有脓性渗出，并为大网膜所包裹。此时的阑尾极易破溃穿孔，穿孔后可引起局限性腹膜炎或门静脉炎，严重者可引起中毒性休克。

4. 阑尾周围脓肿 阑尾炎化脓或坏疽时，大网膜下移将阑尾包裹，形成阑尾周围脓肿，其中有网膜和小肠，表现为炎性团块。

【临床表现】

1. 症状

（1）腹痛 是急性阑尾炎最常见，也是最早出现的症状。典型的腹痛发作一般始于上腹或脐周，位置不固定，呈阵发性。数小时或十几小时后转移至右下腹，呈持续性，70%～80%的患者具有典型的转移性右下腹疼痛的特点，部分病例发病初始即出现右下腹痛。不同类型的阑尾炎其腹痛也有差异，如单纯性阑尾炎表现为轻度隐痛；化脓性阑尾炎呈阵发性胀痛和剧痛；坏疽性阑尾炎呈持续性剧烈腹痛；阑尾穿孔后因阑尾腔压力骤减，腹痛可暂时减轻，但出现腹膜炎后，腹痛又会持续加剧。另外，不同位置的阑尾炎，转移性疼痛的部位也各异，如盲肠后位阑尾疼痛转移至右腰部，盆位阑尾疼痛在耻骨上区。盲肠异位患者，急性阑尾炎的疼痛部位亦随之变化，临床上需仔细判断。

（2）胃肠道症状 恶心、呕吐、腹泻、便秘等胃肠道症状在急性阑尾炎患者中较为常见，其中，恶心、呕吐症状的发生率仅次于腹痛，可能是由于反射性的胃痉挛所致，见于疾病早期，临床上有许多急性阑尾炎患者常因为胃肠道症状突出而被误诊为急性胃肠炎。腹痛还可引起反射性肠抑制而导致便秘，疾病后期，腹膜炎会加剧肠麻痹而便秘更甚。

2. 体征

（1）生命体征改变 多数患者有发热，但一般不超过38.5℃；化脓性阑尾炎、坏疽性阑尾炎合并穿孔后，可伴有寒颤、高热，体温可达38.5℃以上。可有呼吸急促；心率增快；血压一般无明显变化。

（2）视诊　急性面容，表情痛苦，烦躁不安。急性阑尾炎伴局限性或弥漫性腹膜炎初期时，常表现为强迫仰卧位或弯腰站立位，并以双手轻按在腹部疼痛位置，如右下腹，借以减轻腹部肌肉的紧张程度。

（3）触诊　①右下腹压痛：麦氏点（脐与右侧髂前上棘连线的中外 1/3 交界处）（图16-9）压痛是急性阑尾炎最典型的体征，当阑尾穿孔时，压痛的范围可波及全腹，但此时，仍以阑尾所在位置的压痛最明显；②反跳痛与腹肌紧张：在上述压痛点位置伴有反跳痛、腹肌紧张，为腹膜炎表现；③右下腹包块：慢性阑尾炎急性发作患者，右下腹偶可触及一压痛性包块，位置固定、边界不清，应考虑阑尾周围脓肿。

（4）听诊　肠鸣音减弱或消失等，这是腹膜炎引起的反射性肠抑制表现出的防卫性反应，提示阑尾炎症加重，可能伴有化脓、坏疽或穿孔等病理改变。

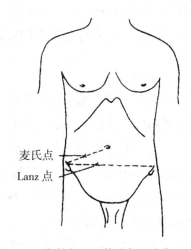

图 16-9　急性阑尾炎的腹部压痛点

3. 特殊体征

（1）结肠充气试验　患者仰卧位，用一手按压左下腹降结肠，再用另一手挤压近侧结肠，使结肠内气体传至盲肠患者和阑尾，引起右下腹疼痛者为阳性。如结肠内有粪块阻塞或者阑尾根部已经穿孔时，结肠充气试验可为阴性。

（2）腰大肌试验　患者左侧卧位，使右大腿过度后伸，引起右腰部疼痛者为阳性；提示阑尾为盲肠后位，阑尾炎症刺激腰大肌而引起疼痛。

（3）闭孔内肌试验　患者仰卧位，使右髋和右膝均屈曲 90°，然后被动向内旋转，引起右下腹疼痛者为阳性。提示阑尾为盆位，炎症刺激闭孔内肌而引起疼痛。

（4）直肠指检　指检直肠右前壁有触痛，提示阑尾为盆位。如为坏疽性阑尾炎穿孔时，指检直肠周围可有饱满感，提示有局部积脓；女性患者，若推动子宫时有压痛，提示合并有盆底部的腹膜炎。

【辅助检查】

1. 血常规　大多数急性阑尾炎患者的白细胞计数和中性粒细胞比例增高。白细胞计数可升高到（$10 \sim 20$）$\times 10^9$/L，且白细胞数增多常伴有核左移。如升高的白细胞突然下降，可能是脓毒血症表现，提示病情恶化。老年患者或免疫力低下者，白细胞亦不一定增多。

2. 尿常规　一般无阳性发现，如尿中出现少数红细胞，说明炎症侵及输尿管或膀胱。

3. 其他检查　如腹部平片、彩超检查、CT 和 MRI 检查、腹腔镜等，对不典型的阑尾炎在诊断困难时可应用。

【诊断】

主要依靠病史、临床症状、体征和实验室检查进行诊断。临床具备典型的转移性右下腹痛、阑尾部位压痛和血白细胞升高的特征，对大多数急性阑尾炎患者而言是确立诊断的重要依据。对症状和体征不明显的患者，可利用影像学检查进行鉴别诊断。

【鉴别诊断】

1. 急性胆囊炎　当胆囊肿大达右下腹，尤其是较瘦的患者，其疼痛易与急性阑尾炎相混淆。但急性胆囊炎时，墨菲征阳性，且肝胆 B 超检查可以明确诊断，因此鉴别不难。

2. 胃、十二指肠溃疡急性穿孔　腹痛多起自右中上腹，起病突然。穿孔早期，消化液如流至右下腹时，临床表现与急性阑尾炎类似。但溃疡穿孔的腹痛一般蔓延迅速，常累及全腹，引起急性弥漫性腹膜炎。在急性阑尾炎穿孔发生腹膜炎时，易误诊为溃疡病穿孔。腹部立位 X 线检查如有膈下游离气体，可有助于诊断。

3. 右侧输尿管结石　多呈突然发生的右下腹阵发性剧烈绞痛，疼痛向会阴部放射；沿右侧输尿管径路可有轻度深压痛，右下腹压痛多不明显，可有右肾叩击痛。尿常规检查可见大量红细胞；B 超检查或 X 线摄片在输尿管走行部位可呈现结石阴影，可以确诊。

4. 急性胃肠炎　可有发热、腹痛、呕吐、腹泻等症状，白细胞升高。常有不洁饮食史，且无转移性右下腹疼痛及反跳痛，结合病史较易鉴别。

5. 右侧宫外孕破裂　年轻女性的下腹部疼痛，要首先排除该疾病。宫外孕破裂时可有明显的腹膜刺激症状，出血量多时，患者可有低血容量休克表现。患者多数有月经不规则史，腹痛前可有阴道不规则的流血，尿液 HCG 检查多呈阳性。

【治疗】

原则上一经确诊，应尽早于 24 小时内行阑尾切除术。早期手术既安全、简单，又可减少近期或远期并发症的发生。如发展到阑尾化脓、坏疽或穿孔时，手术操作困难且术后并发症显著增加。即使非手术治疗使急性炎症消退，约有 3/4 的患者还会复发。非手术治疗仅限于不同意手术的单纯性阑尾炎，或发病已超过 72 小时，已形成炎性肿块等有手术禁忌证者。阑尾切除术可通过传统的开腹或腹腔镜完成。腹腔镜具有创伤小、可同时探查其他脏器、并发症少、恢复快等优点。

【特殊类型】

1. 小儿急性阑尾炎　临床表现不典型，但腹痛、发热仍是最常见的症状；患儿病情多进展快且严重。腹肌紧张不明显，压痛范围一般较广而不局限。小儿急性阑尾炎一旦诊断明确，需及早手术，以防阑尾穿孔；同时积极纠正水电解质平衡及酸碱平衡紊乱，减少术后并发症和死亡率。

2. 妊娠期急性阑尾炎　较常见。妊娠期，随着子宫的增大，盲肠和阑尾的位置也随之改变，腹部疼痛的位置和特点多不典型，腹肌紧张和压痛均不明显。穿孔后由于胀大的子宫的影响，大网膜难以包裹炎症阑尾，腹膜炎不易局限，炎症刺激子宫可导致流产或早产。治疗上，基本都可采用手术疗法。

3. 老年人急性阑尾炎　因老年患者反应能力低，发病时症状和体征多不明显，转移性右下腹痛常不明显，腹膜刺激征多不显著，有时炎症虽重但白细胞和中性粒细胞比例常在正常范围。易发生坏死、穿孔，炎症易扩散而不易局限。治疗原则是早期诊断，早期手术；术后应预防肺部并发症和血栓性静脉炎的发生。

4. 异位急性阑尾炎　临床表现多不典型，包括高位、左侧位、盲肠后腹膜外和盆位等不同部位的急性阑尾炎。

项目四　结肠直肠和肛管疾病

一、痔

痔是直肠下端黏膜或肛管皮肤下的结节性静脉团，是最常见的肛肠疾病。目前病因尚未完全明确，主要学说有肛垫下移学说、静脉曲张学说等。

【临床表现】

痔根据所在部位不同可分为内痔、外痔、混合痔三种。

1. 内痔　临床上最为多见。好发于截石位 3、7、11 点。主要表现是出血和痔块脱出。临床上依据病情轻重可分四期。I 期内痔便时出血或便后滴血，无痔核脱出；II 期内痔便时出血，便时痔核脱出，便后自行回纳；III 期内痔偶有便血，排便或久站、咳嗽、劳累、负重时痔脱出，需用手还纳；IV 期内痔偶有便血，痔脱出不能还纳或还纳后又脱出。

2. **外痔**　主要表现为肛门不适、潮湿不洁，有时伴瘙痒。如发生血栓及皮下血肿，时有剧痛。血栓性外痔最常见。

3. **混合痔**　内痔和外痔的症状可同时存在。内痔发展到Ⅲ期以上多形成混合痔。

【治疗】

1. **非手术治疗**

（1）注射疗法　适用于Ⅰ～Ⅱ期内痔。注射硬化剂（5%鱼肝油酸钠、5%二盐酸奎宁注射液等）于黏膜下痔血管周围，产生无菌性炎症反应，黏膜下组织、静脉丛纤维化，使痔萎缩而愈，治疗效果较好。

（2）胶圈套扎法　适用于各期内痔，利用橡皮圈的弹性套扎痔核（亦可用粗丝线结扎），使其缺血、坏死、脱落，而达到治疗目的；Ⅱ、Ⅲ期内痔痔核较多时，可分2～3次套扎，每次间隔3周。

2. **手术治疗**　痔单纯切除术适用于Ⅱ、Ⅲ期内痔和混合痔；血栓性外痔采用手术剥除血栓，结扎血管。

二、直肠肛管周围脓肿

直肠肛管周围脓肿是指直肠肛管周围软组织间隙的急性化脓性感染及脓肿形成。绝大部分直肠肛管周围脓肿由肛腺感染引起。肛腺开口于肛窦，因肛窦开口向上，便秘、腹泻时易引发肛窦炎，感染可向上、下、外扩散至直肠肛管周围间隙。

【临床表现】

直肠肛管周围脓肿因所在部位不同、病情程度有异。身体状况改变亦轻重不同。

1. **肛门周围皮下脓肿**　最常见，全身感染症状不明显，以局部表现为主。主要症状是肛周持续性剧痛和红、肿、热、触痛。

2. **坐骨肛门窝脓肿**　较常见，脓肿位于肛提肌以下的坐骨、肛管之间的软组织间隙内，初期表现为局部疼痛，炎症较重时局部红肿热痛明显，晚期炎症波及直肠和膀胱时，患者出现直肠刺激症状和膀胱刺激症状。

3. **骨盆直肠窝脓肿**　较少见，脓肿位于肛提肌以上的坐骨、直肠间隙内，由于脓肿位置深而高，引起的全身症状较重而局部体征不明显。常表现有直肠刺激症状和膀胱刺激症状，有明显排便痛和排尿困难。急性炎症期有不同程度的全身表现，如发热、头痛、乏力、食欲不振等；重症（深部脓肿）可有寒颤、高热，甚至出现感染性休克。

【治疗】

直肠肛管周围脓肿早期应予抗感染、理疗、软化大便等治疗；重症患者给以降温、全身支持和防治休克处理；脓肿形成后及时切开引流。治疗延误或手术后引流不畅，常易致肛瘘。

三、肛瘘

肛瘘是指直肠下部或肛管与肛周皮肤间形成的慢性感染性管道。常为直肠肛管周围脓肿的并发症，可由脓肿自行溃破或切开引流后形成，少数是结核杆菌感染或由损伤引起。

肛瘘由内口、外口、瘘管三部分组成。瘘管位于肛门外括约肌深部以下者为低位肛瘘，在肛门外括约肌深部以上并跨越外括约肌深部称为高位肛瘘。有一个内口、一个外口和一条瘘管的称为单纯性肛瘘；一条瘘管有多个瘘口和瘘管的称为复杂性肛瘘。

【临床表现】

瘘外口流出少量脓性、血性、黏液性分泌物为主要症状。

1. 疼痛　多为隐痛不适。急性感染时，有较剧烈的疼痛。

2. 瘘口排脓　瘘口经常有脓液排出，在脓液排出后，外口可以暂时闭合；当脓液积聚到一定量时，再次冲破外口排脓，如此反复发作。

3. 发热　肛瘘引流不畅时脓液积聚，毒素吸收可引起发热、头痛、乏力等表现。

4. 肛周瘙痒　瘘口排出的脓液刺激肛周皮肤，使肛门部潮湿、瘙痒，久之可形成湿疹。

【治疗】

肛瘘不能自愈，必须手术治疗。常用的术式有以下几种。

1. 瘘管切开术或瘘管切除术适用于低位肛瘘。

2. 挂线疗法适用于高位单纯性肛瘘的治疗或高位复杂性肛瘘的辅助治疗。

四、肛裂

肛裂是齿状线以下肛管皮肤全层裂伤后形成的小溃疡。方向与肛管纵轴平行，长0.5～1cm，呈梭形或椭圆形，常引起肛周剧痛。多见于青中年人，绝大多数见于肛管后正中线，也可在前正中线。

【病因病理】

肛裂的病因尚不清楚，可能与多种因素有关。长期便秘、粪便干结引起排便时机械性创伤是大多数肛裂形成的直接原因。由于肛管与直肠成角相延续，排便时粪便冲击肛管后壁，后正中线承受压力最大；而此处的肛尾韧带伸缩性较差，血供亦差，故容易受到损伤。肛裂、前哨痔、乳头肥大常同时存在，称为肛裂"三联征"。

肛裂可分急性肛裂和慢性肛裂。急性肛裂是指新近发生的肛裂，裂口边缘整齐，底红，无瘢痕形成；慢性肛裂因损伤反复发生或由肛窦、肛腺炎症向下蔓延而成，裂口边缘增厚纤维化，底部肉芽组织苍白。

【临床表现】

典型的临床表现有疼痛、便秘和出血。

1. 疼痛 一般较剧烈，有典型的周期性，即排便时疼痛—便后缓解—缓解后再次疼痛。疼痛为烧灼感或刀割样；便后由于肛门括约肌痉挛性收缩，再度出现持续时间更长的剧痛；便后痛约在 30 分钟到数小时后缓解，直至下次排便再次出现。

2. 便秘 患者由于惧怕疼痛而不敢排便，形成恶性循环。

3. 血便 表现为粪块表面带血或手纸染血。

【诊断】

依据典型的临床病史、肛门检查时发现肛裂"三联征"，不难做出诊断。直肠肛管疾病首选的检查方法是直肠指检，但肛裂患者严禁做直肠指检。

【治疗】

1. 非手术治疗 原则是解除括约肌痉挛，止痛，帮助排便，中断恶性循环，促使局部愈合。

（1）肛门坐浴 有清洁肛门，改善血液循环，促进炎症吸收，促进裂口愈合，缓解括约肌痉挛，缓解疼痛的作用。用 0.02% 高锰酸钾溶液坐浴，温度为 40 ～ 45℃，一般每日2 次，每次 20 分钟。坐浴后再更换新的敷料。

（2）口服通便药 缓泻剂或液状石蜡润肠通便。

（3）扩肛术治疗 局部麻醉后，润滑双手示指，轻轻插入肛门向两侧扩张，保持 5 分钟，以解除括约肌痉挛，缓解疼痛；同时扩大了伤口，促进愈合。但复发率高，且可并发出血、肛周脓肿。

2. 手术治疗 主要适应于经久不愈、保守治疗无效且症状较重者，手术治疗可采用如下术式。

（1）肛裂切除术 疗效较好，但愈合较慢。

（2）肛管内括约肌切断术 缓解疼痛效果较好，治愈率高，但手术不当可导致肛门失禁。

五、大肠癌

大肠癌包括结肠癌和直肠癌。在我国近 20 年来，尤其在大城市，发病率明显升高。

【病因】

大肠癌病因尚不十分明确，但现认为与下列因素有关：①过多的动物脂肪及动物蛋白饮食；②缺乏维生素及微量元素；③缺乏适度的体力活动；④结、直肠慢性炎性病变，如溃疡性结肠炎等；⑤遗传因素，如家族性结肠息肉病等。结、直肠腺瘤和结、直肠息肉病等为公认的癌前病变。

【病理分型】

1. 隆起型　以右半结肠多见。癌肿向肠腔内生长，体积大，表面易破溃、出血、坏死和感染。生长缓慢，恶性程度低，淋巴结转移晚，预后好。

2. 浸润型　以左半结肠和直肠多见。癌肿沿肠壁周径浸润生长，容易引起肠腔狭窄和肠梗阻，生长缓慢，但淋巴转移较早。

3. 溃疡型　是结直肠癌常见类型。癌肿向肠壁深层生长并向周围浸润，边缘外翻呈碟形。

【转移途径】

大肠癌主要是经淋巴转移。

1. 结肠癌　首先转移至结肠壁和结肠旁淋巴结，再到肠系膜血管周围和肠系膜血管根部淋巴结。

2. 直肠癌　淋巴转移分三个方向：①向上沿直肠上动脉向腹主动脉周围的淋巴结转移；②向侧方经直肠下动脉旁淋巴结引流到盆腔侧壁的髂内动脉旁淋巴结；③向下沿肛管动脉、阴部内动脉旁淋巴结到达髂外动脉旁淋巴结。

血道转移多见于肝，其次为肺、骨等。癌组织向外浸润，也可直接侵及邻近器官，如乙状结肠癌常侵犯膀胱、子宫、输尿管；横结肠癌可侵犯胃壁，甚至形成内瘘。脱落的癌细胞也可在腹膜种植转移。

【临床表现】

大肠癌早期症状不明显，癌肿生长到一定程度，依其生长部位不同而有不同的临床表现。

1. 右半结肠癌

（1）腹痛　右半结肠癌有 70% ～ 80% 的患者有腹痛，多为隐痛。

（2）贫血　因癌灶的坏死、脱落、慢性失血而引起，50% ～ 60% 的患者血红蛋白低于 100g/L。

（3）腹部肿块　腹部肿块亦是右半结肠的常见症状。

2. 左半结肠癌

（1）便血、黏液血便　70% 以上的患者可出现便血或黏液血便。

（2）腹痛　约 60% 的患者出现腹痛，腹痛可为隐痛，当出现梗阻表现时，亦可表现为腹部绞痛。

（3）腹部肿块　约 40% 的患者可触及左侧腹部肿块。

3. 直肠癌

（1）直肠刺激症状　便意频繁，排便习惯改变，便前有肛门下坠感，伴里急后重，排便不尽感，晚期有下腹痛。

（2）肠腔狭窄症状　肿瘤侵犯致肠管狭窄，初时大便变形、变细，严重时出现肠梗阻表现。

（3）癌肿破溃感染症状　大便表面带血及黏液，甚至脓血便。

【辅助检查】

1. 直肠指诊　是诊断直肠癌非常重要的方法。我国直肠癌中 70% 为低位直肠癌，大多能在直肠指诊中触及。因此，凡遇患者有便血、大便习惯改变、大便变形等症状均应行直肠指诊。

2. 大便潜血检查　作为大规模普查或高危人群结、直肠癌的初筛手段，阳性者需做进一步检查。

3. 肿瘤标记物　血清癌胚抗原（CEA）为结直肠癌的非特异性指标，约 60% 的结直肠癌患者高于正常，对于判断预后和术后复发转移有一定帮助。

4. 影像学检查

（1）气钡双重对比造影检查　可确定肿瘤的部位和范围，其表现有充盈缺损、肠壁僵硬、蠕动减慢或消失、肠腔狭窄、结肠袋发生形态改变等。

（2）腔内超声　用腔内超声探头可探测癌肿浸润的深度及有无侵犯邻近脏器。

（3）CT 扫描检查　对了解腹部肿块和肿大淋巴结，确定邻近组织受累情况，发现肝内有无转移等均有帮助。

（4）MRI　对直肠癌肿的范围及术后盆腔、会阴部复发的诊断较 CT 优越。

5. 结肠镜检查　不仅可以发现病变，还可以了解病变所在位置、病变的大小和范围，并可取活体组织做病理检查。结肠镜检查是诊断结直肠癌的基本检查。

【诊断】

大肠癌早期症状多不明显，易被忽视。凡 40 岁以上有以下任一表现者应列为高危人群：I 级亲属有大肠癌病史者；有癌症史或肠道腺瘤或息肉史；大便隐血试验阳性者；以下五种表现具有二项以上者（黏液血便、慢性腹泻、慢性便秘、慢性阑尾炎史及精神创伤史）。对高危人群，要详细询问病史、查体，同时完善相关检查，以明确诊断。

【治疗】

以手术切除为主的综合治疗。

1. 手术治疗

（1）肠道准备　大肠癌手术一般均需充分的肠道准备，可避免术中污染腹腔，减少术后感染，为手术成功提供保证。肠道准备主要包括排空肠道和适量肠道抗生素的应用。其中肠道排空有多种方法，最常用的是术前 12～24 小时口服口服甘露醇法。也有术前一天口服泻剂，如蓖麻油、硫酸镁或番泻叶等。除非疑有肠梗阻，目前临床上较少采用反复清洁灌肠的肠道清洁方法。肠道抗生素常用庆大霉素、甲硝唑、新霉素等。

（2）大肠癌根治性手术　切除范围须包括癌肿所在肠袢及其系膜和区域淋巴结。包括右半结肠切除术（图 16-10）、横结肠切除术（图 16-11）、左半结肠切除术（图 16-12）、乙状结肠癌的根治切除术。如肿瘤已侵及盆壁，腹膜已有种植转移或远处有转移者，应根据患者全身情况和局部病变程度，行单纯肿瘤切除、短路手术或造口术，以延长患者的生命。

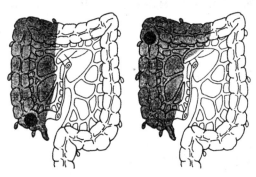

图 16-10　右半结肠切除范围

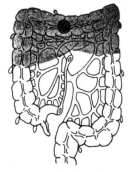

图 16-11　横结肠切除范围

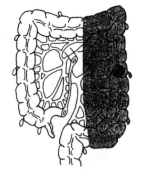

图 16-12　左半结肠切除范围

（3）大肠癌并发急性肠梗阻的手术　应当在进行胃肠减压、纠正水和电解质紊乱以及酸碱失衡等适当的准备后，早期施行手术。右侧结肠癌行右半结肠切除一期回肠结肠吻合术。患者情况不许可或左侧结肠癌并发急性肠梗阻时，一般应在梗阻部位的近侧做结肠造口，在肠道充分准备的条件下，再二期手术行根治性切除。对肿瘤不能切除者，则行姑息性结肠造口。

（4）直肠癌手术　包括局部切除术、经腹会阴联合直肠切除、永久性腹壁人工肛门术（Miles 术）、经腹直肠癌切除、直肠乙状结肠吻合术（Dixon 术）、经腹直肠癌切除、近端造口、远端封闭手术（Hartmann 手术）、全直肠系膜切除术等。晚期直肠癌患者发生排便困难或梗阻时可行乙状结肠双腔造口术。

2. 化学药物治疗　包括术前化疗和术后化疗，是治疗大肠癌综合疗法的一部分，对不能切除的大肠癌也是一种治疗手段。给药途径有静脉给药、动脉灌注、门静脉给药、术后腹腔置管灌注给药及温热灌注化疗等，以静脉化疗为主。一般术后 2 周即可进行化学药物治疗。化疗期间必须定期检查血常规及肝、肾功能。

3. 放射治疗　主要针对中、下段直肠癌。主要用于根治术的辅助治疗；用于有禁忌或拒做手术的直肠癌患者；姑息性放疗用于晚期直肠癌缓解疼痛、改善症状。

4. 分子靶向治疗　常用靶向药物有以表皮生长因子受体（EGFR）信号传导途径为靶点和以血管内皮生长因子（VEGR）为靶点的两类药物。靶向药物疗效与大肠癌基因分型有关。

复习思考

1. 胃、十二指肠溃疡急性出血的手术指征。
2. 肠梗阻的共同临床表现。
3. 急性阑尾炎的主要临床表现。

扫一扫，知答案

扫一扫，看课件

模 块 十 七

肝胆疾病

【学习目标】

1. 掌握门静脉高压症的概念、临床表现，胆石病的临床表现。

2. 熟悉原发性肝癌、门静脉高压症的外科治疗。

3. 了解肝脓肿、细菌性肝脓肿和阿米巴性肝脓肿的鉴别，胆道蛔虫病及胆道疾病的特殊检查方法。

项目一　肝脓肿

案例导入

患者，王某，男，46岁。主诉：高热，伴恶心、纳差两天。两天前无明显诱因出现右上腹隐痛，伴发热、恶心、纳差，自服抗生素无效，为进一步诊治来我院就诊。查体：T39.5℃，P98次/分，BP110/70mmHg，R23次/分，急性病容，腹软，肝区叩击痛，右肝肋下3cm处可触及，质软，有触痛，脾未触及。实验室检查：血常规示：WBC16×10^9/L，N80%，血小板计数96×10^9/L。B超：肝右叶可见5cm×5cm肿块，有液性暗区。

问题：做出初步诊断，提出治疗原则。

【解剖生理概要】

肝脏是人体最大的实质性消化器官。肝大部分位于右季肋区及腹上区，小部分位于左季肋区。肝呈楔形，可分膈面、脏面。膈面隆凸贴于膈下，膈面的前部由镰状韧带分为肝右叶和肝左叶。脏面朝向下后方，与腹腔器官邻接。脏面有一近似"H"形的沟，右纵沟的前部为胆囊窝，容纳胆囊；右纵沟的后部为腔静脉沟，有下腔静脉经过。横沟称为肝门，是肝固有动脉，肝门静脉，肝管以及神经和淋巴管出入的部位。肝的脏面借 H 形沟分为四叶（图 17-1）。肝内血流由门静脉和肝动脉双重供血，其中 25%～30% 来自肝动脉，70%～75% 来自门静脉。肝细胞分泌胆汁，经肝内胆管收集入肝总管储存于胆囊。

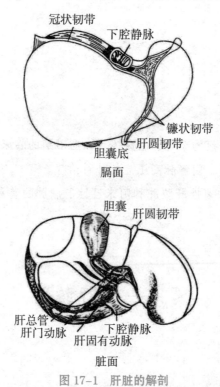

图 17-1 肝脏的解剖

肝脏有重要的生理功能和再生能力。目前肝脏较明确的生理功能主要有：

1. **分泌胆汁** 胆汁的成分主要是胆盐，帮助脂肪消化和脂溶性维生素（维生素 A、D、E、K）的吸收。各种原因引起的胆汁分泌减少和胆汁排出障碍都可引起厌食（特别是高脂肪食物）、恶心、腹胀等消化道症状。

2. **代谢功能** 肝脏的代谢功能主要有葡萄糖代谢、蛋白质代谢、脂肪代谢，除此之外还参与维生素代谢、激素代谢和胆红素转化。肝脏能将三大营养物质转化为糖原，储存于肝内。

3. **解毒作用** 人体代谢产生的毒物和通过各种途径进入人体的毒物在肝内通过分解、氧化和结合等方式进行解毒。需要强调的是，氨是蛋白质代谢和肠道内细菌分解含氮的物质所产生的有毒物质，肝功能损害导致氨在体内蓄积产生中枢神经系统抑制，出现肝性脑病（肝昏迷）。

4. 免疫功能 肝脏是产生免疫球蛋白和补体的重要器官，是处理抗原、抗体的主要脏器；肝窦内有巨噬细胞，它是机体重要的免疫细胞。

5. 凝血功能 肝脏除合成纤维蛋白原和凝血酶原，还能产生凝血因子。

一、细菌性肝脓肿

细菌性肝脓肿是肝受感染后形成的脓肿，属于继发性感染，也称化脓性肝脓肿。最常见的致病菌是大肠杆菌和金黄色葡萄球菌。

【病因】

1. 胆道系统 是最常见的感染途径和病因。胆道系统的化脓性感染，细菌通过胆道逆行进入肝脏引起肝脓肿，如胆囊炎、化脓性胆管炎等。

2. 肝动脉 机体任何部位或全身的化脓性感染，细菌可经过肝动脉进入肝脏引起肝脓肿，如脓毒症、痈、肺炎等。

3. 门静脉系统 现已少见。如化脓性阑尾炎、细菌性痢疾、化脓性盆腔炎等脓栓经门静脉进入肝脏引起肝脓肿。

4. 肝脏开放性损伤 细菌经伤口直接侵入引起肝脓肿。

5. 淋巴系统 与肝相邻的组织、器官的感染，细菌可通过淋巴系统进入肝脏引起肝脓肿，如膈下脓肿、消化性溃疡穿孔等。

【临床表现】

1. 寒战高热 最常见的早期症状。骤起寒战、高热，交替出现，反复发作，伴大汗，体温可高达 $39 \sim 40℃$，多表现为弛张热。

2. 肝区压痛和肝大 是最常见的体征。肝区疼痛多为持续性钝痛或胀痛，有时可伴有右肩牵涉痛。右下胸部和肝区有叩击痛。

3. 全身症状 有厌食、乏力、恶心、呕吐等症状，患者短期内体重下降明显即出现重症病容。

【辅助检查】

1. 实验室检查 大多数患者白细胞计数及中性粒细胞比例明显增多，肝功能检查见不同程度异常。

2. X 线检查 肝右叶脓肿可见右膈肌升高，运动受限；可伴有胸腔积液。

3. 超声检查 在肝内可显示液平面，诊断的阳性率在 96% 以上，为首选的检查方法。必要时 CT 及选择性肝动脉造影对诊断肝脓肿的存在和定位有一定价值。

4. 穿刺　在超声定位下，行肝脏穿刺，抽出脓液即可确诊，脓液多为黄白色。

【治疗】

治疗原则是早期诊断、早期治疗，消除病因、彻底引流脓腔，预防并发症。

1. 非手术治疗　适用于急性期肝局限性炎症，脓肿尚未形成或多发性小脓肿。

（1）全身支持治疗　细菌性肝脓肿是一种消耗性疾病，应积极进行支持治疗。包括肠内、肠外营养；纠正低蛋白血症；纠正水、电解质、酸碱失衡；必要时输血等。

（2）抗生素治疗　原则是合理应用抗生素，即应用细菌敏感药物，联合、大剂量用药。首选青霉素，其他有头孢类抗生素和氯霉素。

（3）经皮肝穿刺脓肿置管引流术　在 B 超引导下行脓腔穿刺，适用于单个较大的脓肿。经穿刺针置入引流管以利于持续引流。

2. 手术治疗　适用于较大的单个脓肿，估计有穿破可能，或已经破溃脓液进入胸腹腔；胆源性肝脓肿；慢性肝脓肿等。手术可施行脓肿切开引流术或行肝叶切除或部分肝切除术。多发性小脓肿不宜行手术治疗。

3. 中医中药治疗　多与抗生素和手术治疗配合应用，以清热解毒为主。

二、阿米巴性肝脓肿

阿米巴肝脓肿是肠道阿米巴感染最常见的并发症，绝大多数是单发，多位于右半肝。病因是阿米巴原虫从结肠溃疡处肠壁小静脉经门静脉、淋巴管或直接侵入肝内，本病主要是非手术治疗。主要采用甲硝唑、氯喹、依米丁、环丙沙星等抗阿米巴药物治疗，必要时反复 B 超定位穿刺抽脓及全身营养支持疗法。必要时行脓肿切开引流，术后胸腹腔行闭式引流。本病须与细菌性肝脓肿相鉴别见表 17-1。

表 17-1　细菌性肝脓肿与阿米巴性肝脓肿的鉴别

	细菌性肝脓肿	阿米巴性肝脓肿
病史	继发于胆道感染或其他化脓性疾病	继发于阿米巴疾病
症状	病情急骤严重，全身中毒症，症状明显	起病较缓慢，病程较长
体征	肝大常不显著，多无局限性隆起	肝大显著，可有局限性隆起
血液化验	白细胞计数及中性粒细胞明显增加，血液细菌培养可阳性	白细胞计数可增加，若无继发细菌感染，血液细菌培养阴性。血清学阿米巴抗体检测阳性
粪便检查	无特殊表现	部分患者可找到阿米巴滋养体
脓液	多为黄白色脓液、恶臭	大多为棕褐色脓液（巧克力色）、无臭味
诊断性治疗	抗阿米巴治疗无效	抗阿米巴治疗有效

项目二 原发性肝癌

原发性肝癌简称肝癌，是我国常见的恶性肿瘤之一。患者发病年龄多为 40～50 岁，男性多于女性。

案例导入

　　患者，李某，男，45 岁。1 个月前就出现了食欲减退、右上腹痛，但疼痛不久后自行消止未引起注意。近一日突发右上腹痛，发热来院就诊。该患者既往喜饮酒抽烟，有肝炎病史。查体：无黄疸及腹水，B 超显示：右肝叶有大小为 6.2cm×4.8cm 的肿块。拟诊为肝癌早期。

　　问题：提出需要进一步做的检查及治疗原则。

【病因病理】

肝癌的病因和发病机制尚未明确。据流行病学调查和临床观察，目前认为与肝硬化、病毒性肝炎、黄曲霉素、亚硝胺等某些化学致癌物质和环境因素有关。

肝癌大体病理形态可分结节型、巨块型和弥漫型，其中以结节型最常见。组织学病理类型可分为肝细胞型、胆管细胞型和混合型，我国绝大多数是肝细胞癌。按照肿瘤大小分为微小肝癌（直径≤2cm），小肝癌（直径>2cm，直径≤5cm），大肝癌（直径>5cm，直径≤10cm）和巨大肝癌（直径>10cm）。肝癌细胞极易侵犯门静脉分支，癌栓经门静脉系统形成肝内播散；肝外血行转移最多见于肺，其次为骨、脑等。淋巴转移至肝门淋巴结最多，其次为胰周、腹膜后、主动脉旁及锁骨上淋巴结。此外，肿瘤向横膈及附近脏器直接蔓延和腹腔种植性转移也不少见。

【临床表现】

肝癌早期无明显表现，中、晚期肝癌主要有以下临床表现。

1. 肝区疼痛　为最常见、最主要的症状，多为持续性隐痛、钝痛、刺痛或胀痛。疼痛主要是因为肿瘤生长迅速，使肝包膜张力增加所致。

2. 全身症状和消化道症状　无特异性，常不易引起注意。早期表现为乏力、消瘦、食欲减退、腹胀等。部分患者可有不明原因的发热，但经抗生素治疗无效。晚期可出现贫血、黄疸、腹水、水肿、皮下出血等恶病质。

3. 肝大　为中、晚期肝癌最主要的体征，肝呈不对称进行性增大。癌肿较大者可见上腹局部隆起，癌肿位于肝右叶顶部者可使膈肌抬高，肝浊音界上升。

4. 其他　如发生肺、骨、脑等远处转移，可产生相应症状。少数患者还可有低血糖症、红细胞增多症、高血钙症和高胆固醇血症等特殊表现。肝癌的主要并发症有肝性昏迷、上消化道出血、癌肿破裂出血及继发感染。

【诊断与鉴别诊断】

肝癌早期一般无任何症状，一旦出现以上临床表现，大多是中晚期。因此，凡是中年以上、特别是有肝病史的患者，如有原因不明的肝区疼痛、消瘦、进行性肝大者，应及时做详细的辅助检查。辅助检查包括定性诊断和定位诊断两种。采用甲胎蛋白（AFP）检测和 B 型超声等现代影像学检查，有助于早期发现，甚至可检出无症状及体征的早期小肝癌患者。

1. 肝癌血清标志物检测

（1）血清甲胎蛋白（AFP）测定　是诊断原发性肝癌最常用、最主要的方法，具有相对专一性，用于肝癌的普查、诊断及复查。诊断标准是 AFP $\geq$ 400μg/L，并能排除妊娠、活动性肝病、生殖腺胚胎源性肿瘤等。

（2）血液酶学及其他肿瘤标记物检查　与肝功能相关的酶学检查可增高，但对诊断缺乏特异性，只作为肝癌诊断的辅助指标。

2. 影像学检查

（1）超声检查　是目前诊断肝癌的首选方法，其诊断正确率可达 90% 左右，并可用作高发人群的首选普查工具。

（2）CT 和 MRI 检查　具有较高的分辨率，可检出直径 2cm 左右的微小癌灶，对肝癌的诊断率可达 90% 以上。应用 CT 动态扫描与动脉造影相结合的 CT 血管造影（CTA）可提高小肝癌的检出率。

（3）选择性肝动脉造影检查　肝细胞癌血管丰富，其分辨率高，可显示出直径为 1cm 以上的占位性病变，对 < 2cm 的小肝癌其阳性率可达 90%。但由于是有创检查，所以要慎重采用。

（4）经皮肝穿刺细胞学检查　B 型超声引导下行细针穿刺细胞学检查，有助于提高阳性率，但肝血管瘤应禁止采用。

原发性肝癌主要应与肝硬化、继发性肝癌、肝血管瘤、肝脓肿、肝包虫病等疾病相鉴别。如大的肝硬化结节影像学检查可显示肝占位性病变，特别是 AFP 阳性时，两者鉴别很困难，应依据病史、体格检查和实验室检查仔细分辨。

【治疗】

早期诊断、早期采用以手术切除为主的综合治疗，是提高疗效的关键。

1. **手术治疗**　早期施行部分肝切除仍是目前首选的、最有效的治疗方法。手术切除适用于单发或局限的肝癌，其病变未超过半肝、未侵犯肝门与邻近脏器、无远处转移的患者。不能手术切除者，可视病情的具体情况采用液氮冷冻、射频、乙醇注射、激光气化、肝动脉结扎等方法，都有一定疗效。肝癌合并破裂出血的患者多需手术止血。肝癌也是行肝移植手术的指征之一，但远期疗效并不理想。

2. **肿瘤消融**　B超引导下经皮穿刺肿瘤行射频、微波或注射无水乙醇等消融，适用于瘤体较小而又不能或不宜手术切除的患者。

3. **化学药物治疗**　包括生物和分子靶向给药及中药（槐耳颗粒）治疗。

4. **生物治疗**　主要是免疫治疗，可与化疗药物等联合应用。

5. **放射治疗**　肝癌对放射不敏感。

以上各种治疗方法，以综合治疗效果为好。

项目三　门静脉高压症

门静脉正常压力为 13 ～ 24cmH$_2$O，平均值为 18cmH$_2$O。当门静脉系统的血流受阻、发生血液淤滞，而引起门静脉系统的压力增高，临床上出现脾大、脾功能亢进、食管胃底静脉曲张伴出血、腹水等症状，即称为门静脉高压症。在我国，造成门静脉高压症的主要原因是各种肝硬化。

案例导入

患者，李某，男，47岁。呕血伴柏油样黑便1日入院。1日前进食后突发呕血850mL，患者神志不清，嗜睡。既往有肝硬化病史。查体：P108次/分，BP80/60mmHg，胸前见蜘蛛痣，脾肋下4cm，移动性浊音（+）。实验室检查：血氨增高。胃镜示：食管胃底静脉曲张。

问题：做出初步诊断，提出治疗原则。

【解剖概要】

肝脏是人体唯一由门静脉和肝动脉双重供血的器官。正常人全肝血流量每分钟约为1500mL，其中门静脉血流量每分钟约为1100mL，门静脉血约占全肝血流量的

60%～80%，平均为75%。肝动脉血流量每分钟约为400mL，肝动脉血占全肝血流量的20%～40%，平均为25%。由于肝动脉的压力大，血液含氧量高，故门静脉和肝动脉对肝的供氧比例几乎相等。

门静脉主干是由肠系膜上、下静脉和脾静脉汇合而成。它收集腹腔内不成对脏器（除肝外）的静脉血，被视为肝的功能血管。门静脉系统位于两个毛细血管网之间，一端是胃、肠、脾、胰的毛细血管网，另一端是肝小叶内的肝窦。门静脉系统血管无瓣膜，其与腔静脉系之间主要有四个交通支（图17-2）。

1.胃底－食管下段交通支　门静脉血流经胃冠状静脉、胃短静脉，通过食管胃底静脉与奇静脉、半奇静脉的分支吻合，流入上腔静脉。

2.直肠下端、肛管交通支　门静脉血流经肠系膜下静脉、直肠上静脉与直肠下静脉、肛管静脉吻合，流入下腔静脉。

3.前腹壁交通支　门静脉（左支）的血流经脐旁静脉与腹壁上深静脉、腹壁下深静脉吻合，分别流入上、下腔静脉。

4.腹膜后交通支　在腹膜后，有许多肠系膜上、下静脉分支与下腔静脉分支相互吻合。

在这些交通支中，最为重要的是胃底、食管下段交通支。正常情况下这些交通支都很细小，血流量都很少。

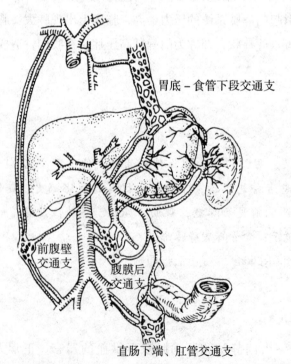

图17-2　门静脉系与腔静脉系之间的交通支

【病理生理】

门静脉无瓣膜，其压力通过流入的血量和流出阻力形成并维持。门静脉血流阻力增加，发生血液淤滞引起门静脉及其分支内压力增高，则是门脉高压症的始动因素。

1.门静脉血流阻力增加　按阻力增加的部位，可将门静脉高压症分为肝前、肝内和肝后三型。

（1）肝内型门静脉高压症　最多见，可分为窦前、窦后和窦型。在我国，肝炎后肝硬化是引起肝窦和窦后阻塞性门静脉高压症的常见原因，西方国家主要是以酒精性肝硬化多见，窦前型阻塞多见于血吸虫病性肝硬化。

（2）肝前型门静脉高压症　常见于肝外门静脉血栓形成。

（3）肝后型门静脉高压症　是由于肝静脉和（或）其开口及肝后段下腔静脉阻塞性病变引起的，也就是 Budd-Chiari 综合征。

2.内脏高动力循环　是门静脉高压症持续存在的原因。

【临床表现】

主要表现为脾大、脾功能亢进、呕血或柏油样黑便、腹水及全身的非特异性症状。

1.脾大、脾功能亢进　门静脉血流受阻后，首先出现充血性脾大，即门静脉高压症患者均有不同程度的脾大和脾功能亢进。

2.呕血或柏油样黑便　由于正常的肝内门静脉通路受阻，门静脉又无静脉瓣，因而四个交通支大量开放、扩张、扭曲而形成静脉曲张。尤其食管与胃底的交通支离门静脉主干和腔静脉最近，其压力差最大，因此经受门静脉高压的影响就最早、最显著。肝硬化患者一旦摄入坚硬粗糙食物或出现咳嗽、恶心、呕吐、用力排便、负重等使腹腔内压突然升高的情况时，就可能引起曲张静脉突然破裂，导致致命性的急性消化道大出血，临床表现为呕血或黑便。由于肝功能较差且凝血酶原合成障碍，再加上脾功能亢进而引起血小板减少，致出血不能自止，引起失血性休克；又因大出血时肝组织严重缺氧可发生急性肝功能衰竭，且部分患者常有复发出血，易致肝昏迷。

3.腹水　是最突出的临床表现，腹水出现提示肝功能损害已至晚期。大约 1/3 的患者有腹水，消化道出血后常加重肝功能损伤，并引起腹水形成加剧，即腹水多而顽固。低蛋白血症是腹水形成的主要原因。

4.腹胀、食欲不振　约 20% 的患者并发门静脉高压性胃病。原因是胃壁淤血、水肿，胃黏膜下层的动静脉交通支广泛开放，胃黏膜微循环障碍及黏膜屏障功能破坏。

此外，还常出现肝大、部分患者有黄疸、腹壁静脉曲张、蜘蛛痣等体征。

【诊断】

门静脉高压症的诊断一般不困难，主要依据有肝炎、慢性肝病或血吸虫病等病史，脾大、脾功能亢进，及呕血、柏油样黑便、腹水三大临床表现。下列辅助检查有助于诊断。

1.血分析　脾功能亢进时，血细胞计数减少，以白细胞计数降至 $3×10^9/L$ 以下和血小板计数减少至（70～80）$×10^9/L$ 以下最为明显。出血、营养不良、骨髓抑制都可以引起贫血。

2.肝功能检查　常反映在血浆白蛋白降低而球蛋白增高，白、球蛋白比例倒置上。凝血酶原时间可以延长。还应做乙型肝炎病原免疫学和甲胎蛋白等检查。肝功能分级见表17-2。

表 17-2　Child-Pugh 分级

项目	异常程度得分		
	1	2	3
血清胆红素（mmol/L）	< 34.2	34.2～51.3	> 51.3
血浆白蛋白（g/L）	> 35	28～35	< 28
凝血酶原时间延长（s）	1～3	4～6	>6
腹水	无	少量，易控制	中等量，难控制
肝性脑病	无	轻度	中度以上

总分 5～6 分者肝功能良好（A 级），7～9 分者中等（B 级），10 分以上者肝功能差（C 级）

3.腹部超声检查　可显示腹水、肝脏密度及质地异常，了解肝硬化程度、脾大情况及门静脉扩张或有无血栓等。多普勒超声可提示血管的开放情况，测定血流量，有否存在逆肝血流。但对诊断肠系膜上静脉和脾静脉的精确性稍差。

4.食管吞钡 X 线检查　食管钡剂充盈时，曲张静脉使食管的轮廓呈虫蚀状改变；排空时曲张静脉显示为蚯蚓样或串珠状负影。

5.门静脉、肝静脉造影检查　可使门静脉系统和肝静脉显影，确定静脉受阻部位及其分支回流情况。

【治疗】

主要目的是防治食管胃底曲张静脉破裂出血。为提高治疗效果，应根据患者具体情况，采用药物、内镜、介入放射学和外科手术等综合性治疗措施。手术疗法应强调有效性、合理性和安全性，应正确把握手术适应证和手术时机。在抢救治疗大出血患者中必须不同情况区别对待。

1.非手术治疗　对于有黄疸、大量腹水、肝功能严重受损的患者（肝功能 C 级）发生大出血，如果进行外科手术，死亡率可高达 60% ～ 70%。应尽量采用非手术疗法。

（1）建立有效的静脉通道，扩充血容量　监测患者生命体征，如收缩压低于 80mmHg、失血量大于 800mL 时，应立即输血或备血。

（2）药物止血　选用垂体加压素，同时可使用生长抑素。

（3）内镜治疗　经内镜可采用电凝、激光、微波、套扎及注射硬化剂等疗法。近年来应用纤维内镜直接将硬化剂（国内多选用鱼肝油酸钠）注射到曲张静脉内，疗效较好。主要并发症是食管溃疡、狭窄或穿孔。采用经内镜食管曲张静脉套扎术比硬化剂疗法操作相对简单和安全。目前是控制急性出血的首选方法。

（4）三腔管压迫止血　是暂时控制出血的有效方法。原理是利用可充气的气囊分别压迫胃底和食管下段的曲张静脉，以达到止血目的。

2. 手术治疗　对于无黄疸和明显腹水的患者（肝功能 A、B 级）发生大出血，应争取即时手术；或经非手术治疗 24 ～ 48 小时无效者即行手术。手术方法主要分为两类：一类是断流术，即阻断门奇静脉间的反常血流，达到止血的目的；另一类是分流术，目的是降低门静脉压力，但容易导致肝性脑病。

目前，多数学者认为断流术在处理门静脉高压并发食管胃底静脉曲张破裂大出血上是首选。肝移植已成为外科治疗终末期肝病的有效方法。

【健康指导】

1. 保持心情愉快，避免情绪波动而诱发出血。

2. 指导患者合理休息和活动，避免劳累。

3. 避免引起腹内压增高的因素，以免诱发曲张静脉破裂出血。

4. 合理饮食；遵医嘱服用保肝药，定期复查肝功能。

5. 加强自我保护，刷牙用软牙刷；避免外伤。

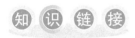

三腔管压迫止血

1. 三腔管压迫止血用法　从患者鼻孔缓慢地把管送入胃内，边插入边让患者做吞咽动作，直至插入 50 ～ 60cm，抽得胃内容物为止。此时先向胃气囊充气 150 ～ 200 mL，然后将管向外拉提，感到管子不再被拉出时，即利用滑车装置悬吊重量约 0.5kg 的物品做牵引压迫。接着观察止血效果，如仍有出血，再向食管气囊注气 100 ～ 150mL。放置三腔管后应抽出胃内容，并用生理盐水反复冲洗，观察胃内有无鲜血吸出。如无鲜血，同时脉搏、血压渐趋稳定，说明出血已基本控制。

2.三腔管压迫止血注意事项　　三腔管一般放置24～72小时。在放置24小时后，如出血停止可先排空食管气囊，后排空胃气囊，再观察12～24小时，如确已止血，才将管慢慢拉出。放置三腔管时间过久，可使食管或胃底黏膜发生溃烂、坏死。

项目四　胆道疾病

胆道感染和胆石病是外科常见病和多发病，其发病率仅次于急性阑尾炎而位居外科急腹症的第二位，有逐年上升趋势。

📚 案例导入

患者，王某，男，46岁。2天前出现中上腹和脐周痛。10小时后疼痛转移并固定于右下腹，为持续性疼痛，伴恶心呕吐；2小时前疼痛突然减轻随后又继续疼痛，程度较前一次加重。查体：T39.5℃，P98次/分，BP100/70mmHg，R23次/分，急性病容，心肺正常。腹部压痛、反跳痛、腹肌紧张，以右下腹部甚。

问题：做出初步诊断，提出治疗原则。

【解剖生理概要】

1.胆道系统解剖　　胆道起于肝内毛细胆管，开口于十二指肠大乳头，包括胆囊、胆总管、肝总管和肝内胆管（图17-3）。

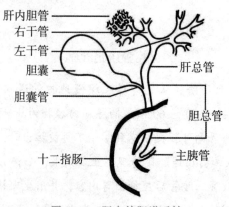

肝内胆管
右干管
左干管
胆囊
胆囊管
十二指肠
肝总管
胆总管
主胰管

图17-3　肝内外胆道系统

（1）胆囊 呈梨形，位于肝下面的胆囊窝内。容积 40～60mL，分为底、体、颈、管四部分。颈部移行于胆囊管，可防止胆汁逆流。

（2）肝胆管 凡左右肝管开口以上的肝内胆管称为肝胆管，包括左、右肝管为一级分支，肝叶胆管为二级分支，各肝段胆管为三级分支。

（3）肝外胆管 由肝外左右肝管、肝总管和胆总管构成。左右肝管出肝后，在肝门部汇合成肝总管。肝总管位于肝动脉的右侧，门静脉的前方，在肝十二指肠韧带的右侧下行与胆囊管汇合成胆总管。胆总管（图 17-4）由肝总管与胆囊管汇合而成，长 4～8cm。分为十二指肠上段、后段、胰腺段和十二指肠壁内段四部分。大多数情况下胆总管至胰头与十二指肠降部之间与胰管汇合后形成膨大的肝胰壶腹，开口于十二指肠大乳头。胆囊舒张时，肝细胞分泌的胆汁经肝左、右管、肝总管、胆囊管进入胆囊储存和浓缩。进食后，尤其进高脂肪食物，由于食物和消化液的刺激，反射性地引起胆囊收缩，肝胰壶腹括约肌舒张，使胆囊内的胆汁经胆囊管、胆总管排入十二指肠，参与消化食物（表 17-3）。因此，肝胰壶腹周围的括约肌具有控制和调节胆总管和胰管的排放，防止十二指肠内容物反流的作用；且肝胰壶腹也是结石嵌顿、炎症和肿瘤的好发部位。

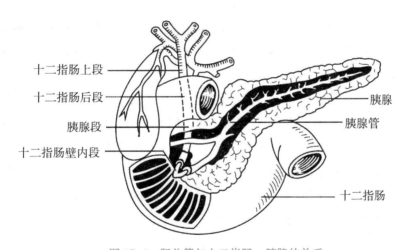

图 17-4 胆总管与十二指肠、胰腺的关系

表 17-3 胆汁的排出途径

胆小管→小叶间胆管→肝左、右管→肝总管→胆总管→肝胰壶腹→十二指肠乳头→十二指肠

胆囊→胆囊管

2. 胆道系统生理功能

（1）胆汁 肝细胞产生的肝胆汁进入胆囊储存并被浓缩成胆囊胆汁，具有消化作用，

其主要成分是胆盐，可乳化肠道中的脂肪，帮助脂溶性维生素 A、D、E、K 的吸收利用。成人每日分泌胆汁（肝胆汁）量 500～1000mL，呈弱碱性，主要成分为胆盐、胆色素、胆固醇、磷脂、胆固醇、脂肪酸和无机盐类。其中胆盐、磷脂与胆固醇呈一定比例，是维持胆固醇溶解状态的必要条件，当三者比例失衡时易形成胆固醇结石。

（2）胆囊　具有吸收、分泌和运动而起到浓缩、储存和排出胆汁的作用。胆囊黏膜每日分泌约 24mL 黏液，润滑和保护胆囊黏膜。当胆囊管梗阻，胆色素被吸收或氧化，胆囊分泌的黏液积存形成"白胆汁"。胆囊有调节胆道内压力的作用，通过胆囊的运动完成其调节作用，其运动功能受神经和激素的支配。神经反射、食物和激素等多种因素都可影响胆囊的运动功能。值得一提的是，食物中尤其是蛋黄和奶油刺激胆囊收缩的作用最大，这就是胆囊疾病多因高脂肪餐诱发的原因。

（3）胆汁的排放　在神经系统和体液因素的调节作用下，通过胆囊平滑肌的收缩和 Oddi 括约肌松弛来实现的。

【特殊检查】

1.实验室检查　急性感染时白细胞计数和中性粒细胞比例明显增高，重症是可达 20×10^9/L 以上，血培养可阳性。胆道感染肝功能损害时会使 GPT、AKP 值增高。胆管梗阻时血胆红素增高且以直接胆红素增高为主。黄疸严重时凝血时间和凝血酶原时间延长。合并胰腺炎时血、尿淀粉酶可增高。

2.B超检查　是肝胆疾病首选的检查方法，具有无创、经济、快速、准确率高的特点。主要适用于胆石症、肿瘤、炎症疾病的诊断，同时也用于梗阻性黄疸的鉴别诊断。能够检查出直径在 2mm 以上的结石，胆囊结石诊断准确率高达 95% 以上，肝外胆管结石准确率达 85%。据梗阻部位病变的回声影像可进行梗阻定性诊断，结石呈强光团伴声影，肿瘤呈不均匀增强回声或低回声，不伴声影。B超检查可准确测定胆囊的大小、胆囊壁的厚度、胆管的直径和厚度以及结石的大小、数量、位置。

3.经皮肝穿刺胆管造影（PTC）　PTC 是在 X 线、B 超引导下，经皮肤、肝脏穿刺进入肝内胆管，并直接注入造影剂摄片，可显示梗阻近端胆管的通畅情况，有助于胆道疾病特别是梗阻性黄疸的诊断。另外，还可以通过造影管行胆管引流（PTCD）或胆管内支架治疗。PTC 属于有创性检查，当胆道内压力增高，可发生胆汁漏、出血、胆道感染、腹膜炎等并发症。

4.内窥镜逆行胰胆管造影（ERCP）　在纤维或电子十二指肠镜指引下，通过十二指肠大乳头将导管插入胆管或胰管后注入造影剂摄片称为 ERCP。ERCP 可以获得胆道系统的清晰影像，并能区别肝内外梗阻的范围、部位和性质，也能直接观察十二指肠大乳头的病变。并发症有胆道感染和急性胰腺炎。另外，通过纤维十二指肠镜对胆道疾病的治疗也取得了重要进展，如经胆管引流治疗胆道感染、胆总管下段取石术等。

5. 术中及术后胆管造影　术中经胆囊管插管或经胆总管置管造影，可以进一步了解胆管的病变、解剖变异等，可以减少残留结石的发生率，尽量避免或减少胆道损伤。胆总管T管引流者，拔管前（术后2周）应常规行T管造影。

6. CT、MRI、MRCP（磁共振胰胆管成像）检查　具有分辨率高、成像无重叠，能清楚显示肝内外胆管扩张的范围和程度，及结石、肿瘤梗阻病变情况和胆囊病变等。CT已作为常规胆道系统的术前检查，近年来使用螺旋CT也能得到胆道系统的三维成像。在MRI基础上出现的无创MRCP已基本上替代了PTC和ERCP检查，在诊断先天性胆管囊状扩张症和梗阻性黄疸时具有特别重要的意义，具有无创、安全、完整的特点。

7. 胆道镜检查　术中可经胆总管切口处用胆道镜进行胆道检查，发现病变；通过胆道镜进行取石和活体组织检查等。在术后6周经T管瘘道可行胆道镜检查、取石和胆道止血等治疗。

8. 核素扫描检查　用 ^{131}I 或 ^{99m}Tc 放射性核素，静脉注射后经肝细胞再排泄入胆道，最后经胆管系统排入肠道。在此代谢过程中用 γ 相机记录观察，就可将肝胆系统的功能及各部位形态的时相变化记录下来，以观察有无异常。核素扫描对功能性疾病诊断有优势，对器质性疾病的诊断较差，属于功能性试验。

9. 腹部平片　可以诊断消化道不透X线的结石。

一、胆道感染

胆道感染属外科常见疾病，按发病部位不同，分为胆囊炎和胆管炎两大类。

【病因】

1. 梗阻因素　胆道感染大部分合并胆石病，一般认为急性胆道感染的重要病因就是结石所致的梗阻。除此之外，胆道寄生虫、炎症粘连、十二指肠大乳头炎以及胆囊功能性病变都可引起胆道梗阻使胆汁潴留。胆胰共同道路梗阻，胰液逆流入胆道，被激活的胰酶也会使胆道发生严重的病变。

2. 感染因素　致病菌可由各种途径侵入胆道，如肠道上行感染、全身或局部感染后经血行引致胆道感染和邻近器官的炎症扩散等。

3. 血管因素　在一些严重创伤、烧伤、休克的患者中，局部血运障碍是无石性急性胆囊炎的重要病因。在上述情况下，胆囊动脉持续痉挛使血流淤滞甚至血栓形成，导致胆囊感染甚至坏死、穿孔。

4. 结石因素　胆石长期反复刺激胆道黏膜使之发生损伤，造成胆道梗阻，引起感染。

【病理】

1.急性胆囊炎　炎症初期，病变局限于黏膜层，黏膜充血水肿，镜下有炎症细胞浸润，称急性单纯性胆囊炎。在单纯性胆囊炎病变基础上，病变波及胆囊壁全层，形成小脓肿并有纤维素或脓性渗出物称急性化脓性胆囊炎。因炎症、结石压迫或胆囊内压增高致使胆囊壁血运障碍，发展为坏疽性胆囊炎。如坏疽性胆囊炎急性穿孔可引起严重胆汁性腹膜炎。

2.慢性胆囊炎　因炎症反复发作以及结石的刺激可引起胆囊壁增厚和纤维化，胆囊丧失功能，有的胆囊萎缩形成萎缩性胆囊炎，有的因胆囊管阻塞形成胆囊积水。慢性胆囊炎常与周围脏器粘连发生慢性穿孔。

3.急性胆管炎　可发生在肝外胆管和肝内胆管，前者主要表现为胆管壁充血水肿，黏膜溃疡，甚至化脓坏死，胆管积脓。后者可见肝充血肿大。光镜下肝细胞肿胀变性，汇管区炎性细胞浸润，胆小管内胆汁淤积。晚期肝细胞发生大量坏死，胆小管可破裂。胆管梗阻，内压增高是急性梗阻性化脓性胆管炎的发病基础。当胆管内压力高于胆汁分泌压时，肝内毛细胆管破裂，大量细菌、内毒素和胆色素颗粒可通过肝血窦经肝静脉进入下腔静脉，引起脓毒症和感染性休克，甚至引起 MODS。

【临床表现】

1.急性胆囊炎　腹痛是急性胆囊炎的主要症状，常为剧烈的绞痛，称为胆绞痛，可向右肩胛部放射，常因饮食不节、高脂肪饮食、过劳、受寒及精神因素等刺激胆囊收缩而诱发；早期可出现恶心、呕吐、厌食等消化道症状；患者常有轻中度发热，一般无寒战，可有畏寒，当患者出现寒战、高热时表明病变严重，可能出现胆囊坏疽、穿孔或胆囊积脓甚至合并急性胆管炎，少数患者可出现轻度黄疸。体征可有右上腹胆囊区压痛，程度不同；炎症波及浆膜时墨菲（MurpHy）征阳性。

2.慢性胆囊炎　腹痛常不典型，多数患者有反复发作的胆绞痛病史。常在饱餐、进食油腻食物后出现上腹胀满、腹痛等消化道症状，因其症状不典型，多被误诊为"胃痛"而延误诊治。腹痛多在右上腹部，牵涉到右肩背部一般比较轻微。腹部检查可无体征，或仅有右上腹部轻度压痛。慢性胆囊炎急性发作时临床表现与急性胆囊炎相同。

3.急性梗阻性化脓性胆管炎（AOSC）　多数患者有胆道感染病史和胆道手术史，是胆道完全梗阻基础上的急性化脓性炎症。致病菌主要为大肠杆菌、变形杆菌、绿脓杆菌和厌氧菌，侵入胆道的途径有逆行、血行和淋巴通路等。

AOSC 发病急骤，病情发展迅速。初期可出现突发剑突下或右上腹部疼痛，寒战、高热和黄疸称为查科（Charcot）三联征的典型急性胆管炎症状。有时发病急骤，患者很快发生休克，中枢神经系统受抑制等表现称为雷诺（Reynold）五联征，是 AOSC 的典型性表现。患者查体，体温呈弛张热或持续升高达 39 ～ 40℃以上，脉搏快而弱，血压降低；全身皮肤和黏膜出现黄疸、巩膜黄染；腹部压痛，剑突下或右上腹部有压痛，可有腹膜刺激征；肝脏常肿大并有叩击痛；胆总管梗阻可能触及肿大的胆囊。

【诊断与鉴别诊断】

主要依靠病史、临床表现和辅助检查诊断。胆道感染常有反复发作史，突出的表现是发热、腹痛、右上腹有压痛和腹肌紧张，急性胆管炎多有黄疸。有时需与下列疾病相鉴别。

1. 消化性溃疡穿孔　多有上消化性溃疡病史，发病急骤。腹痛是突发上腹部刀割样剧痛，迅速波及全腹，伴有疼痛性休克，早期没有查科（Charcot）三联征。腹部压痛范围广，腹肌紧张呈板状腹。叩诊肝浊音界缩小或消失。X 线检查可见膈下游离气体。

2. 急性阑尾炎　高位阑尾炎可误诊为胆囊炎。阑尾炎早期很少发热，腹痛多由脐周部开始，继而出现转移性右下腹痛。

3. 急性胰腺炎　多有暴饮暴食或饮酒史，发病急骤。腹痛呈持续性且较胆道感染剧烈，部位在上腹部或偏左侧。常伴有左腰背部疼痛。多伴有恶心、呕吐，不能自行缓解，腹部压痛、腹肌紧张，但少有肿块；重症胰腺炎叩诊有移动性浊音，腹穿有血性液体。血、尿淀粉酶增高具有诊断意义。

4. 胆道蛔虫病　常有呕吐蛔虫病史。腹痛为突发剑突下钻顶样绞痛，多无黄疸。临床症状重而体征轻是本病特点。

【治疗】

1. 非手术治疗　仅适应于临床症状较轻的急性期胆道感染，无明显腹膜刺激征或休克者。方法主要有解痉止痛和抗感染。胆绞痛发作时可用耳针、体针疗法缓解疼痛，药物解痉如维生素 K、阿托品等，镇痛可选用曲马朵、哌替啶等药物；选用对革兰阴性菌及厌氧菌有效的抗生素，主张联合、足量应用，对 AOSC 应给予足量的广谱抗生素做术前准备。

2. 手术治疗

（1）胆囊造口术　适用于高危患者或局部解剖关系不清的胆囊炎患者。造口术中发现结石应取出，如患者恢复后，可于 3 个月后再行胆囊切除术。

（2）胆囊切除术　适用于多数胆囊炎和胆囊结石患者。手术方式包括传统的开腹胆囊切除术（OC）和腹腔镜下胆囊切除术（LC），对于非急性期慢性胆囊炎患者首先 LC。

（3）胆总管探查、T 管引流术　适用于急性胆管炎、胆总管结石，可达到取出结石、引流胆汁的目的。一般同时切除胆囊，病情危重者仅作胆总管探查也可。

（4）其他方法　包括超声或 CT 引导下经皮经肝胆管穿刺引流术（PTBD），经内镜下鼻胆管引流术（ENBD）等，主要适用于重症患者。

二、胆石病

胆石病包括胆囊结石和胆管结石，常与胆道感染密切相关，其临床表现因结石的部位和是否合并感染而不同。是外科常见病和多发病。

【分类】

据结石所在部位可分为胆囊结石和胆管结石。胆囊结石最多见。胆管结石可分为肝内胆管结石和肝外胆管结石，肝外胆管结石多位于胆总管内。

胆石是胆汁中部分成分异常沉淀凝聚形成的病理物质。据胆石的构成成分比例不同可分为胆固醇结石、胆色素结石和混合结石三类。

1. 胆固醇结石　含胆固醇 70% ～ 90%，质硬，外观呈灰白色或淡黄色，形状和大小不一，呈圆形或椭圆形，表面光滑，结石剖面呈放射状条纹状。多为单发或多发的胆囊结石，X 线检查不显影。

2. 胆色素结石　外观呈黑色或棕色。肝胆管结石大多数以胆色素结石为主。

3. 混合结石　由胆红素、胆固醇和钙盐等多种成分混合而成，根据所含成分的比例不同可呈现不同的形状、颜色及剖面结构。

【病因】

胆结石的病因复杂，而且胆固醇结石和胆色素结石的成因不同。

胆固醇结石均在胆囊形成，目前认为胆固醇结石的形成原因：①胆汁淤滞；②胆汁中胆固醇成核过程异常，使溶解状态的胆固醇析出，成核；③胆囊在胆固醇结石形成过程中很重要，提供了胆固醇结石形成的时间和场所。

胆色素结石主要发生在肝内、外胆道。胆道感染和梗阻是胆色素结石形成的主要原因。值得注意的是，胆道蛔虫病是胆道感染的重要原因，蛔虫及其残体又可作为胆结石核心，在胆色素结石形成中起重要作用。

【病理】

根据结石所在的部位及有无并发症的不同，其病理变化存在差异。肝外胆管结石的病理变化主要为合并感染的病理变化。肝内胆管结石的病理改变主要有胆管炎症、梗阻、扩张和肝实质的病理改变。这些病理特殊性改变常与感染有关。胆管炎症反复发作使胆管壁纤维化、增厚、萎缩造成胆管狭窄，导致胆道感染、结石形成和胆道梗阻。梗阻的近端明显扩张积存大量结石。结石、感染和梗阻造成相应肝段、肝叶萎缩，甚至严重纤维化。健康肝脏呈代偿性肥大，肝脏变形、移位。大面积的肝纤维化可致肝功能障碍，发生胆汁性肝硬化，门静脉高压症等并发症。轻症胆道结石无并发感染对全身影响不大。如果合并严重肝脏损害可能出现一系列严重的并发症。

【临床表现】

胆囊结石分为静止性结石和有症状结石。胆囊结石和肝外胆管结石主要临床表现为胆绞痛。常见诱因有高脂肪饮食、暴饮暴食、过度疲劳等，伴有恶心、呕吐等消化系统症状，部分患者只有上腹部钝痛。体格检查可有上腹部压痛及 MurpHy 征阳性。肝内胆管结石若不合并感染，主要表现为肝区持续性闷胀痛，一侧肝内胆管结石可无黄疸，出现黄疸多表示双侧肝内胆管受累。

【诊断】

1. 胆囊结石　有典型的胆绞痛病史，右上腹有轻度压痛，提示胆囊结石可能。影像学检查可确诊，B 超阳性率极高。

2. 肝外胆管结石　有胆道感染、胆道蛔虫病等病史。当出现典型的胆绞痛发作伴有黄疸时，除考虑胆囊结石外，需考虑肝外胆管结石的可能。主要依靠影像学检查，超声发现胆管内结石及胆管扩张影像，CT、MRI 和 ERCP 检查也有助于诊断。

3. 肝内胆管结石　临床症状多不典型，取决于结石的部位、范围、炎症轻重和梗阻程度。常有典型的胆石梗阻和急性胆管炎的病史。如不合并感染常有肝区、胸背部的深在而持续性的疼痛。超声、CT、MRI 和 PTC 检查有助于诊断。

【鉴别诊断】

相关疾病鉴别见表 17-4，黄疸的鉴别见表 17-5。

表 17-4　胆石病与其他疾病的鉴别诊断

鉴别参数	胆石病	消化性溃疡	传染性肝炎	壶腹周围癌
病史	多有胆道感染病史	多有反复发作的溃疡史	常有与肝炎患者密切接触史	
诱因、病因	高脂肪饮食、暴饮暴食、过度疲劳	饮食不规律、HP 感染是主要病因	肝炎病毒感染	
症状	常有胆绞痛、寒战、高热	上腹痛	近期内出现无其他原因可解释的症状，如乏力、食欲减退	皮肤瘙痒、全身进行性消瘦
体征	可有上腹部压痛及 MurpHy 征阳性	发作时剑突下有一固定局限的压痛点，缓解时无明显体征	肝大并有压痛、肝区叩击痛	大便呈陶土色

鉴别参数	胆石病	消化性溃疡	传染性肝炎	壶腹周围癌
黄疸	若引起黄疸以直接胆红素增高为主，呈波动性	无	多伴有黄疸，直、间接胆红素均可升高	无痛、进行性黄疸
血液检查	白细胞和中性粒细胞增高	多做 HP 检测	血白细胞一般不高，有时淋巴细胞增高。ALT、AST 增高显著	血淀粉酶异常
辅助检查	B 超首选	胃镜首选	B 超、CT	细胞学检查（CEA）

表 17-5　黄疸的鉴别诊断

	胆总管结石	壶腹周围癌	传染性肝炎
前驱症状	胆绞痛	上腹隐痛不适，体重减轻	使用肝毒性药物，肝炎接触史
黄疸时间、程度	出现慢，可出现波动	出现慢，进行性加重	快
黄疸	中等	重	不定
体温	升高	多低热	可有发热
瘙痒	有或无	多有，伴心动过缓	暂时性
肝大	<肋下 3cm，轻压痛	>肋下 3cm，无压痛	有轻度触痛
胆囊	少可触及	多可触及	不能触及
腹水	无	癌转移可有血性腹水	病重者偶有腹水
胆红素	直接胆红素升高，TB:DB ≤ 2	直接胆红素升高，TB:DB ≤ 2	直接、间接胆红素均升高
WBC+DC	WBC 升高，N 升高	WBC 正常或升高，N 升高	WBC 降低，L 升高
尿胆原	不定	（－）	升高
大便潜血	（－）	可呈（＋）	（－）
GPT	正常或升高	升高	显著升高

【治疗】

1.胆囊结石　胆囊切除术是胆囊结石治疗的最佳选择。胆囊切除术适用于有症状和（或）有并发症的胆囊结石，手术时机最好选在急性发作后的缓解期，腹腔镜胆囊切除术（LC）为其首选。对于无症状结石，一般不需立即手术治疗，可观察和随诊。

2.肝外胆管结石　手术治疗是肝外胆管结石的主要方法，手术尽量取尽结石，解除梗阻、术后保持胆汁引流通畅。手术治疗首选胆总管切开取石 T 管引流术，其他手术治疗方法还有胆肠吻合术、经十二指肠镜 Oddi 括约肌切开取石术及微创外科治疗等。

3. 肝内胆管结石　无明显症状者可非手术治疗，包括低脂饮食、保肝治疗等。对症状严重者，手术为主要治疗方法。手术方式包括胆管切开取石、胆肠吻合术和肝脏切除术。肝内胆管结石术后最常见的并发症是残留结石，可于术后经引流管窦道应用胆道镜取石。

三、胆道蛔虫病

蛔虫进入胆总管、肝内胆管和胆囊引起急腹症统称为胆道蛔虫病。中医称之"厥"或"蛔厥"。

【病因病理】

蛔虫是寄生于小肠中下段的肠道寄生虫，喜碱性环境。当胃肠道功能紊乱、饥饿、驱虫不当、妊娠、发热时，蛔虫可经十二指肠进入胆道。蛔虫对胆道和 Oddi 括约肌的刺激可引起括约肌痉挛，诱发胆绞痛、急性胰腺炎、胆道感染、肝脓肿等，蛔虫钻入胆囊引起胆囊穿孔，遗留在胆道内的蛔虫卵和残骸日后可形成胆道结石的核心。随着饮食习惯和卫生条件的改善，发病率明显下降。

【临床表现】

症状剧烈但体征轻微，即"症征不符"为本病特点，若不及时妥善处理，可引起严重并发症。

常突发剑突下钻顶样剧烈绞痛，患者辗转不安，呻吟不止，大汗淋漓，间歇期宛如常人。绞痛时伴恶心、呕吐或吐蛔虫。后期合并胆道感染可有胆管炎症状。体检仅有剑突下或右上腹深压痛。间歇期无体征。常见并发症有胆道感染、胆道梗阻、胆道结石、胰腺炎和胆囊穿孔。

B 超示胆管内有蛔虫声像图，为首选检查方法，多能确诊。

【诊断与鉴别诊断】

本病据症状、体征和检查，诊断一般不困难。但须与胆石症相鉴别。

【治疗】

本病以非手术治疗为主，仅在出现并发症时才考虑手术治疗。非手术治疗的原则是以解痉、消炎、驱虫为主。

1. 解痉止痛　遵医嘱注射阿托品、山莨菪碱，必要时注射哌替啶。

2. 利胆驱虫　经胃管注入氧气，发作时口服乌梅汤、30% 硫酸镁、食醋，口服驱虫药物如驱虫净、哌嗪（驱蛔灵）、左旋咪唑等。驱虫后继续服用利胆药物可能有利于虫体残骸排出。

3. 抗感染 可选用对肠道菌及厌氧菌敏感的抗生素（如甲硝唑）预防和控制感染。

【健康教育】

指导患者养成良好的卫生习惯，不喝生水，不吃不洁食物，饭前便后洗手。正确服用驱虫药物，告知患者应在晨起空腹或晚睡前口服。学会观察驱虫效果。

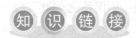

T管引流

凡切开胆管的手术，一般都放置T管引流。

1.T管引流的作用 ①引流胆汁和减压；②引流胆道内残余结石；③支撑胆道，维持胆道通畅。

2.T管引流的护理要点

（1）妥善固定 T管接床边无菌瓶或无菌袋后，应立即检查其在皮肤外固定的情况。用缝线、别针和胶布将T管固定于腹壁上和随身衣服上，如果固定于床上，患者翻身或躁动时引流管容易脱出。

（2）保持引流通畅 卧床患者T管远端不得高于腋中线，坐立体位T管不得高于引流口水平，防止胆汁逆流引起感染。患者取半卧位，定时自上而下挤捏引流管，防止结石或脓血块堵塞管道。引流管阻塞时及时报告医生，冲洗时应缓慢冲注，可用生理盐水加庆大霉素低压冲洗，勿压迫、折叠、扭曲引流管。

（3）观察记录胆汁量及性状 若引流液过多（48小时后引流物超过500mL/d）、引流液突然增加或减少（引流管梗阻）、出现异常血性引流液（胆道出血）、脓性引流液（胆道感染）或结石等情况，应及时向医生汇报。

（4）预防感染 严格无菌操作。每日消毒连接管，每周更换引流袋一次，每周一次留取胆汁作细菌培养。保持皮肤引流口敷料干燥，每日清洗引流口部位的皮肤并更换敷料。

3.拔除T管的护理 T管一般放置2周左右，若胆汁逐渐减少至200 mL/d以下，大便颜色恢复正常，患者无发热和腹痛可考虑拔管。拔管前必须先试行夹管1～2日，必要时可在拔管前行T管造影，以证实胆道通畅。

复习思考

1.简述细菌性肝脓肿的临床表现。

2. 简述诊断原发性肝癌的方法。

3. 门静脉高压症的概念。

4. 简述门静脉高压症的临床表现。

5. 简述急性梗阻性化脓性胆管炎的临床特点。

6. 简述胆石病的分类及典型表现。

扫一扫，知答案

扫一扫，看课件

模块十八
周围血管疾病

【学习目标】

1. 掌握原发性下肢静脉曲张、动脉硬化性闭塞症、深静脉血栓形成、血栓闭塞性脉管炎临床表现及诊断。

2. 熟悉动脉硬化性闭塞症、深静脉血栓形成的病因和治疗。

3. 了解原发性下肢静脉曲张的检查方法。

项目一　原发性下肢静脉曲张

原发性下肢静脉曲张指下肢浅静脉系统处于过伸状态，以蜿蜒、纡曲为主要病变的一类疾病。浅静脉主要包括大隐静脉和小隐静脉，本病好发于大隐静脉。

案例导入

患者，王某，女，45岁，于10年前无诱因出现左小腿血管突出，偶有下肢酸胀。2个月前，出现足踝部轻度肿胀，行走时自觉沉重感，症状逐渐加重。左小腿内侧可见静脉纡曲突出，皮肤未变色，皮温无明显改变，腓肠肌挤压试验（−），股三角区压痛试验（−），足背、胫后动脉搏动正常。左下肢静脉彩超报告：左隐股静脉瓣膜反流。血常规、尿常规、生化全项、肝功、凝血功能试验均无异常。

问题：请做出初步诊断。

【病因】

1. 瓣膜功能不全 主要是先天性因素和后天性因素两方面。先天静脉功能不全，亦即浅静脉壁薄弱或瓣膜关闭不全，以及静脉内压力持久升高导致静脉扩张。需特别指出的是遗传因素是重要的基础。

2. 寒冷和长期站立因素 是重要的诱因。

【临床表现】

1. 症状

（1）患肢沉重感，酸胀感，时有疼痛、肿胀。尤其当患者行走久时，由于血液倒流而致静脉淤积加重，回流受影响而出现各种症状。

（2）严重者伴有浅静脉血栓时可有疼痛，色素沉着者可有瘙痒感。

2. 体征

（1）患肢浅静脉隆起，扩张，纤曲，状如蚯蚓甚者成大团块，站立时明显，少数人在卧位时，由于静脉倒流不明显，曲张静脉因空虚亦不明显；严重者，可于静脉纤曲处触及"静脉结石"。

（2）有的患肢小腿肿胀，可有压陷痕，也可出现色素沉着（多在足靴区），湿疹样皮炎和溃疡形成。血液淤积可在曲张静脉处形成血栓而出现局部索条状红肿，并有压痛。

3. 下肢静脉功能试验

（1）深静脉通畅试验（Perthes 试验） 用来测定深静脉通畅情况。站立时，用止血带结扎大腿根部以阻断大隐静脉回流，此时嘱患者快速踢腿十余次，若深静脉通畅，由于小腿肌肉运动而使静脉血经深静脉回流，此时曲张之浅静脉空虚而萎陷。否则会出现肢体沉重，曲张静脉更突出等。

（2）隐股静脉瓣膜功能试验（Brodie-Trendelenburg 试验） 仰卧，抬高下肢，将曲张静脉内血液排空，用止血带缠缚于腹股沟下方（阻断浅在的大隐静脉隐股静脉瓣膜），以拇指压迫腘窝小隐静脉入口处（阻断小隐静脉），嘱患者站立，放开止血带（不松拇指）时，曲张静脉顿时充盈，则表示大隐静脉瓣膜关闭不全；如只放开拇指（不松止血带）时，曲张静脉顿时充盈，说明小隐静脉瓣膜功能不全；如两者都不松，此时曲张静脉顿时充盈，说明深浅静脉交通支瓣膜功能不全。

（3）交通静脉瓣膜功能试验（Pratt 试验） 仰卧，抬高患肢，在大腿根部缠缚止血带以阻断大隐静脉，先从足趾向上至腘窝逐次缠缚第一根弹力绷带，再自大腿根部止血带向下，缠缚第二根弹力绷带，此时患者应站立，一边自止血带向下缠第二根弹力绷带，一边向下放开第一根弹力绷带，二根弹力绷带间任何一处出现曲张静脉，即意味着此处有功能不全的交通支静脉。

【辅助检查】

1. **静脉造影** 是目前最直观最可靠的诊断下肢静脉曲张的方法。通过静脉造影可以显示深静脉瓣膜功能及隐股静脉瓣膜功能和深浅静脉交通支、静脉曲张走形的程度，同时对手术起到一个良好的指导作用。

2. **多普勒超声肢体血流图** 可以显示曲张静脉的回流纡曲程度，及静脉瓣膜反流情况。

【诊断】

1. 有家族史或长期站立、寒冷刺激等病史。

2. 肢体有曲张或呈团块样静脉。

3. 足靴区可出现营养不良情况，如色素沉着、溃疡等。

4. 下肢静脉功能试验、静脉造影及多普勒血管超声提示大隐静脉或小隐静脉瓣膜功能不全、交通支瓣膜功能不全。

【治疗】

1. **非手术治疗**

（1）口服药物　服用羟苯磺酸钙、马栗种子提取物等可以在一定范围内缓解症状。

（2）局部用药　硬化剂注射和压迫疗法，本方法适用于少量、局限的病变以及手术的辅助治疗，处理残留的曲张静脉。

（3）弹力袜治疗　如果没有手术指征，可以穿医用弹力袜来减轻症状。

（4）并发症处理　血栓性浅静脉炎：可给予局部外用肝素钠乳膏或局部热敷治疗，对感染者使用抗生素。溃疡形成：局部外用药物治疗，如面积大也可考虑清创后植皮。曲张静脉破裂出血：抬高患肢和加压包扎后即可止血，无需特殊用药。

2. **手术治疗** 当患者排除深静脉不通畅、深静脉瓣膜功能严重不全及其他可能疾病外，排除年老体弱等手术禁忌证，均可考虑手术治疗。术式选择大隐静脉高位结扎剥脱术。随着现代医学的发展，腔内激光、射频及内镜旋切的微创方法也取得良好疗效。

项目二　动脉硬化性闭塞症

动脉硬化性闭塞症是一种由于大、中动脉硬化、内膜出现斑块，从而引发动脉狭窄、闭塞而导致下肢慢性缺血改变的周围血管常见疾病。

📖 **案例导入**

患者，伞某，男，68 岁，双下肢发凉 1 年，近 10 天疼痛并出现行走困难。有脑梗病史、心绞痛病史及吸烟史，查双下肢皮温低，足背动脉和胫后动脉触不到，下肢血管多普勒超声显示：双下肢股浅动脉以下重度狭窄。

问题：做出初步诊断，提出治疗原则。

【病因】

目前本病的病因和发病机制尚未完全清楚，但高血压、高脂血症、吸烟、糖尿病、肥胖等是其高危因素。

【临床表现】

1. 症状

（1）早期的症状主要为肢体发凉、沉重无力。

（2）病情进一步加重则出现肢体酸痛、麻木、间歇性跛行、刺痛、烧灼感，继而出现静息痛。

2. 体征

（1）皮肤　温度下降，可有皮肤苍白，潮红、青紫、发绀等改变。

（2）肢体失去营养　主要表现为肌萎缩、皮肤萎缩变薄、骨质疏松、毛发脱落、趾甲增厚变形、坏疽或溃疡。坏疽以足趾远端为最常见。

（3）动脉搏动减弱或消失　根据闭塞部位，可触及胫后动脉，足背动脉及腘动脉、股动脉搏动减弱或消失。

【辅助检查】

1. 多普勒血管超声检查　可以清晰地显示血管腔形态及血流状态，以确定病变部和缺血严重程度。

2. 踝肱压指数（ABI）　即踝压（踝部胫前或胫后动脉收缩压）与同侧肱动脉收缩压的比值，踝肱指数正常为 0.9 ～ 1.3。

3. 影像学检查　数字减影（DSA）动脉造影和磁共振血管造影（MRA）检查能提供周围血管的形态及侧支循环、腔内斑块等情况，有金属物于体内者，可以行 CT 血管造影检查。

【诊断】

1. 发病一般在 45 岁以上，男性多见，常伴有高血压病、冠心病、糖尿病或脑血管硬化疾病等。

2. 可有眼底动脉硬化，血胆固醇、甘油三酯、β-脂蛋白增高。

3. X 线可有高血压心脏病改变及动脉钙化斑点。

4. 多普勒超声肢体血流检查提示动脉内管腔狭窄或闭塞，动脉腔内有硬化斑块形成。

5. 磁共振血管造影（MRA）或数字减影动脉造影（DSA）可直观地显示动脉闭塞改变。

6. 肢体远端缺血改变，如皮肤色苍白、潮红，皮温降低；足背及胫后动脉搏动减弱或消失等。

【鉴别诊断】

本病应与血栓闭塞性脉管炎相鉴别。

血栓闭塞性脉管炎发病年龄多见于青壮年，一般不伴有冠心病、高血压、高脂血症、糖尿病和其他动脉病变；受累血管为中小动静脉；可见游走性浅静脉炎表现；受累动脉无钙化改变，且在动脉造影中呈节段性闭塞，病变段的近、远侧血管壁光滑。

【治疗】

1. 非手术治疗

（1）基础治疗　调整血脂、控制血压。

（2）扩血管　扩张血管，促进侧支循环形成，可选用前列地尔（PGE1）、占替诺等。

（3）抗血小板和抗凝药物　阿司匹林、双嘧达莫、沙格雷酯、氯吡格雷、华法林等药物。

（4）凝血酶抑制剂和降纤药物。

（5）其他　应用抗生素，止痛剂、体液补充、控制血糖等对症治疗。

（6）中医中药　应辨证应用中药。目前临床常用中成药静脉注射剂有川芎嗪注射液、脉络宁等，口服药有脉血康、通塞脉片、大黄䗪虫丸及饮片等。

2. 手术治疗

（1）经皮腔内血管成形术（PTA）　适用于单处或多处短段狭窄者，其原理是以球囊导管在管腔内应用球囊之张力扩大病变管腔恢复血流，如有可能应用血管内支架能提高远期通畅率。

（2）动脉旁路转流术　根据病变不同的部位，以人工血管及自身大隐静脉于闭塞段的远近端做搭桥转流，可选择的术式有：主髂或股动脉旁路术、腋腹动脉旁路术、双侧股动脉旁路术、股 – 腘（胫）动脉旁路术。

（3）动脉内膜剥脱术　主要适用于短段的主 – 髂动脉闭塞。手术直接剥除病变部位动脉增厚的内膜、斑块和血栓。

（4）截肢术　局部坏疽严重时可行截肢（趾）术。

项目三　深静脉血栓形成

深静脉血栓形成是指血液在深静脉管腔内形成血栓，阻塞静脉腔，导致静脉回流障碍。本项目仅介绍下肢静脉血栓形成。

📖 案例导入

患者，李某，女，75岁。左下肢肿胀，疼痛3天余。3天前，左下肢逐渐肿胀、疼痛，沉重，活动后加重。左下肢肿胀下垂位时加重，胫前、足背有凹陷性水肿，股三角区压痛试验（+），皮温略高，足背、胫后动脉可触及搏动。下肢静脉彩色多普勒超声报告：左股总、股、腘、胫静脉内径增宽，壁不光滑，管腔内未探及血流信号。凝血系列 D– 二聚体增高。

问题：做出初步诊断，提出治疗原则。

【病因】

1.血管损伤　手术、外伤、骨折、化学药物等一些因素可以直接导致血管壁损伤，易于形成血栓。

2.血流缓慢　久病卧床、手术中生理性反应，术后肢体制动、久坐状态或血管受压狭窄等情况均可引起肢体血流缓慢而形成血栓。

3.血液高凝　妊娠、产后、长期服用避孕药、肿瘤组织裂解产物、大面积烧伤等因素均可使血液呈高凝状态而形成血栓。

【临床表现】

1.中央型　发生于髂 – 股静脉部位的血栓形成。

（1）症状　起病急，患肢沉重、肿胀、胀痛或酸痛，可有股三角区疼痛。

（2）体征　全下肢肿胀明显，患侧髂窝股三角区有压痛；胫前有压陷痕，患侧浅静脉可有怒张，可伴发热，肢体皮肤温度可增高。

2. **周围型** 股 – 腘静脉及小腿深静脉血栓形成。

（1）症状 大腿或小腿肿痛、沉重、酸胀，发生在小腿深静脉者疼痛明显。

（2）体征 股静脉为主的大腿肿胀，皮温一般升高不明显，皮色正常或稍红；局限于小腿深静脉者，腓肠肌压痛明显，Homans 征阳性（即仰卧时，双下肢伸直，将踝关节过度背屈，会引发腓肠肌紧张性疼痛）。

3. **混合型** 全下肢深静脉血栓形成。

（1）症状 全下肢沉重、酸胀、疼痛、股三角及腘窝和小腿肌肉疼痛。

（2）体征 下肢肿胀，股三角、腘窝、腓肠肌处压痛明显。体温升高和脉率加速不明显，皮肤颜色变化不显著者称股白肿。如果病情严重，肢体肿胀明显，影响了动脉供血时，则足背及胫后动脉搏动减弱或消失。肢体皮肤青紫，皮温升高，称股青肿。后者可发生肢体坏疽。

4. **肺栓塞** 部分患者会有静脉的血栓脱落入肺动脉引起肺栓塞，临床上 12 天以内的患者危险性最大。

【辅助检查】

1. **多普勒超声检查** 直接看到管腔内血栓回声、管径大小、形态、血流情况、静脉最大流速等，是无创检查中较理想的方法。

2. **计算机数字减影（DSA）静脉造影检查** 是一种有创检查方法。

3. **凝血系列指标检查** 包括出凝血时间、凝血酶原时间及纤维蛋白原等测定异常。其中 D– 二聚体大多为阳性，本指标测定有十分重要的意义。

【诊断】

1. 发病急骤，患肢胀痛，股三角区或小腿有明显压痛，Homans 征可呈阳性。

2. 患肢广泛性肿胀，可有广泛性浅静脉怒张。

3. 患肢皮肤可呈暗红色，温度升高。

4. 慢性期具有下肢回流障碍和静脉逆流征，即活动后肢体凹陷性水肿，浅静脉怒张或曲张，出现营养障碍表现、色素沉着、淤滞性皮炎、溃疡等。

5. 多普勒超声肢体血流检查或静脉造影显现静脉回流障碍。

6. 排除动脉栓塞、淋巴管炎、盆腔肿瘤、淋巴水肿、肾病性及心源性水肿等疾病。

【治疗】

1. **非手术治疗**

（1）一般处理 卧床，抬高患肢，早期少活动。

（2）溶栓疗法 病程不超过 72 小时的患者，可给予尿激酶静脉滴注，及链激酶、奥扎格雷钠等药物。治疗期间需监测凝血系列指标。

（3）抗凝疗法　是治疗本病的一种重要方法。一般认为，错过早期溶栓机会，后期抗凝将是重要的方法。常用药物有肝素和华法林（香豆素衍化物类）。新型抗凝药如阿加曲班、力伐沙班。

（4）祛聚疗法　常用的药物有阿司匹林、双嘧达莫等，作用为稀释血液，降低血液黏稠度，防止血小板凝聚。

（5）祛纤疗法　目的在于祛纤、降低血黏稠度。常用药物有蕲蛇酶、巴曲酶等。

（6）中医中药　辨证使用中药、中成药及静脉注射剂。如水蛭素制剂、蚓激酶制剂、榕丙酯等注射剂。

2. 手术治疗

（1）Fogarty 导管取栓术　髂 - 股静脉血栓形成，病程不超过 48 小时者；或出现股青肿时，应选择手术疗法。术后要辅用抗凝、祛聚疗法。

（2）静脉切开取栓　当股青肿影响下肢动脉供血者，或者患病时间短（72 小时之内）者，必要时可以采用此方法。

（3）腔静脉滤器植入　为了预防肺栓塞，必要时可以考虑。血栓可以在滤器中被拦截，避免进入肺脏而导致肺栓塞。

项目四　血栓闭塞性脉管炎

血栓闭塞性脉管炎，又称 Buerger 病，是一种原因不明，以侵犯四肢中、小动静脉为主的全身性非化脓性血管炎性疾病。本病好发于男性青壮年。

📖 案例导入

患者，张某，男，39 岁，司机，有长期吸烟史，5 年前右小腿及足趾疼痛，发凉怕冷。半年前，右足大趾破溃，未曾医治，患足红肿，疼痛难忍，夜不能寐。右足大趾有一溃疡处，皮温明显降低，足背动脉搏动、胫后动脉搏动消失，右小腿明显萎缩，踝肱指数 0.4。动脉造影示患肢腘动脉以下三支动脉（胫前、胫后、腓动脉）未有血流充盈。

问题：请做出诊断。

【病因】

目前本病病因虽尚未明确，一般认为是多种因素综合作用的结果。由于吸烟、寒冻、免疫紊乱、性激素紊乱、外伤、血管神经调节障碍、遗传因素、霉菌感染等因素，使血管长期痉挛，在损伤因素作用下，导致中、小动静脉节段性的血管炎性变和血栓形成。

【临床表现】

1.症状

（1）发凉和疼痛 患肢发凉是早期的常见症状，而疼痛是本病最突出的症状，当远端血管闭塞严重时可出现"间歇性跛行"及静息痛。

（2）感觉异常 患肢（趾、指）可出现发痒、胖胀感、针刺、麻木、灼热、酸胀感等，甚或在足部或小腿有部分感觉丧失区。

2.体征

（1）皮肤颜色改变 初发病时患肢皮肤苍白，接近坏疽或坏疽时呈紫暗或潮红色。

（2）游走性血栓性浅静脉炎 约有半数患者反复出现此症。具体表现为浅静脉走行处可见红肿的硬索条，伴有压痛及疼痛，以足部及小腿处多见。

（3）营养障碍 病变部位由于缺血、营养不良而致皮肤干燥、皲裂、脱屑、小腿汗毛脱落，趾（指）甲变厚等。

（4）动脉搏动减弱或消失 足背动脉及胫后动脉通常触及不到或减弱，腘动脉及股动脉常减弱或消失。有时可累及上肢的桡、尺动脉。

（5）雷诺现象 患者早期受情绪或受寒冷刺激呈现指（趾）由苍白、潮红继而发绀的颜色变化。

（6）坏疽和溃疡 局部缺血或有损伤等，诱发局部坏疽或溃疡。

【辅助检查】

1.多普勒超声肢体血流检查 是肢体缺血的首选无创检查，可直接显示血管的闭塞程度和管径大小及血流速度等相关指标。

2.动脉造影 可进一步判定阻塞部位及情况，侧支循环情况等。可以通过磁共振血管造影（MRA）或CT血管造影（CTA）来检查。

3.踝肱指数（ABI）测定 踝部动脉收缩压与同侧肱动脉压之比。踝肱指数正常在0.9和1.3之间。

4.免疫球蛋白检测 免疫球蛋白及其免疫复合物检测可出现异常。

【诊断】

1.年龄45岁以下青壮年男性，多有吸烟史。

2.病程长，早期患肢发凉、怕冷、麻木、疼痛、间歇性跛行、静息痛或发生溃疡及坏疽。

3.患肢皮肤苍白、潮红、紫红或青紫。

4.游走性浅静脉炎表现。

5.患肢足背动脉、胫后动脉搏动减弱或消失，甚至腘动脉、股动脉搏动减弱或消失。侵犯上肢者，尺动脉、桡动脉搏动减弱或消失。

6.除外动脉硬化闭塞症、大动脉炎等疾病。

7.血管多普勒超声检查或 CTA、MRA 提示血管闭塞改变。

【治疗】

1.非手术治疗

（1）一般治疗　严格戒烟，患肢保暖，防止外伤，避免情绪激动或紧张，适当锻炼。

（2）药物治疗　①扩血管改善微循环药物，常用的有盐酸占替诺、前列地尔注射液等；②抗血小板聚集药，常用的有阿司匹林、双嘧达莫等；③降纤药，常用的有蕲蛇酶注射液、东菱迪芙等。④辨证使用中药汤剂、成药及注射剂，还可以酌情使用止痛剂和抗生素。

2.手术治疗

（1）腰交感神经节切除术　交感神经切除或化学性交感神经灭活术对一些患者可缓解病情，交感神经兴奋引起血管痉挛，切除第 2 ～ 4 个腰交感神经节及神经链，可使下肢血管扩张及开放更多的侧支循环，改善下肢血液供应。

（2）血管重建术　包括动脉血栓内膜剥脱术和经皮腔内血管成形术，后者是通过介入的方法，利用球囊扩张来改善局部的狭窄。

（3）截肢（趾、指）术　当患者采用多种手段未见明显效果，发生坏疽、溃疡，适合截肢（趾、指）条件时，予以截肢（趾、指）术。

复习思考

1.原发性下肢静脉曲张的检查方法有哪些？

2.血栓闭塞性脉管炎的临床表现及诊断？

3.动脉硬化性闭塞症的病因和治疗？

4.深静脉血栓形成的临床表现及诊断？

扫一扫，知答案

扫一扫，看课件

模块 十九

泌尿系统疾病

【学习目标】

1.掌握尿石症的分类、预防，肾、输尿管结石的临床表现、诊断和治疗；肾肿瘤、膀胱肿瘤的病理、临床表现、诊断和治疗。

2.熟悉肾损伤和尿道损伤的分类、病理、临床表现、诊断和治疗；前列腺增生和急性尿潴留的病因、临床表现和治疗；肾结核的病理、临床表现、诊断和治疗。

3.了解膀胱损伤的分类、临床表现和治疗；膀胱结石、尿道结石的临床特点和治疗。

项目一　概　述

【解剖生理】

1.肾脏　肾脏位于腹膜后间隙，脊柱两侧。左肾约平于第11胸椎至第2腰椎，右肾因肝脏压迫较左肾略低半个锥体。肾分为肾实质和肾盂，肾实质又分为肾皮质与肾髓质。肾皮质在肾外层，主要含肾小球；肾髓质在内层，主要含肾小管。肾盂容量为 6～8mL，连接肾小盏，与输尿管相通。肾表面有一层很薄的纤维膜覆盖，称肾被膜。肾门由肾动脉、肾静脉及输尿管组成，由前至后分别为静脉、动脉和输尿管。肾动脉源于腹主动脉分支，肾静脉进入下腔静脉。肾脏的生理功能主要是形成和排泄尿液，机制十分复杂，其功能是靠肾小球和肾小管来实现的，两者称肾单位，成人一个肾脏约有 200 多万个肾单位。正常人双肾每分钟接受心脏输送的血液为 1000～1500mL，经过肾小球毛细血管过滤和肾小管重吸收及排泄，最后成为尿液的只有 2mL。正常情况下，成人每天排出的尿量为

1000 ~ 1500mL，比重为 1.010 ~ 1.020 之间。由于肾脏对细胞外液成分和容量持续性调节，使机体的内环境保持动态平衡。

2. 输尿管　输尿管在腹膜后，上起自肾盂，沿脊柱两侧下降，止于膀胱入口，全长 25 ~ 30cm。直径 0.4 ~ 0.7cm。临床上将输尿管分成 4 段：上起肾盂出口，下至第 5 腰椎横突平面为上段，即腰段；自第 5 腰椎横突平面下至骨盆盆缘为中段，即髂段；自骨盆盆缘至膀胱壁为下段，即盆段；潜行于膀胱肌层与黏膜之间，长约 1.5cm，为输尿管末端，即壁间段。输尿管有 3 个生理狭窄部：上部在肾盂输尿管交界处，中部在输尿管跨过髂动脉进入骨盆处，下部为输尿管入膀胱处。输尿管是一条具有弹性的肌性管道，有一定的收缩和扩张性，当有结石移行至输尿管时，可引起输尿管痉挛性收缩而引起肾绞痛。

3. 膀胱　位于盆腔前部，为腹膜外器官，其形态与位置随容量而变化，成人正常容量为 200 ~ 300mL。膀胱顶部及上部有腹膜覆盖，充盈时，腹膜随膀胱上升，前壁即形成无腹膜区。因此，在尿潴留时行耻骨上膀胱穿刺，不会误伤腹腔脏器。

4. 尿道　男性尿道是排尿、排精的同一通道，起自膀胱尿道内口，贯穿前列腺、尿生殖膈，止于阴茎的尿道外口，全长约 20cm，分为三部：①前列腺部，长约 3cm，周围有前列腺、精阜和射精管；②尿道膜部，长仅 1cm，有尿道外括约肌围绕，是尿道最狭窄的部位；③海绵体部，长约 15cm，膜部以下至阴茎根部的一段尿道又称尿道球部，全程均由尿道海绵体包绕，阴茎松弛时呈"S"形，勃起时呈"L"形。临床上以尿道外括约肌为界，分成前尿道与后尿道。女性尿道是单一的尿路通道，直而短，全长 3 ~ 4.5cm。

5. 前列腺　为扁平栗子状。其分为前叶、中叶、后叶和两个侧叶。前列腺中叶及 2 个侧叶肥大，均可压迫尿道引起尿潴留。膀胱下动脉分支由腺体侧面 5、7 点钟部位进入腺体，手术治疗时应特别注意此两点的出血。前列腺距肛缘 4 ~ 5cm，可经直肠指诊触及，其正中有一纵行浅沟称中央沟，前列腺增生时，该沟会变小或消失。

【常见症状】

1. 排尿异常

（1）膀胱刺激征　指尿痛、尿频、尿急同时出现。

①尿频：正常人每天的排尿次数为 4 ~ 6 次，每次尿量约 300mL。24 小时排尿＞8 次，夜间＞2 次称尿频。泌尿系和生殖道炎症、膀胱结石、肿瘤、前列腺增生等都可引起尿频，这是由于炎性水肿或膀胱顺应性降低引起膀胱容量减少，或者由于膀胱排空障碍导致持续性尿潴留而引起膀胱有效容量减少。若排尿次数增加而每次尿量并不减少，甚至增多，可能为生理性，如饮水量多、食用利尿食物，也可能是病理性，如糖尿病、尿崩症或肾浓缩功能障碍等所致。有时精神因素亦可引起尿频。夜间尿频常见于前列腺增生症。

②尿急：是指一种突发的、强烈的排尿欲望，且很难被主观抑制而延迟排尿，往往与

尿频、尿痛同时存在，多见于膀胱炎症。

③尿痛：排尿过程中膀胱区或尿道疼痛，可发生在尿初、排尿中、尿末或排尿后，疼痛程度由烧灼感到刺痛不等，多见于炎症或结石。

（2）尿潴留　指膀胱胀满而尿排不出者，可分为急性和慢性两类。

①急性尿潴留：即大量尿液潴留于膀胱内，突然不能排尿，常见于膀胱颈部以下梗阻（如前列腺增生症和尿道狭窄）突然加重或腰部、会阴部手术后切口疼痛而不敢用力排尿者。

②慢性尿潴留：是由于膀胱出口以下尿路不完全性梗阻或神经源性膀胱所致。主要表现为排尿困难，耻骨上区膨隆、不适或疼痛，可出现充溢性尿失禁。

（3）尿失禁：指尿不能控制而自行流出。可分为四大类：①真性尿失禁：膀胱或尿道括约肌失去收缩功能，膀胱内无残余尿。②压力性尿失禁：腹压增加时引起尿液不随意流出，主要见于女性，由于多次分娩或产伤所致之膀胱支持组织和盆底松弛所致。③充盈性尿失禁：又称假性尿失禁，指膀胱过度充盈引起尿液不随意流出，多见于前列腺增生症、神经源性膀胱引起的慢性尿潴留，由于膀胱内压力超过尿道阻力致尿液溢出。④急迫性尿失禁：指严重尿频、尿急而不能控制尿液流出致尿失禁者，多见于神经系统疾病致膀胱逼尿肌无抑制收缩或急性膀胱炎的强烈尿意感引起的症状。

2. 尿液异常

（1）血尿　指尿中有过多红细胞。根据血液含量可分为镜下血尿和肉眼血尿。

①镜下血尿：指新鲜离心尿液在显微镜每个高倍视野中红细胞数≥3。

②肉眼血尿：指尿液内含血量多，达到每1000mL尿液中含血量>1.0mL。

肉眼血尿可分为初始血尿，即血尿见于排尿初期，提示出血部位在尿道或膀胱颈部；终末血尿，即血尿见于排尿终末，提示病变在后尿道、膀胱颈部或膀胱三角区；全程血尿，即血尿见于尿液全程，提示病变在膀胱或其以上部位。

另外，不是所有红色尿液都是血尿，如有些食物及药物能使尿液呈红色、黄红色或褐色，如胡萝卜、大黄、酚酞、利福平、四环素族、酚红、嘌呤类药物等；由于错误输血、严重创伤等引起的大量红细胞或组织破坏所致血红蛋白或肌红蛋白尿；由前尿道病变出血所致尿道滴血，都并非血尿。

（2）脓尿　离心尿每高倍视野白细胞超过5个以上为脓尿，提示有感染。

【外科检查】

1. 体格检查

（1）肾脏检查　①视诊：注意肋脊角、腰部或上腹部有无隆起；②触诊：患者仰卧，下肢屈曲，检查者左手于脊肋角将肾脏托起，右手放在前腹壁肋缘下进行双手触诊，正常肾一般不能触及，右肾下极偶在深呼吸时能触到；③叩诊：左手平放于背部肾区，右手握拳轻叩，有叩击痛时表示该侧肾脏或肾周围有炎症现象；④听诊：肾动脉狭窄、动脉瘤及动静脉瘘在肾区可听到血管杂音。

（2）输尿管检查　沿输尿管走行进行深部触诊，有压痛表示炎症。输尿管结石可有局部压痛，偶可触及结石。

（3）膀胱检查　若膀胱容量超过 500mL，即可在下腹部发现膨胀的膀胱，呈椭圆形肿块，触诊表面光滑，有囊性感，叩诊呈浊音。

（4）前列腺检查　检查前应排空膀胱，取侧卧位、胸膝位、平卧位或站立弯腰体位做直肠指检。注意前列腺的大小、质地、有无结节和压痛，中间沟是否变浅或消失。

前列腺按摩方法：自前列腺两侧向中间沟，自上而下纵向按摩二三次，再按摩中间沟一次，将前列腺液挤入尿道，并由尿道口滴出，收集前列腺液送检。急性前列腺炎时禁忌按摩。

2. 实验室检查

（1）尿常规检查　应收集新鲜尿液。男性包皮过长者，应翻开包皮后收集。女性宜留取中段尿，月经期间应避免收集尿液。显微镜检查应包括尿中红细胞、白细胞、上皮细胞及相应的管型，各种结晶和各种微生物（细菌、真菌和寄生虫）。

（2）尿三杯试验　以最初 10 ～ 15mL 尿为第一杯，以排尿最后 10mL 为第三杯，中间部分为第二杯。应在一次不停顿排尿过程中收集尿。根据红细胞或白细胞异常在尿中不同段的出现来判断病灶部位，如第一杯尿液异常，提示病变在前尿道；第三杯尿液异常，说明病变在后尿道或膀胱颈部；若三杯均异常提示病变在膀胱颈以上的尿路系统。

（3）尿细菌学检查　包括尿涂片和细菌培养。尿沉淀物直接涂片染色显微镜检查是一种快速初步提供细菌种类的方法，但检出率低于细菌培养；当检查结核菌时应做抗酸染色。尿细菌培养和细菌计数应取新鲜中段尿，特殊情况下可穿刺膀胱抽取尿液；在做细菌培养同时一般应加做细菌敏感试验。若尿液内细菌数超过 10^5/mL 即为尿路感染。

（4）尿脱落细胞检查　取新鲜尿液检查。阳性结果提示可能有泌尿系移行细胞肿瘤，膀胱原位癌的阳性率高。本方法可以用以筛选手段或膀胱肿瘤术后随访手段。膀胱冲洗后收集尿液检查可提高阳性率。

（5）前列腺液检查　正常前列腺液呈淡乳白色，较稀薄。涂片镜检：可见多量卵磷脂小体，白细胞数不超过 10 个 /HP。在前列腺按摩前应做尿常规检查，若未获得前列腺液，可于按摩后收集 10 ～ 15mL 初段尿液送检，比较按摩前后的白细胞数，为间接检查。

（6）肾功能检查　血肌酐正常值为 60 ～ 130mmol/L，血尿氮正常值为 1.7 ～ 8.3mmol/L。当正常肾组织不少于双肾总量的 1/3 时，血肌酐保持正常水平。血尿素氮受分解代谢、饮食和消化道出血等多种因素影响，不如肌酐准确。此外，还可进行内生肌酐清除率、肾小球滤过率和有效肾血流量测定以了解肾功能。

（7）前列腺特异抗原（PSA） PSA 是由前列腺腺泡和导管上皮细胞产生的特异性物质，是目前最常用的检测前列腺癌的生物标记。健康男性血清 PSA < 4ng/mL，如 PSA > 10ng/mL 应高度怀疑有前列腺癌可能。

（8）流式细胞仪检查 尿、血、精液、实体肿瘤标本，包括已做石蜡包埋组织，均可做此检查。其可以对泌尿、男性生殖系肿瘤进行早期诊断，并对预后进行判断，亦可用于判断肾移植急性排斥反应及男性生育能力。

3. 器械检查

（1）导尿检查 目前常用的导尿管是气囊（Foley）导尿管，以法制（F）为计量单位，以 21F 为例，其周径为 21mm，直径为 7mm。导尿检查主要用于了解尿道有无狭窄或梗阻；监测尿量，测定膀胱残余尿，了解膀胱容量及进行尿动力学检查；膀胱尿道造影；解除尿潴留或膀胱引流等。

（2）尿道探条 由金属硬探条或塑料软探条及其引导的丝状探子组成。用于了解尿道是否有狭窄及狭窄的部位和程度，同时还可用来扩张狭窄尿道。首先选用 18 ～ 20F 探条，以免过细探条损伤或穿破尿道。

（3）尿道膀胱镜检查 是最早用以观察体内器官的手段，也是做得最多、效果最为满意的内腔镜技术。适用于经过一般检查、B 型超声扫描及 X 线检查等手段仍不能明确诊断的膀胱、尿道及上尿路疾患。如可通过膀胱镜直视尿道、膀胱内病变；在膀胱镜下钳取活体组织进行病理学检查；钳取异物、破碎结石、扩张输尿管；膀胱镜下电刀切除膀胱肿瘤和增生的前列腺；也可做逆行肾盂造影等等。膀胱镜在泌尿系统诊疗中的应用非常广泛，但由于其是侵入性操作，在某些情况下是不宜使用的，如尿道狭窄、膀胱容量小于 50mL、泌尿系统急性感染期等。

（4）经尿道输尿管肾镜检查 以硬性或软性输尿管肾镜，经尿道、膀胱置入输尿管及肾盂，可窥视输尿管和肾盂内病变，行活检、止血，同时可进行扩张输尿管狭窄、碎石、切除或电灼肿瘤等泌尿腔内手术。全身出血性疾病、前列腺增生、病变以下输尿管梗阻及其他禁忌膀胱镜检查者为禁忌证。

（5）尿流动力学检查 是借助流体力学及电生理学方法研究和测定尿路输送、储存、排出尿液的功能，为排尿障碍原因分析、治疗方法选择及疗效评定提供客观依据。上尿路动力学检查可了解上尿路输送尿液的功能，有助于上尿路扩张和梗阻的病因诊断。下尿路动力学检查有助于下尿路排尿功能异常和梗阻的病因诊断。

4. 影像学检查

（1）B 超检查 系无创伤性检查，已作为诊断泌尿系疾病的筛选方法。能对肿块性质的确定、结石和肾积水的诊断、肾移植术后并发症的鉴别、残余尿测定及前列腺测量等提供正确信息。特殊探头在膀胱或直肠内做360°旋转，有助于对膀胱、前列腺疾病的诊断和对肿瘤分期的判断。

（2）尿路平片（KUB） 不但能显示不透光的结石或钙化，还能显示肾轮廓、腰大肌阴影及骨骼的变化。腰大肌阴影消失，提示腹膜后炎症或肾周感染。

（3）静脉尿路造影（IVU） 是诊断上尿路疾病的基本方法。在限制饮水12小时及肠道充分准备下，静脉注射有机碘造影剂20mL，分别于注射后5、15、30、45分钟摄片，必要时可延长摄片时间，以充分了解肾功能和显示尿路的形态，了解肾盂、输尿管有无扩张、压迫和充盈缺损等变化。

（4）逆行肾盂造影 经膀胱镜向输尿管插入输尿管导管，通过导管向肾盂或输尿管注入造影剂，亦可注入气体，以显示上尿路形态。该方法十分有助于尿路上皮肿瘤、输尿管狭窄范围和X线透光性结石的诊断。

（5）膀胱造影和排尿性膀胱尿道造影 经导尿管注入6%碘化钠或有机碘造影剂150～200mL。较大的膀胱肿瘤可显示充填缺损，膀胱憩室能被发现。排尿性膀胱尿道造影可显示尿道病变及膀胱输尿管回流。

（6）肾动脉造影：经股动脉穿刺插管至肾动脉开口上方，注入造影剂，显示双肾动脉，腹主动脉及其分支。适用于肾血管性高血压和肾血管畸形、肾肿瘤的诊断。

（7）CT检查 可以对肾实质性和囊性疾病做鉴别诊断，确定肾损伤范围和程度，为肾、膀胱、前列腺癌的分期及肾上腺肿瘤的诊断提供可靠依据。能鉴别肾错构瘤和肾癌；能显示腹部和盆腔转移而长大的淋巴结。

（8）MRI检查 通过三个切面观察图像，组织分辨力更高，不需要造影剂，无放射损伤。对泌尿男性生殖系肿瘤的诊断和分期、肾囊肿内容性质鉴别、肾上腺肿瘤的诊断等，能提供较CT检查更为可靠的依据。

磁共振血管造影（MRA）是一种血管三维成像技术，能清晰显示血管，对肾癌的血供情况、肾静脉癌栓的范围、肾血管畸形的诊断很有价值。

（9）放射性核素肾图 可测定肾功能及帮助了解尿路梗阻情况。

项目二　泌尿系统损伤

泌尿系统损伤大多是胸、腹、腰部或骨盆严重损伤的合并伤，此外也常见于医源性损伤，包括手术、内镜检查、各种器械检查等所致的损伤。泌尿系损伤最多见的是男性尿道损伤，其次是肾和膀胱损伤，输尿管损伤最少见。泌尿系损伤主要表现为出血和尿外渗。大出血可引起休克，血肿和尿外渗可继发感染，严重时导致脓毒症、周围脓肿、尿瘘或尿道狭窄。病情严重的可危及患者生命。

一、肾损伤

肾损伤常是严重多发性损伤的一部分，多见于成年男子。肾脏深藏于肾窝内，上有膈肌，前有腹壁及腹腔脏器，后有脊椎、腰大肌、腰方肌，外有第 10～12 肋骨等保护，正常肾在脂肪囊内有一定的活动度，可以缓冲外来暴力的作用，因而不易受到损伤。但肾脏实质脆弱，包膜薄，受暴力打击或牵拉时，会发生破裂或肾蒂损伤。肾脏血液循环丰富，在挫伤或轻度裂伤时容易愈合。

【病因】

1.开放性损伤　因弹片、枪弹、刀刃等锐器致伤，多见于战时。肾和皮肤均受到损伤，肾损伤与外界相通，常合并腹、胸部其他组织器官损伤，损伤复杂而严重。

2.闭合性损伤　体表皮肤完整，肾损伤与外界不相通，由于钝性暴力所引起。直接暴力，如撞击、跌打、挤压、肋骨或横突骨折等，是作用物体直接打击腹部和腰部。间接暴力，如对冲伤、突然暴力扭转等，多见于高空坠落时，足跟或臀部着地发生的减速伤，肾脏由于惯性作用继续下降，可发生肾实质损伤或肾蒂撕裂伤。自发性肾破裂是由于肾脏本身病变，如积水、肿瘤、结核、囊性疾病等，当肾体积增加到一定程度，肾实质变薄，轻微外伤或体力劳动时，也可造成严重的"自发性"肾破裂。偶然在医疗操作中如肾穿刺、腔内泌尿外科检查或治疗时，也可能发生肾损伤。

【病理】

临床上最多见的为闭合性肾损伤，根据损伤的程度可分为以下病理类型（图 19-1）：

1.肾挫伤　最多见，损伤仅局限于部分肾实质，形成肾瘀斑和（或）包膜下血肿，肾包膜及肾盂黏膜完整。一般症状轻微，可以自愈。

2.肾部分裂伤　肾实质破裂，如肾包膜尚完整，只形成包膜下血肿；如肾包膜破裂则形成肾周围血肿。肾实质、包膜及肾盂黏膜破裂时，导致肾周围血肿伴尿外渗或肉眼血尿。由于尿外渗，可能引起肾周围组织蜂窝织炎或肾周围脓肿。

3.肾全层裂伤　肾实质深度裂伤，外及肾包膜，内达肾盂肾盏黏膜，常引起广泛的肾周血肿、血尿和尿外渗，患者处于失血性休克状态。若肾横断或碎裂时，可导致部分肾组织缺血。

4.肾蒂损伤　肾蒂或肾段血管的部分或全部撕裂时可引起大出血、休克，常来不及诊治就死亡。

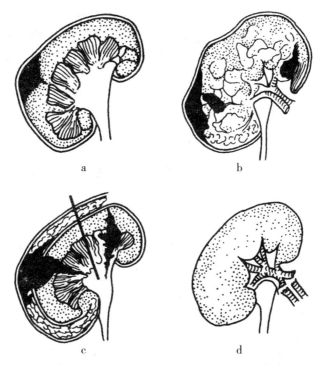

图 19-1 肾损伤病理类型

a.肾挫伤；b.肾部分裂伤；c.肾全层裂伤；d.肾蒂损伤

肾损伤晚期病理改变包括长期尿外渗，形成尿囊肿；血肿、尿外渗引起组织纤维化，压迫肾盂、输尿管交界处导致肾积水；部分肾实质缺血或肾蒂周围纤维化压迫肾动脉，引起肾血管性高血压等。

【临床表现】

肾损伤的临床表现与损伤程度有关，常不相同，尤其在合并其他器官损伤时，肾损伤的症状不易被察觉，主要表现有休克、血尿、疼痛、腰腹部肿块、发热等。

1.休克　严重肾裂伤、肾蒂裂伤或合并其他脏器损伤时，因损伤和失血常发生休克。伤后即刻出现休克可能为剧烈疼痛所致；短期内很快出现休克时常提示严重的内出血。

2.血尿　绝大多数肾损伤患者可出现血尿。轻者为镜下血尿，重者出现肉眼血尿，可伴有条状血块和肾绞痛。肾挫伤时可出现少量血尿，严重肾裂伤则呈大量肉眼血尿，并有血块阻塞尿路。尿内出血量的多少并不能判定损伤的范围和程度，严重损伤而大量出血时常因血块或肾组织碎片阻塞输尿管，血尿可不明显。

3.疼痛　肾包膜下血肿、肾周围软组织损伤、出血或尿外渗可引起患侧腰、腹部疼痛。体检可有腰部压痛和叩击痛，严重时腰肌紧张和强直。血液、尿液渗入腹腔或合并腹内脏器损伤时，出现全腹疼痛和腹膜刺激症状。血块通过输尿管时可发生肾绞痛。

4. **腰腹部肿块**　血液、尿液渗入肾周围组织可使局部肿胀，形成肿块。腰部可有压痛和叩击痛，严重时腰肌紧张和强直。

5. **发热**　血肿和尿外渗可继发感染，甚至导致肾周脓肿或化脓性腹膜炎，伴有全身中毒症状。

【诊断】

根据病史、症状、体检和尿液检查可做出初步诊断。要进一步了解损伤范围和程度，必须选择相关的辅助检查。

1. **病史与体检**　任何腹部、背部、下胸部外伤或受对冲力损伤的患者，无论是否有典型的腰腹部疼痛、肿块、血尿等，均要注意肾损伤的可能。有时症状与肾损伤的严重程度并不相符。严重的胸、腹部损伤时，往往容易忽视泌尿系统损伤的临床表现，应当尽早收集尿液标本，做尿常规检查，以免贻误诊断。

2. **实验室检查**

（1）尿常规　尿中有大量红细胞。

（2）血常规　血红蛋白与红细胞压积持续降低，提示有活动性出血。白细胞数增加，应注意继发感染的可能。

3. **影像学检查**　目的在于发现损伤部位和程度，有无尿外渗或肾血管损伤以及对侧肾情况。

（1）B超检查　能提示肾损伤的部位和程度，可了解有无包膜下和肾周围血肿及尿外渗，其他器官损伤及对侧肾等情况。

（2）CT检查　可清晰显示肾实质裂伤、尿外渗及血肿范围，显示无活力的肾组织，并可了解与周围组织和腹腔内其他脏器的关系；排泄性尿路造影可显示肾功能、上尿路形态及有无造影剂外渗，以评价肾损伤的范围和程度；肾动脉造影适宜于排泄性尿路造影未能提供肾损伤的部位和程度，尤其是伤侧肾未显影者，可了解肾动脉和肾实质损伤情况，同时可发现有无肾动脉血栓形成。

【治疗】

肾损伤的处理与损伤程度直接相关，治疗方法的选择要根据患者伤后的一般情况、受伤的范围和程度以及有无其他器官的严重损伤而确定。

1. **急救治疗**　对大出血而休克的患者应采取抗休克、复苏等急救措施，严密观察生命体征变化，同时明确有无合并伤，并积极做好手术探查准备。

2. **非手术治疗**

（1）绝对卧床休息2～4周，症状完全消失2～3个月后方可参加体育活动。

（2）镇静药、止痛药及止血药的应用。

（3）应用抗生素防治感染。

（4）加强支持疗法，保持足够尿量。

（5）动态检测血红蛋白和血细胞比容药

（6）定时监测生命指征及局部体征的变化。

3. **手术治疗**　一旦确定为严重肾裂伤、粉碎肾或肾蒂损伤，应立即手术探查。保守治疗者，当发现下列情况时，应立即施行手术。

（1）经积极抗休克治疗后症状不见改善，提示仍有活动性出血。

（2）血尿加重，血红蛋白和血细胞比容继续下降。

（3）腰腹部肿块明显增大并疑有腹腔脏器损伤。

手术时可根据肾损伤的程度和范围，选择肾周围引流、肾修补或肾部分切除、肾切除、肾血管修复及肾动脉栓塞等术式。

4. **并发症处理**　常由血肿或尿外渗及继发性感染等引起。①腹膜后尿囊肿或肾周脓肿要切开引流；②输尿管狭窄、肾积水需施行成形术或肾切除术；③恶性高血压要做血管修复或肾切除术；④动静脉瘘和假性肾动脉瘤应予以修补，如在肾实质内则可行部分肾切除术；⑤持久性血尿可施行选择性肾动脉造影及栓塞术。

二、膀胱损伤

膀胱是位于腹膜外盆腔内的空腔脏器。膀胱空虚时位于骨盆深处，受到周围筋膜、肌肉、骨盆及其他软组织的保护，除贯通伤或骨盆骨折外，很少为外界暴力所损伤。膀胱在充盈 300mL 尿液时，膀胱壁变薄而紧张，高出耻骨联合伸展至下腹部，易遭受损伤。

膀胱损伤分为开放性损伤和闭合性损伤。膀胱开放性损伤常见于战时，往往合并其他脏器损伤；闭合性损伤偶见于下腹部受足踢、挤压等直接暴力损伤或并发于骨盆骨折。

【病因】

1. **开放性损伤**　由弹片、子弹或锐器贯通所致，常合并其他脏器损伤，如直肠、阴道损伤，形成腹壁尿瘘、膀胱直肠瘘或膀胱阴道瘘。

2. **闭合性损伤**　当膀胱充盈时，因下腹部遭撞击、挤压，骨盆骨折骨片刺破膀胱壁而受伤。产妇产程过长，膀胱壁被压在胎头与耻骨联合之间可引起缺血性坏死，导致膀胱阴道瘘。

3. **医源性损伤**　见于膀胱镜检查或治疗，如膀胱颈部、前列腺、膀胱癌等行电切术，盆腔手术、腹股沟疝修补术、阴道手术等可伤及膀胱。

【病理】

1. 挫伤　仅伤及膀胱黏膜或肌层，膀胱壁未穿破，局部出血或形成血肿，无尿外渗，可发生血尿。

2. 膀胱破裂　严重损伤可发生膀胱破裂，分为腹膜外型与腹膜内型两类（图 19-2）。

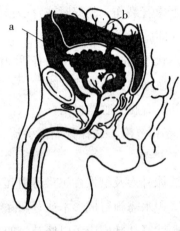

图 19-2　膀胱破裂

a. 腹膜外型破裂；b. 腹膜内型破裂

（1）腹膜外型　膀胱壁破裂，但腹膜完整。尿液外渗到膀胱周围组织及耻骨后间隙，沿骨盆筋膜到盆底，或沿输尿管周围疏松组织蔓延到肾区。大多由膀胱前壁的损伤引起，伴有骨盆骨折。

（2）腹膜内型　膀胱壁破裂伴腹膜破裂，与腹腔相通，尿液流入腹腔，引起腹膜炎。多见于膀胱后壁和顶部损伤。有病变的膀胱（如膀胱结核）过度膨胀，发生破裂，称为自发性破裂。

【临床表现】

膀胱壁轻度挫伤仅有下腹部疼痛，少量终末血尿，短期内自行消失。膀胱全层破裂时症状明显，因腹膜外型或腹膜内型的破裂不同而有其特殊的表现。

1. 休克　骨盆骨折所致剧痛、大出血，膀胱破裂引起尿外渗及腹膜炎等，伤势严重，易发生休克。

2. 腹痛　腹膜外破裂时，尿外渗及血肿可引起下腹部疼痛，压痛及肌紧张。直肠指检可触及肿物和触痛。腹膜内破裂时，尿液流入腹腔，可出现急性腹膜炎症状，并有移动性浊音。

3. 血尿和排尿困难　有尿急和排尿感，但仅排出少量的血尿。如有血块堵住时，尿液外渗至膀胱周围或腹腔，尿道可无尿液排出。

4. 尿瘘 开放性损伤可有体表伤口漏尿，如与直肠、阴道相通，则经肛门、阴道漏尿。闭合性损伤在尿外渗感染后破溃，可形成尿瘘。

【诊断】

根据病史、体征以及其他检查结果，可以确诊膀胱损伤。但如伴有其他脏器损伤，膀胱损伤的表现可被其隐蔽。故凡下腹部、臀部或会阴部有损伤时，或下腹部受到闭合性损伤时，患者有尿急而不能排尿或仅排出少量血尿时，均应想到膀胱已受损伤。

1. **病史和体检** 患者下腹部或骨盆受到外来暴力后，出现腹痛、血尿及排尿困难，体检发现耻骨上区压痛，直肠指检触及直肠前壁有饱满感，提示腹膜外膀胱破裂。全腹剧痛，腹肌紧张，压痛及反跳痛，并有移动性浊音，提示腹膜内膀胱破裂。骨盆骨折引起膀胱及尿道损伤，则兼有后尿道损伤的症状和体征。

2. **导尿试验** 膀胱损伤时，导尿管可顺利插入膀胱，仅流出少量血尿或无尿流出。经导尿管注入灭菌生理盐水 200mL，片刻后吸出，液体外漏时吸出量会减少，腹腔液体回流时吸出量会增多。若液体进出量差异很大，提示膀胱破裂。

3. **X 线检查** 腹部平片可以发现骨盆或其他骨折。自导尿管注入15% 泛影葡胺 300mL 行膀胱造影，拍摄前后位片，抽出造影剂后再摄片，可发现造影剂漏至膀胱外，排液后的照片更能显示遗留于膀胱外的造影剂。腹膜内膀胱破裂时，则显示造影剂衬托的肠袢。也可注入空气造影，若空气进入腹腔，膈下见到游离气体，则为腹膜内破裂。

【治疗】

膀胱破裂的早期治疗包括综合疗法、休克的防治、紧急外科手术和控制感染。晚期治疗主要是膀胱瘘修补和一般支持性的处理。

1. **休克的处理** 休克的预防和治疗是最首要的急救措施。手术前必要的准备，包括输血、输液及兴奋剂的应用等，迅速使患者脱离休克状态。

2. **紧急外科手术** 处理的方法依损伤的位置、感染的情况和有无伴发损伤而定。手术的主要目标为尿液的引流、出血的控制、膀胱裂口的修补和外渗液的彻底引流。若腹腔内其他器官也有损伤，应同时给予适当的处理。

3. **晚期治疗** 主要是处理膀胱瘘，必须待患者一般情况好转和局部急性炎症消退后才可进行。长期膀胱瘘可使膀胱发生严重感染和挛缩，应采取相应的防治措施。手术主要步骤：切除瘘管和瘘孔边缘的瘢痕组织，缝合瘘孔并做高位的耻骨上膀胱造瘘术。结肠造口应在膀胱直肠瘘完全修复愈合后才关闭。膀胱阴道瘘与膀胱子宫瘘应进行修补，在耻骨上膀胱另造瘘口，并引流膀胱前间隙。

三、尿道损伤

尿道损伤在泌尿系损伤中最为常见，多发于男性。男性尿道以尿生殖膈为界，分为前、后两段。前尿道包括球部和阴茎部，后尿道包括前列腺部和膜部。球部和膜部的损伤多见，如处理不当，常产生尿道狭窄、尿瘘，不但影响排尿功能，还可导致尿路感染及肾功能受损或阴茎勃起功能障碍等。

【病因】

尿道损伤分为开放性和闭合性两类。开放性损伤多因弹片、锐器伤所致，常伴有阴囊、阴茎或会阴部贯通伤。闭合性损伤为挫伤、撕裂伤或腔内器械直接损伤。

1. 尿道内损伤 绝大多数是在应用经尿道器械操作或排出异物（如结石）时发生损伤。少数性变态、酒醉或精神患者用发针、铁丝类异物插入尿道而引起损伤。

2. 尿道外暴力损伤 这种损伤较尿道内损伤多见，可为贯通伤或闭合伤。前者主要见于战场，尿道被火器或利器所穿破，受伤部位大多在球、膜部，海绵体部和前列腺部较少见。闭合性尿道损伤，会阴部骑跨伤或踢伤时，受损部位多见于球部和膜部尿道；伴骨盆骨折时，常伴前列腺部尿道损伤。

【病理】

尿道损伤可仅伤及黏膜或为尿道壁挫伤，但大多伤及全层而致尿道破裂。这种破裂可为纵行也可为横断，可为部分裂伤也可完全割断而使断端上下回缩，两端之间有一空隙和错位。尿道全层裂伤后可有血尿外溢，血尿外渗的范围视尿道损伤的部位分两种情况。

1. 前尿道损伤时，如阴茎固有筋膜也破裂，则尿液沿阴茎、阴囊、腹壁下浅筋膜外渗到阴囊、阴茎、会阴浅层和腹部。因腹壁浅筋膜固定于腹股沟韧带处，故尿液不会外渗到两侧股部。此种情况最为常见。（图 19-3）

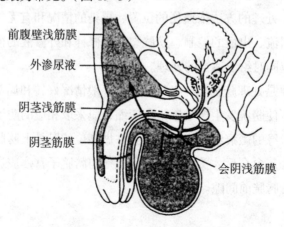

前腹壁浅筋膜
外渗尿液
阴茎浅筋膜
阴茎筋膜
会阴浅筋膜

图 19-3 尿道球部损伤尿外渗

2. 当尿道破裂发生在后尿道，即尿生殖膈两层之间或此膈之后，尿液会沿前列腺外渗到耻骨后间隙和膀胱周围。膀胱主要由膜部尿道固定于尿生殖膈，若尿道完全断裂时，膀胱常被外渗的血液和尿液推向上方，使尿道两断端间距增大。（图 19-4）

尿道破裂可并发尿道周围脓肿和尿瘘。晚期由于纤维瘢痕的形成，可产生尿道狭窄。

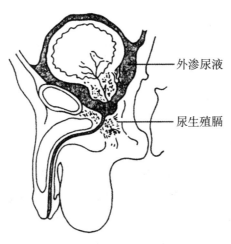

外渗尿液

尿生殖膈

图 19-4　后尿道损伤尿外渗

【临床表现】

尿道损伤的症状取决于损伤的病因，尿道损伤的程度、范围和伴发的其他脏器损伤情况。

1. 休克　见于严重的损伤，尤多见于伴有骨盆骨折的后尿道损伤。

2. 疼痛　受损伤处有疼痛，有时可放射到尿道外口。疼痛尤其于排尿时更为剧烈。

3. 尿道出血　如损伤在尿道膜部的远端，即使不排尿时，也可见尿道外口滴血。如损伤在后尿道，则出血多见于排尿时，于排尿前或后有少量血液滴出。

4. 排尿困难和尿潴留　尿道完全断裂时，患者会有尿潴留。尿道挫裂伤时，也可因疼痛而致括约肌痉挛出现排尿困难和尿潴留。

5. 局部肿胀和瘀斑　受伤处组织出现肿胀和瘀血。如尿道骑跨伤者，会阴部、阴囊处可见肿胀，明显瘀斑。

6. 尿外渗和尿瘘　尿道全层裂伤后，当患者用力排尿时，尿液可由裂口外渗到周围组织中。一旦继发感染致蜂窝织炎，可出现脓毒血症。如不予及时治疗，可致死亡。如为开放性损伤，则尿液可从皮肤创口、肠道或阴道瘘口流出，最终形成尿瘘。

【诊断】

根据病史和体征，有典型症状及血肿、尿外渗分布，诊断并不困难。为检查尿道是否连续与完整，可行导尿术。一旦插入导尿管，应留置导尿管，用以引流尿液并支撑尿道。尿道造影检查可显示损伤部位与程度，骨盆前后位 X 线摄片可显示骨盆骨折，有助于后尿道损伤的诊断。B 型超声检查可了解有无包膜下和膀胱周围血肿及尿外渗情况。

【治疗】

1. **紧急处理**　尿道球海绵体严重出血或骨盆骨折可致休克，应尽早采取抗休克措施。前者应立即手术止血；后者勿随意搬动，以防加重出血和损伤。尿潴留时，若未能立即手术，可做耻骨上膀胱穿刺造瘘引流尿液。尿道损伤或轻度裂伤者，排尿有困难时，予以保留导尿 1 周，并用抗生素预防感染。

2. **手术治疗**

（1）前尿道横断或严重撕裂　经会阴切口，有血肿时应予清除，再做尿道断端吻合术，留置导尿 2～3 周，同时做引流和耻骨上膀胱造瘘术。

（2）后尿道损伤　早期做耻骨上高位膀胱造瘘。尿道不完全撕裂者，一般在 3 周内愈合，恢复排尿。早期部分患者可行尿道会师手术，术后留置导尿管 3～4 周，若导尿管经过顺利，排尿通畅，可避免行第二期尿道吻合术。

（3）并发症处理　尿道狭窄应定期施行尿道扩张术，无效者可用尿道镜行狭窄尿道切开，或于伤后 3 个月切除尿道瘢痕组织行尿道端端吻合术。后尿道合并直肠损伤，早期可立即修补，并做暂时性结肠造瘘。尿道直肠瘘时，一般 3～6 个月后再施行修补手术。

项目三　尿石症

尿石症是泌尿外科的常见病，尿石可分为肾、输尿管的上尿路结石和膀胱、尿道的下尿路结石。结石发病男性多于女性（约 3：1），上尿路多于下尿路，南方地区多于北方地区，原发性结石多于继发性结石，复发率高。

一、概述

【病因】

尿路结石的形成不是单一因素影响，而是多因素综合作用的结果。尿中形成结石晶体的盐类呈超饱和状态，尿中抑制晶体形成物质不足和核基质的存在，是形成结石的主要因素。

1. **外界因素**

（1）自然环境　地理位置处在热带、亚热带，气候湿热、干旱，其发病率较高。与饮水有一定关系。

（2）社会环境　发达国家上尿路结石不断增加，而经济落后地区下尿路结石仍占一定比重。

2. 内在因素

（1）种族遗传因素　黑色人种发病率低。胱氨酸尿症和原发性高草酸尿症为常染色体隐性遗传。

（2）营养因素　高动物蛋白、乳制品消费低下、蔗糖摄入增加、维生素 A 摄入低、过量摄入钙等使发病率增加。

（3）代谢异常　甲状旁腺功能亢进致钙、磷代谢异常，尿钙磷排出增加，因而增加尿内晶体浓度，容易形成结石；家族性遗传胱氨酸代谢异常，可引起胱氨酸结石；

（4）后天疾病　甲状旁腺功能亢进、制动综合征（长期卧床）、类肉瘤病、皮质醇症、各种伴有骨脱钙的疾病、肠大部切除、肠吻合短路及慢性消化道疾病、增加肠钙吸收的疾病、痛风、恶性肿瘤、白血病等与结石形成有关。

（5）药物性因素　维生素 D 中毒，长期服用皮质类固醇激素、乙酰唑胺、磺胺类药物。

3. 尿液因素

（1）形成结石物质排出过多　尿液中钙、草酸、尿酸排出量增加。

（2）尿 pH 值改变　尿酸结石和胱氨酸结石在酸性尿中形成；磷酸镁铵及磷酸钙结石在碱性尿中形成。

（3）尿量减少　使盐类和有机物质的浓度增高。

（4）尿中抑制晶体形成和聚集物质含量减少　如枸橼酸、镁、焦磷酸盐、酸性黏多糖、肾钙素、微量元素等。

4. 局部因素

（1）尿路感染　尿内大量细菌和组织坏死物可积聚成结石核心。

（2）尿路梗阻　尿流滞缓，尿内有形成分易于沉淀析出，形成结晶。

（3）异物　尿路异物可成为晶体沉积的核心。

【病理生理】

尿路结石引起的病理生理改变与结石部位、大小、数目、继发感染和梗阻程度有关。尿路结石可引起泌尿系统直接损伤、梗阻、感染和恶性变。肾盏内静止结石，不会引起梗阻及症状。肾盏结石可增大向肾盂发展，如导致肾盏颈部梗阻能引起肾盏积液或积脓，进而引起肾实质感染或导致肾周感染。较小的肾盏结石可以经肾盂、输尿管排出体外，也可能停留在输尿管三个生理狭窄点，引起急性完全性梗阻或慢性不完全梗阻，前者在及时解除梗阻后，可无肾损害，而慢性不完全性梗阻导致肾积水，使肾实质逐渐受损而影响肾功能。充满肾盂及部分或全部肾盏的结石称鹿角形结石。结石可损伤尿路黏膜导致出血、感染，而感染与梗阻又可促进结石的快速增大或形成新结石，结石、梗阻与感染互为因果，造成恶性循环，最终损害肾功能。

尿路结石成分及特性：①磷酸钙、磷酸镁铵结石易碎，灰白色、黄色或棕色，表面粗糙，不规则，在 X 线片中可见分层现象，常与梗阻及感染有关，易形成鹿角形结石；②草酸钙结石质硬，粗糙，不规则，常呈桑椹样，棕褐色；③尿酸结石质硬，光滑或不规则，常为多发，淡黄色，纯尿酸结石 X 线不显影；④胱氨酸结石光滑，淡黄至黄棕色，蜡样外观，与遗传因素有关，X 线不显影。

【预防】

尿路结石复发率高，因而预防或延迟结石复发十分重要。

1. 增加饮水量，使成人每天尿量达 2000mL 以上，以稀释尿液，减少尿盐沉淀。

2. 调节饮食，磷酸钙结石者，少食肉和蛋黄，可用维生素 C 酸化尿液；草酸盐结石患者少饮食菠菜、土豆、浓茶；尿酸盐结石和黄嘌呤结石者少食肝、肾等富含嘌呤的食物，服用小苏打片碱化尿液；胱氨酸结石者，碱化尿液有一定预防效果。

3. 解除同时存在的尿路梗阻、感染、异物等因素，对预防结石复发具有十分重要的意义。

二、上尿路结石

肾、输尿管结石一般为单侧，多见于青壮年，男性多于女性。

案例导入

患者，张某，男，38 岁。9 小时前无明显诱因突然出现右腰部绞痛，伴恶心、呕吐，呈间断性发作。伴血尿，无发热。右肾区叩击痛，右侧输尿管走行区有明显深压痛，膀胱区无明显隆起，无压痛。彩超提示右肾集合系统分离 2.0cm，右肾内有 0.5cm×0.8cm 的强回声光团，后方有声影，右侧肾盂输尿管连接部有 1.2cm×1.5cm 的强回声光团，后方有声影。尿常规提示红细胞 20/HP。诊断为右肾盂输尿管连接部结石。

问题：提出诊断依据及合适的治疗方案。

【临床表现】

1.疼痛 疼痛程度与结石部位、大小、是否活动等因素有关。肾盂及肾盏内大结石可无疼痛，若结石引起肾盏颈部梗阻，或肾盂结石移动不大时，可引起上腹或腰部钝痛。结石引起肾盂输尿管连接处或输尿管完全性梗阻时，出现肾绞痛。疼痛剧烈难忍，为阵发性，患者辗转不安，大汗，恶心呕吐。如梗阻在肾盂输尿管连接处或上段输尿管，疼痛常位于腰部或上腹部，并沿输尿管放射到会阴部或大腿内侧。如结石梗阻在输尿管中段，疼痛会放射到中下腹部，疼痛在右侧极易与急性阑尾炎混淆。当结石位于输尿管末端时常有排尿终末痛，尿频、尿急的症状，尿道和阴茎头部放射痛。

2.血尿 由于结石活动引起黏膜损伤所致，血尿程度不同，多为镜下血尿，亦可以出现肉眼血尿。

3.其他症状 梗阻可导致肾盂积水，双侧上尿路梗阻可以发生无尿。结石伴感染时，可有尿频、尿痛等症状。继发急性肾盂肾炎或肾积脓时，可有发热、寒战等全身症状。大多数儿童的上尿路结石以尿路感染为主要表现。

【诊断】

1.病史 与活动有关的血尿和疼痛，应首先考虑为上尿路结石。有排石史更有利于诊断。

2.实验室检查 ①尿常规检查；②尿细菌培养；③酌情测定血钙、磷、肌酐、碱性磷酸酶、尿酸和蛋白以及 24 小时尿的尿钙、尿酸、肌酐、草酸含量；④肾功能测定。

3.影像学诊断

（1）B超检查 简便有效，经济实用，为首选筛查方法。结石显示为特殊声影，可发现泌尿系平片不能显示的小结石和透 X 线结石。对造影剂过敏、孕妇、无尿或肾功能不全者，不能做排泄性尿路造影，就可以 B 超作为诊断方法。

（2）泌尿系平片 95% 以上结石能在平片中发现。应做正侧位摄片，以除外腹内其他钙化阴影，如胆囊结石、肠系膜淋巴结钙化、静脉石等。

（3）排泄性尿路造影 可显示结石所致的肾结构和功能改变，有无引起结石的局部因素，透 X 线的尿酸结石可表现为充盈缺损。

（4）CT 检查 能发现平片、排泄性尿路造影和超声检查不能显示的结石。有助于鉴别不透光的结石、肿瘤、凝血块等，以及了解有无肾脏畸形

（5）逆行肾盂造影 仅适用于其他方法不能确定时采用。

4.输尿管肾镜检查 当腹部平片未显示结石，排泄性尿路造影有充盈缺损而不能确定诊断时，做此检查能明确诊断和进行治疗。

【治疗】

应根据全身情况，结石大小、成分、数目、位置、形状，肾功能（患侧及对侧）情况，有无确定病因，有无代谢异常，有无梗阻和感染及其程度确定治疗方案。

1. **非手术治疗** 结石直径小于 0.6cm，表面光滑、无明显尿路梗阻、无感染者，可试用多饮水、调节饮食、调节尿 pH 值、服用中草药等，以期待结石排出。如发生肾绞痛，经与其他急腹症鉴别后，治疗以解痉止痛为主，常用的药物有阿托品、哌替啶、黄体酮、吲哚美辛等。

2. **体外震波碎石术（ESWL）** 利用体外产生巨大能量的冲击波聚集击碎体内的结石，通过泌尿道随尿液排出体外。大多数上尿路结石均适用此法，最适宜于直径 ≤ 2cm 的肾结石和输尿管上段结石，有结石远端尿路梗阻、妊娠、出血性疾病、严重心脑血管病、主动脉或肾动脉瘤、安置心脏起搏器的患者，及肾功能受损、急性尿路感染、育龄女性下段输尿管结石等不宜使用。

结石体积较大的碎石后清除时间长，效果较差，常需多次碎石。碎石效果与结石部位、大小、性质、是否嵌顿等因素有关。碎石排出过程中，可引起肾绞痛。若击碎之结石堆积于输尿管内，可引起"石街"，有时会继发感染。需重复治疗时，间隔时间不得少于 10 ～ 14 天，ESWL 治疗次数不超过 3 ～ 5 次，以避免冲击波对肾组织的损伤。

3. **手术治疗**

（1）腔内手术 包括输尿管肾镜取石或碎石术，及经皮肾镜取石术。对于复杂性肾结石，可与体外冲击波碎石术联合应用。

（2）开放手术 常用的方法有输尿管切开取石、肾盂切开取石、肾窦内肾盂切开取石、肾实质切开取石、肾部分切除及肾切除术。

双侧上尿路同时存在结石约占 15%，其手术原则是：①双侧输尿管结石：先处理梗阻严重侧；条件许可，可同时取出双侧结石。②一侧输尿管结石、对侧肾结石：先处理输尿管结石。③双侧肾结石：根据结石情况及肾功能决定，原则上应尽可能保留肾脏。先处理易于取出和安全的一侧。若肾功能极差，梗阻严重，全身情况差，宜先行经皮肾造瘘。待情况改善后再处理结石。④易于取出的肾盏单个结石可做肾盂切开或肾实质切开取石；对肾盏内不易取出的结石、肾一极多枚结石，或存在局部复发因素时，可做肾部分切除。⑤双侧尿路结石或孤立肾结石梗阻引起无尿者，若全身情况好，应急诊手术取石；若病情不允许，可先行输尿管插管或经皮肾造瘘引流。

4. **总攻排石疗法** 是指在短时间里采用一系列的中西医结合手段，增加尿流量、扩张输尿管、增强输尿管蠕动，促使肾、输尿管结石排出的方法。适用于直径 < 4mm 的肾结石或输尿管结石。主要包括以下方法：①每日口服排石药物；②快速饮水 2000 ～ 3000mL

或静脉内快速滴注 10% 葡萄糖液 1000 ～ 2000mL，以增加体内的水分；③饮水或补液后立即肌内注射呋塞米（速尿）20 mg 或静脉注射甘露醇 250m1，以增加尿量；④同时肌内注射阿托品 0.5mg，以使输尿管平滑肌松弛、输尿管扩张；⑤针刺三阴交、肾俞、膀胱俞、曲骨、中极、关元、阿是等穴位，也可贴耳穴，通过穴位刺激，增强输尿管蠕动，促使结石排出；⑥输液结束后即嘱患者多活动，如跳绳、跑步、跳楼梯等，促使结石排出。以上方法每 3 ～ 5 天为 1 个疗程。

三、膀胱结石

【临床表现】

典型症状为排尿突然中断，并感疼痛，终末血尿。因为排尿时膀胱内的结石会随尿液的流动而移至膀胱颈口，堵住尿流通道，可引起排尿中断，患者必须改变体位后才能继续排尿。此时会出现剧痛，并放射至阴茎、阴茎头和会阴部，甚至发生急性尿潴留。小儿膀胱结石患者，当结石嵌顿时，常疼痛难忍，大汗淋漓，大声哭叫，用手牵拉或搓揉阴茎，或用手抓会阴部，并变换各种体位以减轻痛苦。前列腺增生患者继发膀胱结石时，排尿困难加重或伴感染症状。结石位于膀胱憩室内时，常无上述症状，表现为尿路感染。由于排尿时结石对膀胱颈口的反复撞击，会导致局部黏膜损伤、炎症和恶变。结石和感染的长期刺激还可能使膀胱上皮增生而形成囊性或腺性膀胱炎。

【诊断】

根据典型症状常可做出初步诊断，X 线平片能显示绝大多数结石，B 超检查能显示结石声影，可同时发现前列腺增生症等。在上述方法不能确诊时使用膀胱镜检，能直接见到结石，有时可发现病因。

对 50 岁以上并伴有膀胱出口梗阻的男性患者的膀胱结石，还应考虑其他与引起尿潴留有关的因素，如尿道狭窄、前列腺增生症、膀胱憩室、神经性膀胱等。

【治疗】

在手术治疗膀胱结石时应同时治疗引起膀胱结石的原因。膀胱感染严重时，应用抗菌药物治疗。

1. 经膀胱镜机械、液电效应、超声、弹道气压碎石　应用碎石钳机械碎石只适用于较小之结石。大多数结石均适宜应用此法。

2. 耻骨上膀胱切开取石术　适合于巨大膀胱结石或膀胱结石合并膀胱颈梗阻或膀胱肿瘤者，在膀胱切开取石时可同期手术纠正膀胱颈梗阻或切除膀胱肿瘤。

四、尿道结石

尿道结石绝大多数是肾和膀胱结石下移形成，少数因尿道狭窄、憩室及异物引起的原发结石。尿道结石几乎均为男性，结石常滞留在尿道前列腺部、球部和舟状窝处。

【临床表现】

常表现为排尿困难，常有排尿滴沥和排尿中断的症状，因不能排空膀胱而出现尿潴留。排尿时有明显的疼痛，疼痛可相当剧烈并放射到阴茎头。前尿道结石时，疼痛可局限于局部，可在阴茎表面触及一个疼痛性的肿块，并逐渐增大、变硬。后尿道结石有会阴和阴囊部疼痛，疼痛可放射到会阴或直肠。阴茎部结石可在疼痛部位摸到肿块，用力排尿有时可将结石排出。并发感染者尿道有脓性分泌物。男性尿道中结石除尿道有分泌物及尿痛外，在阴茎的下方可出现一逐渐增大且较硬的肿块，有明显压痛但无排尿梗阻症状。女性尿道结石的症状主要为下尿路感染。

【诊断】

前尿道结石可通过仔细触诊而发现。后尿道结石经直肠指诊可触及。金属探条插入尿道有触石感及声响，B 超和 X 线检查能确诊。

【治疗】

应根据结石的大小、形态、位置以及尿道的情况来决定治疗的方式。

1. 前尿道结石　可在良好麻醉下，压迫结石近端尿道后，注入无菌液状石蜡，再轻轻向远端挤出结石，切忌粗暴。若不能挤出，可钩取或钳出结石，或应用腔内器械碎石，尽量不做尿道切开取石。

2. 后尿道结石　在麻醉下用尿道探条将结石轻轻推入膀胱，再按膀胱结石处理。对于体积较大的尿道结石无法将结石推回膀胱或造成排尿困难时，可行尿道切开取石术或经会阴部切口或耻骨上切口取出结石。

项目四　泌尿系统梗阻

泌尿系统梗阻也称尿路梗阻，可引起梗阻近侧端尿路扩张积水，若梗阻不及时解除，最终会导致肾积水、肾功能损害甚至肾衰竭。梗阻发生在输尿管膀胱开口以上的为上尿路梗阻，对单侧肾脏功能影响较大；梗阻发生在膀胱及以下的为下尿路梗阻，对肾功能影响较缓慢，但最终会造成双侧肾积水。

一、良性前列腺增生症

良性前列腺增生症简称前列腺增生，亦称良性前列腺肥大，是一种复杂的、由多种因素导致的不同程度的腺体和（或）纤维、肌组织增生而造成前列腺体积增大、正常结构破坏并引起一系列功能障碍的老年男性常见病。本病的发病率随年龄递增，近年呈明显上升趋势。

📚 **案例导入**

患者，张某，男，72 岁。3 年前无明显诱因逐渐出现排尿困难，有尿频、尿急、尿流变细、尿无力、尿分叉、尿后滴沥、间断尿中断。夜尿 4 次，每次尿量少，排尿需等待。3 年来上述症状进行性加重，近 5 天着凉后，症状更加明显。查体：双肾区无叩痛，双侧输尿管走行区无明显压痛，膀胱区无明显隆起，叩诊无浊音。直肠指诊：直肠前方可触及约鸭蛋大小的前列腺，上极不能触及，中央沟消失，质地较硬，无压痛，未触及包块及结节。指套无血染。血清 PSA 5ng/mL。泌尿系 B 超提示：前列腺大小为 5cm×4cm×6cm。诊断为良性前列腺增生症。

问题：复习正常前列腺大小，提出本病的手术适应证。

【病因】

病因尚不完全清楚，但目前公认的是老龄和有功能的睾丸是发病的基础，两者缺一不可。年龄是前列腺增生一个不可缺少的重要因素，随着年龄的增大，前列腺也随之增长，男性 45 岁以后前列腺都有不同程度的增生，多在 50 岁以后出现症状。虽然雄激素不直接引起增生，但在前列腺发生、成熟和老化过程中，需要睾丸雄激素的存在。在青春期前被阉割的患者、因染色体疾病而损害雄激素产生或发挥作用的患者则不发生增生。尽管外周组织中睾酮水平随着年龄的增长有所降低，但前列腺中双氢睾酮（DHT）和雄激素受体（AR）的水平在老化过程中仍很高。研究较多的致病因素还有：雌激素、生长因子、上皮与基质的相互作用、细胞凋亡的控制、遗传与家族性因素等。

【病理】

良性前列腺增生开始于围绕尿道精阜部位的腺体，这部分腺体称为移行带，未增生前仅占前列腺组织的 5%，是前列腺增生的起始部位。其余 95% 的腺体由外周带（占 3/4）、中央带（占 1/4）组成。前列腺癌多数起源于外周带。

前列腺增生的病理主要是移行带的增生，向中央带及外周带腺体组织挤压，最终使外周带压缩成包膜状，称之为"外科包膜"。"外科包膜"由平滑肌腺体及胶原纤维组织组成，含有丰富的肾上腺素能神经及胆碱能神经，应用肾上腺素能拮抗剂可以减低后尿道阻力。前列腺增生产生尿流梗阻的程度与增生部位直接有关，而与前列腺增生的程度不一定成比例。前列腺增生后首先是尿道内阻力增加，随之膀胱逼尿肌收缩力加强，肌肉肥厚，其中一部分发生逼尿肌不稳定，这是一种代偿性的改变，希望能够克服梗阻造成的影响。由于梗阻继续存在，膀胱代偿功能逐步减弱，肌肉无力（收缩力减弱），膀胱扩张，残尿产生。在膀胱出现改变的同时或以后，可出现输尿管内压增加，输尿管扩张，输尿管反流，逐步波及肾脏，肾盂内压力增加（尿流阻力增大），肾积水，肾血流量减少，肾实质变薄（纤维化），直至肾功能丧失。

【临床表现】

1.尿频　是最常见的早期症状，夜间尤为明显。开始时为夜尿次数增多，每次尿量不多。随之白天也出现尿频。尿频主要因残余尿致膀胱有效容量减少，以及膀胱颈部充血刺激引起。当合并膀胱炎症或结石时，尿频更为明显，并伴有尿急、尿痛。

2.排尿困难　进行性排尿困难是前列腺增生最重要的症状，发展常很缓慢。如初期有尿意时，不能及时排出，一般需等待片刻后逐渐用力才能排出，称为排尿踌躇。随着病程的进展，梗阻症状不断加重，继而出现尿线变细，无力，射程变短，甚至出现尿不成线和尿呈滴沥状。

3.尿潴留　梗阻加重达一定程度，排尿时不能排尽膀胱内全部尿液，出现膀胱残余尿。梗阻程度愈重，残余尿量愈大。过多的残余尿可使膀胱失去收缩能力，逐渐发生尿潴留，并可出现尿失禁，是由于膀胱过度充胀而使少量尿从尿道口溢出，称为充溢性尿失禁。在急性尿潴留发生之前，多数患者均有明显的排尿困难症状，在这基础上如遇有气候突变、过度疲劳、饮酒、房事或上呼吸道感染等，均可引起前列腺腺体和膀胱颈部充血、水肿，为导致急性尿潴留的常见诱因。

4.梗阻后并发症　前列腺增生合并感染时，亦可有尿频、尿急、尿痛等膀胱炎现象。有结石时症状更为明显，并可伴有血尿；前列腺增生因局部充血可以发生无痛血尿。晚期可出现肾积水和肾功能不全征象。长期排尿困难导致腹压增高，发生腹股沟疝、脱肛或内痔等，偶尔可掩盖前列腺增生的症状，造成诊断和治疗上的错误。

【诊断】

凡50岁以上的男性有进行性排尿困难，须考虑有前列腺增生的可能。直肠指诊可触到增大前列腺，其表面光滑、质韧、有弹性、中央沟变浅或消失。以下检查可帮助诊断。

1. 超声检查　可以直接测定前列腺大小、内部结构、是否突入膀胱，经直肠超声扫描更为精确。经腹壁超声检查可测定膀胱残余尿量，了解膀胱内是否合并结石或肿瘤。

2. 血清前列腺特异抗原（PSA）测定　在前列腺体积较大，有结节或较硬时，应测定血清 PSA，以排除合并前列腺癌的可能性。

3. 泌尿系造影检查　当患者合并有血尿，上尿路结石，怀疑膀胱出口梗阻已累及上尿路，或病史不典型时，可考虑行静脉尿路造影检查。因前列腺增生，膀胱底部可抬高、增宽，静脉尿路造影可见两侧输尿管口间距增大，输尿管下段呈钩形弯曲，如有肾积水和输尿管扩张多为双侧性。尿道膀胱造影时，可见后尿道延长、变窄，可出现前倾；当前列腺突入膀胱时，膀胱底部见有光滑的负影。

4. 尿流动力学检查　对前列腺增生症的诊断非常重要，其意义在于：①可量化评估排尿状况，确定是否有尿道梗阻、梗阻的程度及膀胱的功能；②对尿道梗阻的定位诊断提供依据并可预测上尿路是否会发生损害；③可分析前列腺症候群是因梗阻还是刺激所致，了解是否存在逼尿肌不稳定、逼尿肌收缩功能受损和膀胱顺应性改变。

5. 膀胱镜检查　不仅可直接观察前列腺是否增大及其增大程度，而且可发现膀胱继发改变如小梁、憩室或感染等，以及并发结石、肿瘤等。

【鉴别诊断】

1. 前列腺癌　多发生于前列腺外周区，直肠指诊呈质地坚硬、界限不清的结节或肿块，血清 PSA 升高，前列腺活检可做出确切鉴别。

2. 神经源性膀胱功能障碍　本病可引起排尿困难、尿潴留，也可继发泌尿系感染、结石和肾积水，临床表现与前列腺增生相似，但神经源性膀胱功能障碍常有明显神经系统损害的病史和体征，如下肢感觉和运动障碍、便秘、会阴部感觉减退或丧失、肛门括约肌松弛等，应用尿流动力学检查可明确诊断。但应注意两者同时存在的可能。

3. 尿道狭窄　尿道狭窄时出现排尿困难，患者多数有尿道炎症、外伤或尿道器械检查损伤病史。用尿道扩张器探查，尿道口径缩小，尿道造影可见狭窄段尿道僵直变细。查前列腺体不见增大。

4. 膀胱颈纤维化增生（膀胱颈挛缩）　多由慢性炎症引起，膀胱颈部平滑肌为结缔组织所代替。发病年龄较轻，一般在 40 ~ 50 岁出现症状，临床表现与前列腺增生相似，但检查前列腺不增大。膀胱镜检查是最可靠的鉴别诊断方法。

【治疗】

1. 等待观察　前列腺增生的症状有时长时间内变化不大。因此症状较轻的患者可以等待观察，不予治疗，但必须定期随访，如症状加重，则采取适宜的治疗方法。

2. 药物治疗

（1）α_1-受体阻滞剂　可以降低膀胱颈部平滑肌张力，减少尿道阻力，改善排尿功能。可用盐酸坦索罗辛或盐酸特拉唑嗪口服，用药过程中须注意防止体位性低血压。

（2）5α-还原酶抑制剂　通过抑制体内睾酮向双氢睾酮的转变，进而降低前列腺内双氢睾酮的含量，达到缩小前列腺体积、改善排尿困难的治疗目的。常用药物为非那雄胺。

3. 手术治疗

（1）手术指征　当前列腺增生导致以下并发症时，建议采用外科治疗：①反复尿潴留（至少在一次拔管后不能排尿或两次尿潴留）；②反复血尿，5α-还原酶抑制剂治疗无效；③反复泌尿系感染；④膀胱结石；⑤继发性上尿路积水（伴或不伴肾功能损害）。对肾功能不全者，应先导尿或膀胱造瘘引流，对有尿路感染和心、肺、肝疾患者应待全身情况改善后再手术。

（2）手术方式　①开放性手术：耻骨上前列腺切除术、耻骨后前列腺切除术、经会阴前列腺切除术，一般仅在巨大前列腺或合并膀胱结石者时选用；②经尿道手术：经尿道前列腺电切术（TURP）、经尿道等离子前列腺切除术（TUBVP）经尿道钬激光前列腺切除术（HOLBP）等。目前，经尿道前列腺电切术为手术治疗前列腺增生的金标准。

二、急性尿潴留

急性尿潴留是泌尿外科最常见的急症之一，主要发生于男性，有超过65%的急性尿潴留是由前列腺增生引起的。患者发病突然，胀痛难忍，辗转不安，十分痛苦。尿液不能主动排出，有时可从尿道溢出部分尿液。体格检查时在耻骨上区可见半球形膨隆，叩诊为浊音。B超检查可以确诊。

尿潴留一旦出现，应先解决尿液引流，在急症解除后再针对病因进行相应治疗。

导尿术是解决急性尿潴留最简便常用的方法。一般采取阶梯式治疗方法，依次为：留置Foley导尿管、留置Coude导尿管、耻骨上膀胱穿刺造瘘。急性尿潴留经行尿液引流时，应间歇缓慢释放尿液，避免膀胱内压骤然降低引起膀胱内大量出血。

项目五　泌尿系统结核

【概述】

泌尿系统结核是全身结核的一部分，其中最主要的肾结核。肾结核大多起源于肺结核，往往在肺结核发生后3～10年或更长时间才出现症状，其次是起源于骨结核和肠结核。泌尿系统结核先从肾发病，再发展到输尿管、膀胱、尿道和对侧肾。这里仅阐述肾结核。

肾是泌尿系统结核的首发部位，单侧肾结核约占 90%，双侧不到 10%。20 ～ 40 岁青壮年发病率高，男性多于女性。

【病理】

结核杆菌自原发病灶经血行播散进入肾皮质肾小球血管丛内，形成多个粟粒状结节。若机体抵抗力强，多能自愈，无症状，但尿中可查出结核杆菌。若机体抵抗力降低，肾皮质病灶向髓质播散，经肾小管、肾间质或淋巴管扩展至肾乳头，累及肾盏肾盂出现症状。

结核肾内逐渐充满干酪样和钙化物质，干酪样物质随尿液排出后形成结核性空洞；肾结核引起输尿管结核和膀胱结核，引起溃疡、结节、纤维化或肉芽肿，当引起输尿管腔狭窄时可出现肾积水和"肾自截"。

【临床表现】

1. 尿频、尿急、尿痛　是肾结核典型症状。早期尿频是含有结核杆菌的脓尿刺激膀胱黏膜所致，后期结核病变侵犯膀胱壁，发生结核性膀胱炎及溃疡，尿频加重，并出现尿急、尿痛，进行性加重。若侵犯膀胱，引起膀胱挛缩，尿频会更重，每日排尿数十次，甚至淋沥状尿失禁。

2. 血尿和脓尿　肾结核的重要症状，多为终末血尿，是结核性膀胱炎和溃疡在排尿终末膀胱收缩时出血所致，可为镜下或肉眼血尿。如破坏了肾血管，则引起全程肉眼血尿。此外，患者可有尿液浑浊，呈淘米水样，内含碎屑或絮状物，镜下可检出大量脓细胞。

3. 腰痛和肿块　少数肾结核病变破坏严重和梗阻，发生结核性脓肾或继发肾周感染，或输尿管被血块、干酪样物质堵塞时，可引起腰部钝痛或绞痛。较大肾积脓或对侧巨大肾积水时，腰部可触及肿块。

4. 全身症状　病情严重可出现低热、盗汗、乏力、消瘦和血沉快等表现。双侧肾结核或一侧肾结核合并对侧严重肾积水时可出现慢性肾衰竭表现，如恶心、呕吐、少尿或无尿。

【诊断】

1. 病史　肾结核最常见的表现是慢性进行性加重的膀胱刺激症状，伴有终末血尿，易诊断为慢性膀胱炎，但抗菌药物治疗无效或久治不愈。如有结核感染史，或附睾硬结等，诊断肾结核的可能性更大。

2. 尿液检查　尿检呈酸性，尿蛋白呈阳性，镜下可见较多红细胞和白细胞。尿沉渣涂片可以找到抗酸杆菌，尿结核杆菌培养阳性对确诊有决定性意义。但 24 小时尿沉渣涂片查抗酸杆菌，连续 3 次，阳性率仅有 70%。

3. 影像学检查　B 超可确定中晚期患者病变部位，检查有无肾积水，膀胱有无挛缩。泌尿系统平片（KUB）可以显示肾区和下尿路钙化灶；静脉尿路造影（IVU）是早期肾结核最敏感的检查方法，可显示肾功能和尿路整体变化。如 IVU 结果不满意可做逆行肾盂造影。CT 在显示肾脏和输尿管的解剖方面效果最佳，可清晰显示自截肾、尿路钙化、输尿管积水、增厚的肾盂壁、输尿管壁、膀胱壁等，是诊断肾结核的金标准。

【治疗】

以药物治疗和全身支持治疗为主，病肾及并发症的手术治疗为辅。

1. 药物治疗　用于早期肾结核或仅见一两个肾盏有破溃空洞，无尿路梗阻者；也可用于围手术期用药。常用的抗结核药物有异烟肼（H）、利福平（R）、吡嗪酰胺（Z）、链霉素（S）、乙胺丁醇（E）。一般采用的方案是 2HRZ/4HR，即前两个月采用异烟肼、利福平及吡嗪酰胺三联应用，后改为异烟肼和利福平巩固 4 个月，严重者治疗可延长至 9～12 个月。

2. 手术治疗　适用于全身无其他活动性结核病灶，且手术前已使用足够剂量和时间的抗结核药物。

（1）肾结核病灶清除术　适用于与肾盂不相通的肾结核空洞病灶。

（2）肾部分切除术　适用于与肾盂相通，但是病灶局限于病肾一极的情况。

（3）肾切除术　一侧肾广泛破坏且对侧肾功能正常者。

（4）肾造瘘术　适用于晚期肾结核、膀胱挛缩合并对侧严重肾积水伴尿毒症，不能耐受肾切除者。待病情缓解后再做肾切除。

（5）解除输尿管狭窄。

（6）膀胱扩大术。

项目六　泌尿系统肿瘤

泌尿系统肿瘤最常见的是膀胱癌，其次是肾肿瘤。前列腺癌在欧美国家最常见。我国阴茎癌发病率近年来明显下降。

一、肾肿瘤

肾肿瘤是泌尿系统常见的肿瘤之一，多为恶性。临床上常见的肾恶性肿瘤包括肾细胞癌、肾母细胞瘤和肾乳头状瘤。肾母细胞瘤是小儿最常见的恶性实体肿瘤。

【病理】

1.肾细胞癌　成人肾肿瘤绝大多数为肾细胞癌，简称肾癌，占肾肿瘤的85%左右。肾癌起源于肾小管上皮细胞，多为单发，外被有假包膜，内部可因出血坏死变为囊性。肿瘤增大穿透假包膜后，可经血行、淋巴转移，在肾静脉和腔静脉形成癌栓，远处可转移至肺、脑、骨、肝等，也可侵犯肾盂，出现血尿。

2.肾母细胞瘤　是小儿最常见的恶性肿瘤，也称威尔姆斯瘤，是上皮细胞和间质细胞组成的混合瘤。瘤体柔软，增长极快，很少累及肾盂，血尿不常见。肿瘤经淋巴、血行转移，以肺转移最多见。

3.肾盂乳头状瘤　源于移行上皮细胞，瘤体血供丰富易破溃出血，可经淋巴、血行和种植性转移。

【临床表现】

1.血尿　最常见的初发症状是间歇无痛性肉眼全程血尿，血尿可自行停止而又反复发生。肾癌出现血尿是肿瘤侵犯肾盏、肾盂的表现，肾母细胞瘤血尿少见。

2.疼痛　多为腰部钝痛或隐痛，血凝块通过输尿管时可引起肾绞痛。

3.肿块　多在后期出现，一般是增大的肿瘤本身或压迫输尿管引起肾积水、积脓而成。其中肾母细胞瘤较易发现，且增大迅速，肿块巨大。

4.其他　部分患者可有左侧精索静脉曲张、低热、肾性高血压、血沉加快等。晚期出现低热、消瘦、贫血、病理性骨折、咯血等表现。

其中，血尿、肿块和疼痛很少同时出现，出现其中任何一种都是病变较晚的表现。

【诊断】

肾癌症状多变，易误诊。出现任何一项典型症状均应考虑肾癌可能。现诊断主要依靠影像学检查结果。

1.B超检查　是诊断肾癌的重要方法，常表现为不均质的中低回声实质性肿块。

2.X线检查　尿路平片可见肾外形增大，偶见散在钙化。静脉尿路造影可见肾盏肾盂因肿瘤挤压或侵犯，出现不规则变形、狭窄、拉长、移位或缺损，病变严重时患肾可不显影，需做逆行造影。体积较小的肿瘤，B超或CT不能确诊时应做肾动脉造影，可显示肿瘤内病理性新生血管、动静脉瘘，造影剂水池样改变与包膜血管增多。

3.CT检查　对肾癌确诊率高，是目前诊断肾癌最可靠的影像学方法，可显示肿瘤部位、大小、邻近器官有无受累。

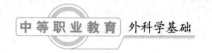

【治疗】

1. 根治性肾切除术　是肾癌最主要的治疗方法。切除范围包括患肾、肾周筋膜、脂肪囊、同侧肾上腺及肾门淋巴结。位于肾上、下极直径＜4cm 的肾癌或孤肾癌可行肾部分切除术。

2. 放疗与化疗　对肾癌的疗效欠佳。

二、膀胱癌

膀胱癌是最常见的泌尿系肿瘤，多见于 50 岁以上男性，男女之比约为 4∶1，90% 为移行上皮癌，近1/3 的膀胱癌为多发性肿瘤。

【病因】

有关膀胱癌病因的研究很多，但多数病因尚未完全明确，可能与长期接触苯胺类化学物质、色氨酸和烟酸代谢异常及吸烟有关。膀胱白斑、腺性膀胱炎、尿石、尿潴留等可能为膀胱癌的诱因。目前癌基因和抗癌基因对膀胱癌发病的影响及患者遗传基因和免疫状态在发病中所起作用为研究热点。

【病理】

膀胱癌的病理分级与肿瘤的细胞分化程度和浸润深度有关。

1. 分化程度　按肿瘤细胞大小、形态、核改变及分裂相等可分为三级：Ⅰ级分化良好，属低度恶性；Ⅲ级分化不良属高度恶性；Ⅱ级分化居Ⅰ、Ⅲ级之间，属中度恶性。

2. 生长方式　分为原位癌、乳头状癌和浸润性癌。原位癌的病理为存在癌变上皮，侵及整个黏膜层，可有三种表现：①无症状的局灶性原位癌；②有症状的弥漫性原位癌；③癌旁原位癌（较常见）。移行细胞癌多为乳头状，鳞癌和腺癌常有浸润。

3. 浸润深度　是肿瘤临床和病理分期的主要依据，可分为：①原位癌 T_{is}；②乳头状无浸润 T_a；③浸润黏膜固有层 T_1；④浸润肌层 T_2，又分为浸润浅肌层 T_{2a}、浸润深肌层 T_{2b}；⑤浸润膀胱周围脂肪组织 T_3，又分为显微镜下发现侵犯膀胱周围组织 T_{3a}、肉眼可见肿瘤侵犯膀胱周围组织 T_{3b}；⑥浸润前列腺或膀胱邻近组织 T_4。临床上习惯将 T_{is}、T_a 和 T_1 期肿瘤称为表浅膀胱癌（图 19-5）。

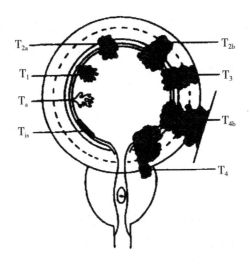

图 19-5　膀胱癌的临床分期

4.肿瘤分布　在膀胱侧壁及后壁最多,其次为三角区和顶部。

5.扩散方式　以直接浸润为主,主要向深部浸润,直至膀胱外组织。淋巴转移常见,血道转移多在晚期,多为肝、肺、骨转移。

【临床表现】

1.血尿　是膀胱癌最常见和最早出现的症状。其典型表现为间歇性无痛性全程肉眼血尿,近85%患者有此症状。少数为起始血尿或终末血尿,有时为镜下血尿。

2.膀胱刺激征　尿频、尿急、尿痛多为膀胱癌的晚期表现,常因肿瘤坏死、溃疡及合并感染所致。若肿瘤发生在膀胱三角区及颈部附近,则较早出现排尿刺激症状。

3.排尿困难及尿潴留　当肿瘤逐渐增大堵塞膀胱出口时可发生排尿困难,甚至引起急性尿潴留。

4.转移症状　膀胱癌晚期当肿瘤广泛浸润膀胱并侵及盆腔时,可出现下腹部肿块、腰骶部疼痛、下肢浮肿。累及后尿道、前列腺或直肠时,则出现相应的症状。晚期可有贫血、消瘦等恶病质表现。

5.其他症状　肿瘤侵入输尿管口时,可造成该侧输尿管扩张及肾积水;肿瘤组织坏死脱落可见“腐肉”自尿中排出。

【诊断】

有间歇性、无痛性血尿病史,特别是年龄在40岁以上者,应首先考虑泌尿系统肿瘤,而其中最常见的是膀胱癌,应做详细检查。

1.尿液检查　尿常规可见红细胞,合并感染时有白细胞。尿脱落细胞学检查可作为血尿患者的筛选检查，是诊断膀胱肿瘤最简便的方法，但阳性率较低。

2. **膀胱镜检查** 是诊断膀胱癌最重要的方法，能直接观察肿瘤的位置、数目、大小、形态、浸润深度、肿瘤与输尿管口及膀胱颈口的关系，并可取活组织检查。

3. **X 线检查** 排泄性尿路造影可以了解肿瘤是否在肾盂、输尿管呈多中心发生，以及肾功能情况，是否因肿瘤压迫输尿管而引起肾积水。膀胱造影时可见充盈缺损，浸润膀胱壁僵硬不整齐。

4. **B 超检查** 可发现 0.5cm 以上的肿瘤，经尿道扫描尚可了解肿瘤浸润的范围和深度。

5. **CT 及磁共振检查** 可了解肿瘤浸润的深度以及局部转移情况，有助于膀胱癌的诊断和分期的判断，对手术方式的选择亦有帮助。

【鉴别诊断】

1. **肾癌** 早期多无明显症状，40%～60% 左右的患者会发生不同程度的血尿，通常为间歇性全程无痛肉眼血尿，与膀胱癌早期的症状相似。B 超检查发现肾脏肿瘤的敏感性较高，可以作为首选的检查方法，肾实质内的团块状回声是超声诊断肾癌的直接征象。CT 扫描能清楚显示 1cm 以上的肾实质肿块，是目前最可靠的诊断肾癌的影像学方法。

2. **肾盂肿瘤** 以移行细胞乳头状瘤为多见，可单发或多发，常于早期转移到肾周围淋巴结，或转移至同侧输尿管及膀胱。血尿是肾盂肿瘤的主要表现，早期多为间歇无痛性肉眼血尿。尿细胞学检查有助于早期诊断。膀胱镜检可见输尿管口喷血性尿。尿路造影可见肾盂内充盈缺损、变形。超声检查可见肾盂内实性占位。输尿管肾镜可直接见到肿瘤。

【治疗】

膀胱癌的治疗应根据病理分期、临床进展、分子生物学特性、患者的年龄及全身健康状况选择具体的治疗方案。采用手术治疗为主，放射、化学、免疫治疗为辅的治疗原则。手术方法包括经尿道手术、膀胱切开肿瘤切除或电灼、膀胱部分切除术及膀胱全切术，具体手术方式应根据肿瘤的部位、大小、数目、浸润范围及深度、是初发还是复发、有无转移及全身情况而定。手术原则是 T_a、T_1、局限的分化较好的 T_2 期肿瘤可采用保留膀胱的手术；较大的、多发的、多次复发及 T_2 期和 T_3 期肿瘤以及浸润性鳞癌和腺癌，应行膀胱全切除术。

复习思考

1. 简述引起血尿的常见原因。

2. 简述泌尿系统结石形成的因素。

3. 良性前列腺增生症的手术适应证?

4. 对上尿路结石采用手术治疗时应掌握哪些原则?

扫一扫，知答案

扫一扫，看课件

模 块 二 十

骨与关节疾病

【学习目标】

1. 掌握骨折的表现、处理原则、并发症，常见四肢骨折的表现，关节脱位的临床表现，化脓性骨髓炎的临床表现。

2. 熟悉骨折的定义、病因、分类、脊柱骨折和脊髓损伤的表现，化脓性骨髓炎的治疗。

3. 了解骨折的愈合过程、影响因素、常见四肢骨折和骨盆骨折的治疗，各种关节脱位的病因和治疗，化脓性骨髓炎的病因。

项目一 骨 折

一、骨折概述

骨折是指骨的完整性或连续性中断。

案例导入

患者，冯某，男，27岁。交通肇事后被急诊送入院。患者主诉右前臂局部剧烈疼痛，不能活动。检查发现，前臂上段部分软组织损伤，青紫且肿胀明显，畸形，出现反常活动。X线检查示：右前臂尺、桡骨中部骨折。予以手法复位小夹板固定治疗。入院第二天出现患肢剧烈疼痛，进行性加重，严重肿胀，指端麻木，脉搏明显减弱，活动障碍。

问题：**1.** 根据哪几项表现可以诊断该患者发生了骨折？

       2. 该患者应该如何治疗？

【骨折分类】

骨折的患者根据不同的标准有以下几种分类。

1. 根据骨折的病因分类

（1）直接暴力　外力直接作用于骨折部位，使其骨折。如敲击、撞击或压砸等原因所致。

（2）间接暴力　暴力经传导、杠杆、旋转和肌肉过度收缩所致，骨折发生在着力点以外部位。如，膝关节或肘关节处肌的牵拉，可发生髌骨或鹰嘴处撕裂性骨折。

（3）积累性骨折　是指集中在骨骼的某一特定部位长期反复直接或间接的损伤力量而导致的骨折，又称疲劳性骨折。如远距离行军易导致第 2、3 跖骨折。

（4）病理性骨折　由于骨骼本身患有病变，如骨质疏松骨髓炎、骨结核和骨肿瘤等所导致骨质破坏，只遭受轻微外力即可导致的骨折称为病理性骨折。

2. 根据骨折的程度分类

（1）不完全性骨折　骨的连续性或完整性有部分中断。裂缝骨折，骨质发生裂隙，无移位，多发生于颅骨、肩胛骨等。青枝骨折，仅表现为骨皮质的劈裂，类似于青嫩树枝被折时的形状，所以常见于儿童。

（2）完全性骨折　骨的完整性或连续性完全中断。①横形骨折：骨折线与骨干纵轴相垂直；②斜形骨折：骨折线与骨干纵轴成一定角度；③螺旋形骨折：骨折线呈螺旋形；④粉碎性骨折：骨碎裂成 3 块以上，骨折线呈 T 形或 Y 形，故又称 T 形或 Y 形骨折；⑤嵌插骨折：骨折片相互嵌插，密质骨端嵌插入松质端内，多见于股骨颈骨折；⑥压缩性骨折：骨质因压缩而变形，多发生在松质骨，如椎骨或跟骨；⑦凹陷骨折：骨折片局部下陷，多见于颅骨；⑧骨骺分离，骨折经过骨骺，骨骺的断面可带有数量不等的骨组织。

3. 根据骨折处是否与外界相通分类

（1）开放性骨折　骨折部位的皮肤或黏膜破裂，骨折处与外界相通。

（2）闭合性骨折　骨折处皮肤或黏膜完整，不与外界相通。

4. 根据骨折端的稳定程度分类

（1）稳定性骨折　复位后经适当的外固定后不易再发生移位或骨折端不易移位。如裂缝骨折、青枝骨折、横形骨折、嵌插骨折及压缩性骨折等。

（2）不稳定性骨折　指复位后易发生再移位或骨折端易移位。如斜形骨折、螺旋形骨折、粉碎性骨折等。因外界暴力的作用方向、肌肉的牵拉、骨折远侧段肢体重量的牵拉、不恰当的搬运和治疗均可造成骨折断端不同的移位。常见的有成角移位、侧方移位、缩短移位、分离移位和旋转移位。临床常见几种移位同时存在。

【病理生理】

骨折后的病理生理变化主要涉及骨折的愈合过程。骨折愈合是一个连续的过程，骨折后，机体立即开始修复，根据变化可分为三个阶段，即血肿炎症机化期、原始骨痂形成期和骨板形成塑形期。

1. **血肿炎症机化期**　骨折导致骨髓腔、骨膜下和周围组织血管破裂出血，在骨折断端及其周围形成血肿，伤后 6～8 小时，血肿凝结成血块，几天后新生的毛细血管成纤维细胞和吞噬细胞侵入血块，同时亦形成肉芽组织；其内的成纤维细胞合成和分泌胶原纤维，并转化为纤维结缔组织；随着成骨细胞向骨折部位移行，形成骨的纤维连接，故又称纤维愈合期。该过程在骨折后的 2～3 周左右。

2. **原始骨痂形成期**　骨折断端骨内、外膜增生，新生血管长入，成骨细胞大量增殖，合成并分泌骨基质，骨断端形成的骨样组织骨化，形成新骨，称为膜内成骨。由骨内、外膜紧贴骨皮质内、外形成的新骨（分别称为内骨痂和外骨痂）填充于骨折断端问。随着愈合的继续，骨痂被塑造成疏松的纤维组织并转变成软骨、增生钙化形成桥梁骨痂，后者不断钙化，达到骨折的临床愈合，该过程需 4～8 周。

3. **骨板形成塑形期**　原始骨痂尚不牢固，不能适应生理需要，肢体的活动和负重，使其新生骨小梁逐渐增粗，排列逐渐规则和致密。原始骨痂被板层骨替代，使骨折部位形成坚强的骨性连接，髓腔重新沟通，骨折处恢复正常骨结构有，达到骨性愈合，这一过程需 8～12 周。骨折愈合过程有一期和二期愈合，临床上骨折愈合过程多为二期愈合。

4. **影响骨愈合的因素**　影响骨折愈合过程可受多种因素的影响。全身因素包括年龄、营养和代谢因素，如饮食中钙、磷、维生素 D 和蛋白质摄入量和机体代谢状况；局部因素包括创伤的严重程度和类型；骨折部位的血液供应；有无并发症；治疗方法及康复锻炼等。如果治疗不当可导致愈合延迟、不愈合或畸形愈合。当骨折经治疗，超过一般愈合所需时间，骨折断端仍未出现连接，称骨折延迟愈合；骨折经治疗，超过一般愈合所需时间并经延长治疗时间，仍达不到骨性愈合称骨折不愈合；而骨折愈合的位置未达到功能复位的要求，存在超角、旋转或重叠则为畸形愈合。

【临床表现】

骨折时常伴有重要组织或器官的损伤，故骨折患者除有骨折的表现外，还可能同时有其他组织、器官损伤的表现。

1. 全身表现

（1）休克　患者因大面积的软组织损伤，骨折端大量的出血、剧烈疼痛或并发内脏损伤等而引起休克。如多发性骨折、股骨骨折、骨盆骨折、锻炼、脊柱骨折和严重的开放性骨折患者，或伴广泛的软组织损伤或合并内脏损伤等。

（2）体温升高　骨折患者的体温多在正常范围。严重损伤，如在骨折合并有大量内出血、血肿吸收以及损伤组织的吸收反应可使体温略有升高，一般不超过38℃；开放性骨折出现高热，多由感染引起。

2. 局部表现

（1）一般表现　骨折处出现疼痛，伴有明显压痛特别是移动患肢时，由于骨折断端的相互摩擦，使疼痛加剧，固定后疼痛可减轻。骨折处出血、水肿，可使患肢肿胀严重时可阻碍静脉回流，造成严重并发症，甚至出现张力性水疱。伤后1～2日，皮下瘀斑可呈紫色、青色或黄色。骨折后，肢体活动功能部分或全部丧失。如前臂骨折不能持物，下肢骨折不能行走。

（2）特有体征　具有以下三个特有体征之一者，即可诊断为骨折。①畸形：骨折段移位后，可发生受伤肢体外形改变，表现为肢体短缩、成角、弯曲等畸形；②异常活动：正常情况下肢体不能活动的部位，骨折后出现不正常的活动；③骨擦音或骨擦感：骨折断端之间互相摩擦时所产生的轻微音响及感觉。评估骨折时，为防止加重骨折周围组织损伤，不能故意反复多次检查以求获得异常活动、骨擦音或骨擦感。即使骨折特有体征阴性不也能排除骨折，如不完全骨折、嵌插骨折时常不出现骨折特有体征。

【并发症】

1. 早期并发症

（1）重要内脏器官损伤　下胸壁的肋骨骨折可引起肝、脾破裂出血，导致休克；肋骨骨折可致肺组织损伤而出现气胸、血胸或血气胸，引起严重的呼吸困难；尾骶骨骨折可损伤直肠而出现下腹部疼痛和便血；骨盆骨折可致膀胱和尿道损伤。

（2）骨折周围重要组织损伤　重要血管损伤，如肱骨髁上骨折损伤肱动脉；周围神经损伤如肱骨中、下1/3交界处骨折易损伤桡神经，腓骨颈骨折易损伤腓总神经；脊髓损伤如脊柱骨折损伤脊髓出现损伤平面以下的截瘫。

（3）脂肪栓塞综合征　多发生于成人，是由于骨折后骨髓被破坏，脂肪滴进入破裂的静脉窦内，可引起肺、脑脂肪栓塞。肺脂肪栓塞表现为呼吸功能不全、发绀，胸部摄片有广泛性肺实变。脑脂肪栓塞表现为烦躁、谵妄，很快进入昏迷或突然死亡。

（4）骨筋膜室综合征　即由骨、骨间膜、肌间隔和深筋膜形成的骨筋膜室内肌肉和神经因急性缺血而产生的一系列早期症候群。见于前臂掌侧和小腿，常由创伤骨折的血肿和组织水肿使室内容物体积增加，或外包扎过紧、局部压迫使骨筋膜室容积减小，而导致骨筋膜室内压力增高所致。表现为濒临缺血性肌挛缩、缺血性肌挛缩、坏疽，如有大量毒素进入血循环，还可致休克、心律不齐和急性肾衰竭。

2. 晚期并发症

（1）坠积性肺炎　主要发生于因骨折长期卧床不起的患者，特别是老年、体弱和伴有慢性病的患者，有时可因此而危及患者生命。应鼓励患者积极进行功能锻炼，及早下床活动。

（2）压疮　长期卧床，身体骨突起处受压，局部血循环障碍，易形成压疮。常见部位有骶骨部、髋部、足跟部。特别是截瘫患者，缺乏感觉和局部血循环更差，不仅更易发生压疮，而且发生后难以治愈，常成为全身感染的来源。

（3）下肢深静脉血栓形成　多见于骨盆骨折或下肢骨折，下肢长时间制动，静脉血回流缓慢，加之创伤所致血液高凝状态，易发生血栓形成。应加强活动锻炼，预防其发生。

（4）关节僵硬　患肢长时间固定，血液循环不畅，关节周围组织中浆液纤维性渗出和纤维蛋白沉积，发生纤维粘连，并伴有关节囊和周围肌挛缩，致使关节活动障碍。这是骨折和关节损伤晚期最为常见的并发症。及时拆除固定和积极进行功能锻炼是预防和治疗关节僵硬的有效方法。

晚期并发症还有损伤性骨化、创伤性关节炎、急性骨萎缩、骨化性肌炎、缺血性骨坏死等，严重时可危及生命。

【辅助检查】

1. X线检查　对骨折的诊断和治疗具有重要价值。凡疑为骨折者应常规进行X线拍片检查，即使临床上已表现为明显骨折者，X线拍片检查也是必要的，可以帮助了解骨折的类型和骨折端移位情况，对于骨折的治疗具有重要指导意义。骨折的X线检查一般应拍摄包括邻近一个关节在内的正、侧位片，必要时应拍摄特殊位置的X线片，如掌骨和肠骨拍正位及斜位片，跟骨拍侧位和轴心位，腕舟状骨拍正位和蝶位。不易确定的损伤情况，尚需拍对侧肢体相应部位的X线片，以便进行对比。值得注意的是，有些轻微的裂缝骨折，急诊拍片未见明显骨折线，如临床症状较明显者，应于伤后2周拍片复查。

2. CT和MRI检查　可发现结构复杂的骨折和其他组织的损伤，如椎体、颅骨骨折情况。还可以显示临床上难以发现的不完全性骨折、深部的骨折、关节内骨折和小的撕脱性骨折等。

【治疗要点】

骨折的治疗有三大原则，即复位、固定和功能锻炼。但现场急救仍属首要任务。

1. 现场急救

（1）抢救生命　首先判断有无颅脑、胸、腹合并伤及致命伤。若发现患者呼吸困难、窒息、大出血等，应立即就地急救。同时检查患者全身情况，如处于休克状态，应注意保温，尽量减少搬动，有条件时应立即输液、输血。

（2）妥善处理伤口　发现伤口，可用无菌敷料或用当时认为最清洁的布类包扎，以免伤继续污染。若骨折端已戳出伤口，并已污染，又未压迫重要血管、神经者，不应将其复位，以免将污物带到伤口深处。应送至医院经清创处理后，再行复位。若创口出血，予以压迫包扎或用止血带压迫，并记录时间；止血带应每隔40～60分钟放松1次，放松的时间以恢复局部血流、组织略有新鲜渗血为宜。（图 20-1）

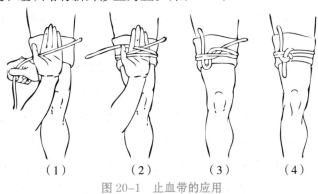

|（1）|（2）|（3）|（4）|

图 20-1　止血带的应用

（3）妥善固定骨折　急救的固定是为了避免骨折端在搬运过程中对周围重要组织，如血管、神经、内脏的损伤；减少骨折端的活动，减轻患者疼痛；便于运送。对可能有骨折的患者，可利用夹板、木板、自身肢体等固定受伤的肢体（图 20-2）；对可能患有脊柱骨折的患者应尽量避免移动，搬运时应采取滚动法或平托法由三人分别托扶患者的头背、腰臀及双下肢部位将患者移上担架、木板或门板（图 20-3）；颈椎受伤者需在颈两侧加垫固定。骨折有明显畸形，并有穿破软组织或损伤附近重要血管、神经的危险时，可适当牵引患肢，使之变直后再行固定。

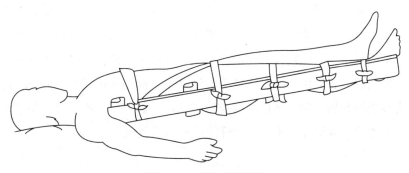

图 20-2　肢体骨折搬运

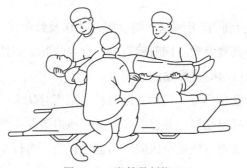

图 20-3 脊柱骨折搬运

（4）迅速转送 妥善固定后，患者要迅速转送至医院，争取时间及早处理。

2.院内治疗

（1）复位 将移位的骨折段恢复正常或接近正常的解剖关系，重建骨的支架作用。骨折复位方法有手法复位和切开复位两类。大多数骨折均可采用手法复位的方法矫正其移位，获得满意效果。进行手法复位时，其手法必须轻柔，并应争取一次复位成功。切开复位即手术切开骨折部位的软组织，暴露骨折段，在直视下将骨折复位。只有在手法复位失败者；关节内骨折；骨折并发主要血管、神经损伤时采用切开复位。两骨折端接触面（对立）和两骨折端在纵轴线上的关系（对线）完全好，恢复了正常的解剖关系，称解剖复位；两骨折端对立欠佳，但对线基本良好，愈合后肢体功能正常，称为功能复位。

（2）固定 已复位的骨折部位必须持续固定于良好位置，直至骨折愈合。常用的方法有两类，①外固定，用于身体外部的固定；②内固定，用于身体内部的固定。外固定可用小夹板、石膏、支架、牵引等；内固定主要用于手术切开复位，可用钢板、螺钉、钢针、髓内钉等将骨折部位固定。

（3）功能锻炼 是治疗骨折的重要环节，是防止发生并发症和及早恢复功能的重要保证。患者必须在医护人员的指导下循序动静结合、主动与被动运动相结合、渐进地进行。一般分三期：①骨折早期：伤后 1～2 周之内，主要进行肢体肌的等长舒缩，目的是促进血液循环，预防肌萎缩。骨折部位的上下关节暂不活动。②骨折中期：受伤 2 周后，局部疼痛消失，骨痂逐渐形成。除继续进行患肢肌的等长舒缩活动外，活动骨折部位上、下关节，活动范围由小到大，活动幅度和力量逐渐大。③骨折后期：骨折接近临床愈合，功能锻炼的目的是增强肌力、克服挛缩与恢复关节活动度。此期为抗阻力下锻炼，可从上肢提重物，下肢踢沙袋等开始，到各种机械性或物理治疗，如划船、蹬车等。关节活动练习包括主动锻炼、被动活动或用关节练习器锻炼等位和牵引复位。

二、常见的四肢骨折

四肢骨折，包括上肢骨折和下肢骨折。常见的上肢骨折包括肱骨干骨折、肱骨髁上骨折、Colles 骨折；下肢骨折包括股骨颈骨折、股骨干骨折和胫腓骨干骨折。

（一）肱骨干骨折

肱骨干骨折是发生在肱骨外科颈下 1～2cm 至肱骨髁上 2cm 段内的骨折。肱骨干中下 1/3 段后外侧有桡神经沟，此段骨折易损伤绕神经。常见于青年和中年人；肱骨近端的骨折，尤其是嵌插和移位性骨折多见于老年人。

【病因】

多由直接或间接暴力引起。直接暴力常由外侧打击肱骨干中段导致横形或粉碎形骨折。间接暴力常由于手掌或肘部着地，暴力上传，加之身体倾倒产生的重力，导致肱骨中下 1/3 段骨折，多为斜形和螺旋形骨折。骨折的移位方向与暴力作用方向、大小和前臂、肘部所处的位置有关，多数有成角、缩短及旋转畸形。

【临床表现】

伤侧上臂疼痛、肿胀，有皮下瘀斑，活动功能丧失。肱骨干可出现假关节活动、骨擦感、患肢短缩等。肱骨骨折的主要并发症是由于撕裂、横断或痉挛而引起的桡神经损伤和肱动脉损伤。合并桡神经损伤时可出现垂腕、各手指掌指关节不能背伸，拇指不能伸，前臂旋后障碍；手背桡侧皮肤感觉减弱或消失等表现。X 线片检查可确定骨折的类型和移位方向。

【治疗要点】

主要取决于骨折的位置和移位情况。

1.手法复位　外固定肱骨干骨折一般采取手法复位，麻醉局部麻醉或臂丛神经阻滞麻醉。在骨科牵引床上仰卧位。复位在充分持续牵引、肌放松的情况下，术者双手握住骨折端，按骨折移位的相反方向矫正成角或侧方移位。畸形矫正，骨传导音恢复即证明复位成功。凡有条件者均应行 X 线拍片，确认骨折的对位对线情况。复位后可用 U 形石膏固定或小夹板固定。

2.切开复位　内固定臂丛阻滞麻醉或高位硬膜外麻醉。患者仰卧，患肢外展 90°放于手术台上。手术在直视下行解剖对位后，用外固定支架或加压钢板螺钉内固定，也可用带锁髓内针固定，术后不用外固定。对于怀疑有桡神经损伤的患者，术中探查神经，若完全断裂，可行一期修复桡神经。若为挫伤，神经连续性存在，则切开神经外膜，减轻神经继发性病理改变。

3.康复治疗　进行患肢的主动运动，包括手指、掌、关节活动和上臂肌的主动舒缩运动，以促进康复和防止肩关节僵硬或萎缩。

（二）肱骨髁上骨折

肱骨髁上骨折指肱骨上方约 2cm 以内的骨折。肱骨干轴线与肱骨髁轴线之间有30°～50°的前倾角，这是容易发生肱骨髁上骨折的解剖因素。多见于 5～12 岁儿童，约占小儿肘部骨折的 30%～40%。在儿童期，肱骨下端有骨骺，若骨折线穿过骺板，有可能影响骨髓的发育，因而常出现肘内翻或外翻畸形。

【病因与分类】

根据暴力来源和移位方向，可分为伸直型和屈曲型骨折。

1.伸直型　较常见，多因间接暴力引起，是指由上向下的重力和冲力将肱骨骨干下部推向前方，使肱骨髁上发生骨折。如跌倒时肘关节呈半屈状、手掌着地，地面的反作用力经前臂传到肱骨下端，导致髁上部伸直型骨折。骨折远侧端向侧方移位可挫伤桡神经或尺神经。（图 20-4）

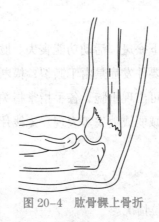

图 20-4　肱骨髁上骨折

2.屈曲型　较少见，跌倒时肘关节屈曲、肘后部着地，外力自下而上，尺骨鹰嘴直接撞击肱骨下端，导致髁上部屈曲型骨折。很少合并血管和神经损伤。

【临床表现】

肘部出现疼痛、肿胀、突出并处于半屈位。检查局部明显压痛，有骨摩擦音及假关节活动，肘前方可扣到骨折断端，肘后三角关系正常。注意与肘关节后脱位相鉴别。若桡动脉损伤早期可有剧烈疼痛，桡动脉搏动减弱或消失，手部皮肤苍白、发凉、麻木，被动伸指疼痛。若正中神经损伤则出现相应的感觉、运动障碍，可导致爪形手或后遗肘内翻畸形。必须拍肘部正、侧位 X 线片的，不仅可以确定骨折的存在，更主要的是准确判断骨折移位情况。

【治疗原则】

1. 手法复位后外固定　如肘部肿胀较轻，桡动脉搏动正常者，无血管神经损伤的可局部麻醉下手法复位，用后侧石膏托在屈肘位固定 4 ～ 5 周。伤后时间较长，局部组织损伤严重，出现骨折部严重肿胀时，不能立即进行手法复位；应卧床休息，抬高患肢，或用尺骨鹰嘴悬吊牵引，同时加强手指活动，待肿胀消退后进行手法复位。

2. 手术切开复位内固定　肘部严重肿胀，桡动脉搏动消失，血管神经损伤，患肢剧痛、苍白、麻木、发凉，被动伸直手指时有剧烈疼痛者，应立即手术探查血管、神经，做相应处理，并行骨折切开复位交叉克氏针内固定，避免缺血性肌挛缩的发生。

（三）桡骨下端骨折

桡骨下端骨折是指距桡骨下端关节面 3cm 以内的骨折，以中年和老年人多见。

【病因】

多为间接暴力引起。跌倒时，手部着地，暴力向上传导，发生桡骨下端骨折。根据受伤机制不同，可发生伸直型骨折（Colles 骨折）、屈曲型骨折（Smith 骨折）。

【临床表现】

腕关节明显肿胀，疼痛，功能障碍及局部压痛。

1. 伸直型骨折（Colles 骨折）　多为腕关节处于背伸位、手掌着地，可出现典型畸形姿势，即侧面看呈"银叉"畸形，正面看呈"枪刺样"畸形。检查局部压痛明显，腕关节活动障碍。X 线拍片可见骨折远端向桡、背侧移位，近端向掌侧移位。可同时伴有下尺桡关节脱位及尺骨茎突骨折。

2. 屈曲型骨折（Smith 骨折）　常由于跌倒时，腕关节屈曲、手背着地，可出现腕部下垂，局部肿胀，腕背侧皮下瘀斑，腕部活动受限。X 线拍片可发现典型移位，近折端向背侧移位，远折端向掌侧、桡侧移位，可合并下尺桡关节损伤、尺骨茎突骨折和三角纤维软骨损伤。

【治疗要点】

治疗主要采用手法复位，复位后在屈腕、尺偏位用超腕关节小夹板固定或石膏夹板固定 2 周，水肿消退后，在腕关节中立位继续用小夹板或改用前臂管型石膏固定。复位后若极不稳定，外固定不能维持复位者，需要行切开复位。

（四）股骨颈骨折

股骨颈骨折多发生在中、老年人，以女性为多，与骨质疏松导致的骨质量下降有关。

也可见于青少年，多由暴力引起，不稳定型多见。常出现骨折不愈合（约 15%）和股骨头缺血性坏死（20% ～ 30%）。

【分类】

1. 按骨折线部位分类

（1）股骨头下骨折　骨折线位于股骨头下，股骨头仅有很少量的供血，致使股骨头严重缺血，故发生股骨头缺血坏死的机会很大。

（2）经股骨颈骨折　骨折线位于股骨颈中部，股骨头亦有明显供血不足，易发生股骨头缺血坏死，或骨折不愈合。

（3）股骨颈基底骨折　骨折线位于股骨颈与大、小转子间连线处。由于有旋股内、外侧动脉分支吻合成的动脉环提供血循环，对骨折部血液供应的干扰较小，骨折容易愈合。

2. 按骨折线角度（X 线片表现）分类

（1）内收骨折　远端骨折线与两侧髂嵴连线的夹角（Pauwells 角）大于 50°，为内收骨折。

（2）外展骨折　远端骨折线与两侧髂嵴连线的夹角小于 30°，为外展骨折。

3. 按骨折移位的程度　可分为不完全骨折（Ⅰ型）、无移位的完全骨折（Ⅱ型）、部分移位的完全骨折（Ⅲ型）、完全移位的完全骨折（Ⅳ型）。（图 20-5）

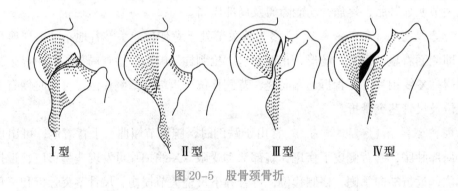

Ⅰ型　　　　Ⅱ型　　　　Ⅲ型　　　　Ⅳ型

图 20-5　股骨颈骨折

【临床表现】

中、老年人有摔倒受伤史，伤后感髋部疼痛，下肢活动受限，不能站立和行走，应怀疑患者有股骨颈骨折。有时伤后并不立即出现活动障碍，仍能行走，但数天后，髋部疼痛加重，逐渐出现活动后疼痛更加重，甚至完全不能行走，常说明受伤时可能为稳定骨折，以后发展为不稳定骨折而出现功能障碍。检查时可发现患肢出现外旋畸形，一般在 45°～ 60°之间。若外旋畸形达到 90°，应怀疑有转子间骨折。伤后可出现局部压痛及轴向叩击痛。肢体测量可发现患肢短缩。X线摄片需同时摄正、侧位片，明确骨折的部位、类型、移位情况。

【治疗要点】

皮肤牵引或穿防旋鞋；骨牵引逐渐整复法。除无移位的不完全骨折外，其他各型骨折可采用闭合复位内固定、切开复位内固定、人工关节置换术等手术治疗。

三、脊柱骨折和脊髓损伤

（一）脊柱骨折

脊柱骨折占全身各类骨折的 5% ~ 6%。脊柱骨折可以并发脊髓或马尾神经损伤，特别是颈椎骨折脱位合并有脊髓损伤时能严重致残甚至丧失生命，又称脊椎骨折。胸腰段（胸11至腰2）骨折多见，其次是颈椎、其他腰椎，胸椎较少。常发生椎体压缩或粉碎性骨折，严重时合并关节脱位或脊髓损伤。

【病因】

多因暴力引起，以间接暴力比较常见，少数因直接暴力所致。因从高处坠落，头、肩、臀或足部着地，由于重力作用，使身体猛烈屈曲，所产生的垂直分力可导致椎体压缩性骨折，水平分力较大时则可同时发生脊椎脱位。而直接暴力所致的脊椎骨折，多见于爆炸伤、枪伤、直接撞伤等。

【病理及分类】

1. 根据受伤时暴力作用方向分类

（1）屈曲型损伤　最常见，多数发生在脊柱的胸腰段，尤其以第12胸椎到第1腰椎椎体骨折多见。可发生单纯椎体压缩性骨折，也可因水平分力大引起骨折合并椎体脱位。

（2）伸直型损伤　极少见，可因前纵韧带撕裂、椎体分离而脱位。

（3）屈曲旋转型损伤　可发生椎间小关节脱位。

（4）垂直压缩型损伤　可发生胸、腰椎椎体爆破性骨折。

2. 根据损伤部位分类　颈椎骨折或骨折脱位、胸椎骨折或骨折脱位、腰椎骨折或骨折脱位、骶椎骨折或骨折脱位、尾椎骨折（少见）或脱位。

【临床表现】

胸腰椎损伤后，可有局部疼痛，站立及翻身困难。如形成腹膜后血肿，可刺激腹腔神经节，使肠蠕动减慢，出现腹痛、腹胀，甚至出现肠麻痹症状。损伤部位可有肿胀、血肿、畸形、棘突间隙加宽及局部触痛、压痛和叩击痛。检查脊柱时暴露面应足够，必须用手指从上至下逐个按压棘突，如发现位于中线部位的局部肿胀和明显的局部压痛，提示后柱已有损伤；胸腰段脊柱骨折常可摸到后凸畸形。当合并脊髓损伤时，有脊髓损伤的症状和体征。应检查四肢的感觉、运动、肌张力和腱反射有无异常，询问患者大小便能否自行控制等。多发伤患者，往往伴颅脑、胸腹腔脏器及四肢损伤，可出现神志及生命体征改变。

【辅助检查】

1. X 线检查　对疑有骨折的患者，均应行 X 线检查，包括脊柱受伤部位的正侧位片，必要时加拍斜位片，以了解骨折部位的损伤类型。

2. CT 检查　凡有中柱损伤或有神经症状者均须做 CT 检查。CT 检查可清楚地显示小关节的骨折及椎管内受压情况，如椎体的骨折情况、椎管内有无出血及碎骨片。

3. MRI 检查　对脊髓和神经损伤者为重要检查手段，可了解颈椎、椎间盘对脊髓的压迫，脊髓损伤后的充血、液化和变性等。

【治疗要点】

脊柱骨折伴有休克的患者不宜立即搬动，应就地抢救，待休克纠正后再搬动。搬运工具最好选用硬担架或木板。搬动中必须保持脊柱中立位。先将患者两上肢贴于躯干两侧，两下肢伸直并拢，担架放患者一侧，三人一齐平托患者至担架。禁止一人背送或一人抬头、一人抬足的方法，这样易导致躯干扭曲，加重脊柱骨折和脊髓损伤。对疑有颈椎损伤的患者，搬运时需有一人专门固定头部，沿纵轴向上略牵引，使头、颈、躯干保持同一直线搬动。移至木板上后，头部应用沙袋或衣物加以固定。禁止扭曲或旋转患者的头颈，以免加重神经损伤引起呼吸肌麻痹而死亡。

脊柱损伤患者伴有颅脑、胸、腹脏器损伤或并发休克时，首先处理紧急问题，抢救生命，维持呼吸道通畅，后处理骨折。上胸腰椎骨折和脱位，单纯压缩骨折椎体压缩不超过 1/3 者，可仰卧于木板床，在骨折部加枕垫，使脊柱过伸。胸腰椎单纯压缩骨折椎体压缩不超过 1/3 者，在受伤后 1～2 日开始进行，利用背伸肌的肌力及背伸姿势，进行恢复。颈椎骨折或脱位较轻者，可做颌枕牵引复位，重量不超过 3～5kg。复位后，用头颈胸石膏固定 3 个月。有明显挤压、脱位或半脱位者，可做颅骨持续牵引，重量一般 3～5kg，必要时可增加至 6～10kg。复位后可用头颈胸石膏固定，时间 3 个月。骨折、脱位并伴关节交锁者，可行切开复位内固定手术。

（二）脊髓损伤

脊髓损伤是脊柱骨折脱位最严重的并发症，多由移位的椎体、椎间盘或骨折块插入椎管挤压所致，也可由受伤时脊柱弯曲、椎管变形所产生的牵张造成。发生率很高，多发生于颈椎下部和胸腰段。胸腰段损伤使下肢的感觉与运动产生障碍，称为截瘫；而颈段脊髓损伤后，双上肢也有神经功能障碍，为四肢瘫痪，简称"四瘫"。

【病理生理】

按脊髓和马尾损伤的程度可有不同的病理生理变化。

1. 脊髓震荡　属最轻微的脊髓损伤，与脑震荡相似。由于脊髓内神经细胞受到强烈震荡发生超限制而出现的脊髓功能暂时性抑制，呈弛缓性瘫痪，常在数分钟或数小时内逐渐恢复，最后可完全恢复。无组织形态学病理变化。

2. 脊髓半横断　又名脊髓半侧损伤综合征。损伤平面以下同侧肢体的运动及深感觉消失，对侧肢体的痛觉和温度觉消失。

3. 脊髓断裂　脊髓发生横惯性损毁，连续性中断，断端灰质可出现出血及坏死，是最严重的脊髓损伤，预后极差。

脊髓损伤后因其受伤水平及部位不同，可使患者出现不同程度、特征的肢体感觉及运动障碍。损伤靠近脊髓前部，则损伤平面以下的感觉障碍为痛、温觉的改变；损伤靠后，则感觉障碍为触觉及本体感觉的改变。由于运动神经传导束或脊髓前角运动细胞的损伤，患者肢体运动功能也会出现相应障碍。

【临床表现】

1. 颈髓损伤　上颈髓损伤患者可出现四肢瘫痪为痉挛性瘫痪。由于膈肌和腹肌的呼吸肌全部瘫痪，患者表现呼吸极度困难，出现发绀，若不及时气管切开控制呼吸，将危及患者生命。下颈髓损伤患者可出现自肩部以下的四肢瘫，上肢表现为弛缓性瘫痪，下肢仍为痉挛性瘫痪。

2. 胸髓损伤　表现为截瘫。脊髓损伤后各种功能丧失的程度可以用截瘫指数来表示。"0"代表功能完全正常或接近正常；"1"代表功能部分丧失；"2"代表功能完全丧失或接近完全丧失。一般记录肢体自主运动、感觉及两便的功能情况，相加后即为该患者的截瘫指数，三种功能完全正常的截瘫指数为0；三种功能完全丧失则截瘫指数为6。从截瘫指数可以大致反映脊髓损伤的程度、发展情况，便于记录，还可比较治疗效果。

3. 腰髓、脊髓圆锥损伤　腰髓和脊髓圆锥位于 $T_{10} \sim L_1$ 椎体间。$L_1 \sim S_1$ 脊髓损伤后，下背部和腹股沟以上感觉障碍，L_1 节段以上的横惯性损伤表现为下肢肌张力增高，腱反射亢进，出现病理征。L_2 椎节以下的损伤，则表现为肌张力减低，腱反射小时，无病理征。脊髓圆锥损伤，下肢感觉、运动功能正常。会阴部皮肤呈马鞍状感觉减退或消失，逼尿肌麻痹，呈无张力性膀胱，形成充盈性尿失禁，大小便失去控制，肛门反射及球海绵体反射消失。

4. 马尾综合征 L$_2$椎体以下为马尾神经。在此平面以下的神经受损，表现为损伤平面以下的感觉和运动功能异常，瘫痪维持缓性，下肢腱反射消失或减弱，但无病理反射。马尾神经损伤多为不完全性。

【辅助检查】

X线平片、脊髓造影及CT检查均可通过对椎管形态进行了解，对脊髓损伤的部位进行评估。MRI则可通过对脊髓组织的直接成像，在一定程度上显示脊髓损伤的病理变化。

【治疗要点】

保存生命，预防发生进一步的脊髓损伤；加强功能锻炼和促进恢复，预防并发症。

1. 非手术治疗

（1）保持气道通畅和有效通气 必要时做气管插管、切开或机械辅助呼吸。

（2）输液或输血 建立输液通道，输液或输血，保持有效循环血量。

（3）药物治疗 减轻脊髓水肿和继发性损伤。①地塞米松，20mg静脉滴注，每日1次，快速静滴，一般5日内停药改为口服，每次0.75mg，每日3次，维持2周左右。②20%甘露醇250mL静脉滴注，于30分钟内静脉注射，每日2次，连续5～7天。单唾液酸神经节苷脂，有保护神经组织并抑制继发性脊髓损害，用量为每日100mg静脉滴注。

（4）高压氧舱疗法 即在高压氧状态下，损伤脊髓局部组织内的氧分压可显著提高，有利于脊髓功能恢复。

2. 手术治疗 目的在于尽早解除对脊髓的压迫和稳定脊柱。早期手术行脊髓减压及应用内固定技术重建脊髓的稳定性，可在一定程度上使脊髓组织得到有效保护，有利于减少继发性脊髓损伤，促进脊髓功能的改善。

四、骨盆骨折

骨盆是一个完整的闭合骨环，它是由髂、耻、坐骨组成的髋骨，连同骶尾骨构成的坚固骨环，后方有骶髂关节，前方有耻骨联合，是脊柱与下肢之间的桥梁，具有将躯干重量传达到下肢，将下肢的震荡传达到脊柱的承上启下作用。骨盆保护着盆腔内脏器，骨盆骨折后对盆腔内脏器也会产生重度损伤。

【病因及病理生理】

骨盆骨折常见原因有交通事故、意外摔倒或高处坠落，臀部着地，造成尾骶骨骨折或脱位等。年轻人骨盆骨折主要是由于交通事故和高处坠落引起。老年人骨盆骨折最常见的原因是摔倒，引起骨盆髂骨翼骨折及骶髂关节骨折脱位。骨盆的血管及静脉丛丰富，内有重要脏器和血管，骨折常合并静脉丛和动脉出血及盆腔内脏器损伤，导致失血性休克，危及生命。

【分类】

1. 按骨折位置与数量分类

（1）骨盆边缘撕脱性骨折　发生于肌肉猛烈收缩而造成骨盆边缘肌附着点撕脱性骨折，骨盆环不受影。

（2）骨盆环单处骨折　骨盆环完整性不破坏，如髂骨骨折，耻骨联合轻度分离等。

（3）骨盆环双处骨折伴骨盆环破裂　骨盆环完整性被破坏，骨折可同时发生在耻骨及髂骨部，因骨折的不稳定性可造成畸形和股体短缩。

（4）骶骨及尾骨骨折。

【临床表现】

疼痛广泛，活动下肢或坐位时加重。局部肿胀，在会阴部、耻骨联合处可见皮下瘀斑，压痛明显。从两侧髂嵴部位向内挤压或向外分离骨盆环，骨折处均因受到牵扯或挤压而产生疼痛（骨盆挤压分离试验阳性），偶尔会感觉到骨擦音。患者长度不对称，患侧肢体缩短，从脐至内踝长度患侧缩短。在骶髂关节有脱位时，患侧髂后上棘较健侧明显凸起，与棘突间距离也较健侧缩短。表示髂后上棘向后、向上、向中线移位。X 线检查可显示骨折或移位情况。CT 检查能直接反应是否存在骨折和骨折类型。

【治疗要点】

1. 防止休克及内脏损伤。骨盆骨折出血量常在 500～5000mL，如伴有内脏损伤，极易出现休克，治疗首先要结合全身情况进行，及时纠正休克和处理内脏损伤。

2. 骨盆边缘性骨折，无移位者不必特殊处理。髂前上、下棘撕脱骨折可于髋、膝屈曲位卧床休息 3～4 周。髂骨翼部骨折只需卧床休息 3～4 周即可。

3. 骨盆单环骨折有分离时，可用骨盆兜带悬吊牵引固定。5～6 周后换用石膏短裤固定。

4. 骨盆双环骨折有纵向错位时，可在麻醉下行手法复位。复位后用宽 15～20cm 胶布条环绕骨盆予以固定。同时患肢做持续骨牵引，3 周后去除骨牵引，6～8 周后去除固定的胶布。

5. 对有移位的骶骨或尾骨骨折脱位可在局部麻醉下，用手指经肛门内将骨折向后推挤复位。陈旧性尾骨骨折疼痛严重者，可在局部做强地松龙封闭。

项目二 关节脱位

案例导入

　　患者，王某，男，54 岁。右髋外伤后疼痛，不能活动 3 小时。3 小时前患者乘公共汽车，左下肢搭于右下肢上，突然急刹车，右膝顶撞于前座椅背上，即感右髋部剧痛，不能活动。遂来院诊治。患者无心肺疾病，无不良嗜好。查体：全身情况良好，心肺腹未见异常。骨科情况：仰卧位，右下肢短缩，右髋呈屈曲内收内旋畸形。各项活动均受限。右大粗隆上移。股骨大粗隆有叩痛，右膝踝及足部关节主动被动活动均可，右下肢感觉正常。

　　问题：做出初步诊断，提出治疗原则。

　　关节，即骨关节，正常关节至少包括两个骨端，相邻两骨的关节面呈一凸一凹的对合关系。关节可以产生运动，如屈、伸、收、展运动。

一、概述

　　关节脱位俗称脱臼，指关节面失去正常的对合关系。如失去部分正常对合关系的称半脱位。关节脱位常见于青少年和小儿，且上肢关节脱位较多见。关节脱位最常见的原因是创伤性脱位，其中肩关节、肘关节和髋关节是最常见的关节脱位。

【病理生理】

　　关节脱位后，主要表现为关节囊撕裂，关节脱位。在脱位过程中关节囊撕裂呈穿孔状或经关节边缘处撕脱剥离，有时伴有关节缘处骨折，或肌腱韧带断裂，关节周围肌肉损伤，关节的骨端移位压迫神经血管并发血管、神经的损伤。如肩关节脱位可使臂丛神经损伤，髋关节后脱位可使坐骨神经受损伤，肘关节后脱位可使肱动脉和神经同时损伤。关节腔周围的积血，血肿机化后形成纤维粘连，以后钙化可形成骨化性肌炎。

【病因分类】

1. 按脱位后关节腔是否与外界相通

（1）闭合性脱位　皮肤完好，脱位处与外界不相通。

（2）开放性脱位　关节软骨面与外界相通。

2. 按脱位发生的原因

（1）先天性脱位　胚胎发育异常，或胎儿在母体内受到外界因素影响引起的脱位，如先天性髋关节脱位。

（2）习惯性脱位　创伤性脱位后，关节囊及韧带松弛，或在骨附着处被撕脱，使关节结构不稳定，轻微外力即可反复发生再脱位，多次复发会导致习惯性脱位。

（3）病理性脱位　由于关节结构发生病变，骨端遭到破坏，不能维持关节面的正常对合关系，如关节结核、骨肿瘤所致的脱位。

（4）创伤性脱位　是临床上导致关节脱位的最常见原因，多发生于青壮年，主要是由外力间接作用于正常关节所致。

3. 按脱位发生的时间

（1）新鲜脱位　脱位时间在 3 周以内。

（2）陈旧性脱位　脱位时间超过 3 周，一般闭合复位困难，而常需切开复位。

【临床表现】

1. 一般症状　表现为关节疼痛、肿胀、局部压痛及关节功能障碍。

2. 特殊体征

（1）畸形　关节脱位处有明显的畸形，可在异常位置摸到移位的骨端患肢出现长短变化，旋转、内收或外展。如髋关节前脱位则伸长，后脱位则缩短。

（2）关节盂空虚　脱位后可在邻近异常位置触到移位的骨端，还可触到空虚的关节盂。如肩关节失去正常肩丰满而肩峰下陷，形成方肩。但在肿胀严重时难以触及。

（3）弹性固定　关节脱位后，由于关节囊周围韧带及肌肉的牵拉导致患肢固定于异常位置，被动活动后感到弹性阻力。

【辅助检查】

关节 X 线正侧位片可确定有无脱位、脱位的方向、程度、有无合并骨折等；对陈旧性关节脱位，能明确有无骨化性肌炎或缺血性骨坏死。

【治疗要点】

1. 复位　以手法复位为主，时间越早，复位越容易，效果也越好。复位时间最好在伤后 3 周内。对合并关节内骨折、有组织嵌入及陈旧性脱位经手法复位失败者，行手术切开复位。

2. 固定　复位后将关节固定于稳定位置 2～3 周，使损伤的关节囊、韧带、肌肉等组织得以修复愈合。陈旧性脱位应适当延长固定时间。

3. 功能锻炼　在固定期间要经常进行关节周围肌肉的舒缩活动和患肢其他关节的主动

活动，防止关节僵硬和肌肉萎缩。固定解除后，逐步进行患肢关节的主动功能锻炼。切忌被动大范围剧烈活动，以免造成二次损伤。

二、常见的关节脱位

（一）肩关节脱位

肩关节活动范围大，肱骨头相对大而圆，关节盂面积小而浅，韧带松弛且较薄弱，关节结构不稳定，因此容易发生关节脱位。

【病因和分类】

肩关节脱位多由间接暴力所致。好发于青壮年，且男多于女。当上肢处于外展外旋位跌倒或受到撞击时，暴力经过肱骨传导到肩关节，使肱骨头突破关节囊而发生脱位。若上肢处于后伸位跌倒，或脑骨后上方直接撞击在硬物上，也可发生肩关节脱位。根据肱骨头脱位的方向可分为前脱位、后脱位、上脱位及下脱位四型，由于肩关节前下方组织薄弱，因此以前脱位多见。

【临床表现】

有上肢外展外旋或后伸着地受伤史，肩部疼痛、肿胀，肩关节活动障碍，患者有以健手托住患侧前臂、头向患侧倾斜的特殊姿势。肩关节脱位后，肱骨头脱出于喙突下，三角肌塌陷，关节盂空虚，肩峰突出，失去正常的膨隆外形，呈方肩畸形，患肢较对侧长。

搭肩试验（Dugas 征）阳性，即患侧肘部贴胸壁时，手掌搭不到健侧肩部，或手掌搭在健侧肩部时，肘部无法贴近胸壁。

严重创伤时，肩关节前脱位可合并神经血管损伤，应注意检查患侧上肢的感觉及运动功能。

X 线正位、侧位片及穿胸位片可确定肩关节脱位的类型、移位方向及有无撕脱骨折。必要时行 CT 扫描。

【治疗要点】

1. 复位　手法复位一般采用局部浸润麻醉，足蹬法进行复位：患者仰卧，术者站在患侧床边，患者腋窝处垫棉垫，术者以同侧足跟置于患者腋下靠胸壁处，双手握住患肢于外展位做徒手牵引，以足跟顶住腋部做为反牵引力。左肩脱位时术者用左足，右肩脱位时则用右足。牵引须持续，用力须均匀，牵引一段时间后肩部肌逐渐松弛，此时内收、内旋上肢，肱骨头会经前方关节囊的破口滑入肩盂内，感到有弹跳及听到响声，提示复位成功，再做搭肩试验检查，应由阳性转为阴性。

2. 固定　复位后用三角巾悬吊上肢，肘关节屈曲成直角，腋窝处垫棉垫，一般固定 3

周，合并大结节骨骨折者，固定要再延续 1～2 周。

3.功能锻炼 康复治疗，在固定期间须活动腕部与手指，解除固定后，鼓励患者主动锻炼肩关节各个方向活动。疼痛肿胀缓解后，可指导患者用健侧缓慢推动患肢外展与内收活动，活动范围以不引起患侧肩部疼痛为限。3周后，指导患者进行弯腰、垂臂、甩肩锻炼。具体方法：患者弯腰90°，患肢自然下垂，以肩为顶点做圆锥形环转，范围由小到大。4周后，指导患者作手指爬墙外展、爬墙上举、滑车带臂上举、举手摸顶锻炼，使肩关节功能完全恢复。配合理疗按摩，效果更好。锻炼须循序渐进，不可冒进。

（二）肘关节脱位

关节由肱骨下端、尺骨鹰嘴窝、桡骨头及关节囊、韧带构成，主要完成屈伸活动及很少的尺偏、桡偏活动。肘关节脱位发病率仅次于肩关节，脱位后局部肿胀明显，如果复位不及时，容易导致前臂缺血性痉挛。

【病因和分类】

间接暴力是导致肘关节脱位的主要原因。当肘关节处于半伸直位时跌倒，手掌着地，暴力沿尺、桡骨向近端传导，尺骨鹰嘴处产生杠杆作用，前方关节囊撕裂，使尺、桡骨向脑骨后方脱出，发生肘关节后脱位。当肘关节处于内翻或外翻位时遭受暴力，可发生尺侧或桡侧侧方脱位。当肘关节处于屈曲位时，肘后方遭受暴力可使尺、桡骨向肱骨前方移位，发生肘关节前脱位。肘关节后脱位最为常见。肘关节前脱位相对少见，多见于青壮年。

【临床表现】

上肢外伤后，肘部疼痛、肿胀、活动障碍；检查发现肘后突畸形；前臂处于半屈位，并有弹性固定；肘后出现空虚感，可扣到凹陷，鹰嘴后突显著，肘后三角关系失常。脱位后，肿胀明显，易压迫周围血管、神经。后脱位时，可合并正中神经或尺神经损伤。正中神经损伤典型症状是形成"猿手"畸形；尺神经损伤可形成"爪状手"畸形。动脉受压可出现患肢血液循环障碍，主要表现为患肢苍白、发冷、大动脉搏动减弱或消失等。肘部正、侧位 X 线摄片以明确脱位的类型、移位情况及有无合并骨折。对于陈旧性关节脱位，能明确有无骨化性肌炎或缺血性骨坏死。

【治疗要点】

1.复位 可以采用一人复位法，不用助手，2%普鲁卡因肘关节内麻醉或臂丛麻醉。术者站在患者的前面，将患者的患肢提起，使肘关节置于半屈曲位置。以一手握住患者腕部，沿前臂纵轴做持续牵引，另一拇指压住尺骨鹰嘴突，亦沿前臂纵轴方向做持续推挤动作直至复位。复位成功的标志为肘关节恢复正常活动，肘后三点关系恢复正常。手法复位失败常表示关节内有骨块或软组织嵌入，超过 3 周的陈旧性脱位，或合并神经血管损伤时应切开复位。

2. 固定　复位后用夹板或长臂石膏托固定于屈肘 90°位，再用三角巾悬吊于胸前，一般固定时间为 2～3 周。

3. 功能锻炼　复位后固定期间，可做伸指、握拳等锻炼，同时在外固定保护下做肩、腕关节活动。外固定去除后，练习肘关节的屈伸、前臂旋转活动及锻炼肘关节周围肌肉的肌力。锻炼时应注意主动锻炼为主，被动活动时应轻柔，禁忌粗暴，以免引起骨化性肌炎而加重肘关节僵硬。

（三）髋关节脱位

髋关节由股骨头和髋臼构成，两者形态上紧密配合，髋臼为半球形，深而大，周围有坚强韧带与肌群，结构相当稳定，一般不容易发生脱位。

【病因和分类】

髋关节脱位往往是由高速和高能量的强大暴力引起的，如发生交通事故时所产生的强大外力。根据脱位后股骨头的位置，可分为前脱位、后脱位和中心脱位。

1. 关节后脱位　最常见。发生事故时，患者的体位处于屈膝及髋关节屈曲内收，股骨则有轻度的内旋，当膝部受到暴力时，股骨头即从髋关节囊的后下部薄弱区脱出，形成后脱位。部分病例有坐骨神经损伤表现，大都为挫伤，及时复位 3 个月后会自行恢复，如脱出的股骨头，或移位的骨折块，或髋臼后缘的骨折块持续压迫得不到缓解，可出现不可逆病理变化。

2. 关节前脱位　少见，有两种暴力可以引起髋关节前脱位。第一种暴力为交通事故，患者髋关节处于外展位，膝关节屈曲，并顶于前排椅背上，急刹车时膝部受力，股骨头即从髋关节囊前方内下部分薄弱区穿破脱出。第二种暴力为高空坠下，股骨外展、外旋下髋后部受到直接暴力。

【临床表现】

患者有车祸或高处坠落等暴力很大的受伤史。髋关节后脱位时，关节呈屈曲、内收、内畸形，伤肢缩短。髋部疼痛、关节功能障碍明显，肿胀不明显。在臀部可触及脱出的股骨头，大粗隆上移。髋关节脱位合并坐骨神经损伤大多表现为挫伤，主要原因为股骨头压迫。X 线检查可了解脱位情况以及有无骨折，必要时行 CT 检查可以对髋臼骨折有三维概念的了解。

【治疗要点】

1. 复位　髋关节脱位后宜尽早复位，最佳时间为 24 小时内，如超过 24 小时则较难复位。常见的髋关节复位方法有提拉（Allis）法。患者仰卧于地上，一助手蹲下用双手按住髂嵴以固定骨盆，术者面对患者站立，先使髋关节及膝关节各屈曲至90°，然后以双手握住患者的腘窝做持续的牵引，也可以前臂的上段套住腘窝做牵引，待肌松弛后，略做外旋，便可以使股骨头还纳至髋臼内。可以感到明显的弹跳与响声，提示复位成功。

2. 固定　髋关节患者复位后用皮牵引将患肢固定于外展中立位3～4周，或穿丁字鞋固定3～4周，在此期间不能进行盘腿、并腿等动作，防止髋关节屈曲、内收、内旋，禁止患者坐起，保持患肢于伸直、外展的姿态。

3. 功能锻炼　固定期间患者可进行股四头肌收缩锻炼、其他未固定的关节的活动。3周后开始进行关节的活动，4周后，患者可去除皮牵引，在医生的指导下拄双拐下地活动。3个月内患肢不负重，3个月后，经X线检查股骨头血液循环良好者可尝试去除双拐步行锻炼。

项目三　颈肩痛与腰腿痛

案例导入

患者，李某，男，55岁。1年前开始出现双下肢乏力、行走不稳，自感走路如踩棉花，双手麻木，发病以来一直伴随着与颈痛与肩部疼痛。采用保守治疗2个月，症状未见缓解，下肢乏力加剧，上下楼梯需扶梯，为进行进一步治疗，遂到我院就诊。入院检查：MRI扫描提示 $C_{5\sim6}$ 间盘突出，相应节段脊髓受压。X线颈椎病侧位片示：$C_5 \sim C_6$ 间隙明显变窄。整体双侧 $C_4 \sim C_6$ 关节突关节压痛（++），双侧霍夫曼试验（+），双侧膝腱反射亢进。

问题：1. 患者是哪种类型的颈椎病？

2. 颈椎病共有哪些分型？

[解剖生理概要]

颈椎（C）的作用主要是支持头颅并保护脊髓。头部的活动不仅需要肌肉的协调收缩，更要求颈椎有一定的活动范围和固定支撑。颈椎可以完成屈、伸、侧屈及旋转活动。从第2到第7颈椎的椎间关节包括椎间盘、钩椎关节和关节突关节。椎间盘由终板、纤维环和髓核组成，最外层由透明软骨连接椎体的骨小梁形成终板，最内层髓核细胞埋在髓核基质中，中间由纤维环环绕。椎间盘是颈椎维持稳定的重要结构。

腰椎（L）间盘有5个，厚度从 L_1 到 L_4 逐渐增厚。腰椎间盘由髓核、纤维环和软骨终板构成。髓核位于椎间盘中心，为胶冻样物质，占椎间盘横断面的 50% ～ 60%。儿童的髓核与纤维环分界清楚，但老年人的髓核水分减少，胶原增粗，纤维环与髓核分界不明显。纤维环分为外、中、内三层，外层由胶原纤维带组成，内层由纤维软骨带组成，纤维环的前侧部分和两侧部分最厚。纤维环可能因为长期姿势不当或外部冲击造成松动，一旦纤维环松动，髓核就会发生移位，刺激神经。软骨终板由软骨细胞组成，与椎体连接。

颈肩痛和腰腿痛是临床常见的一组症状，病因复杂，以慢性损伤和退行性变引起者居多。颈肩痛是指颈、肩、肩胛等处疼痛，较典型的是颈椎病。腰腿痛是指发生在下腰、腰骶、骶髂和臀部等处的疼痛，可伴有一侧或双侧下肢痛及马尾神经受压症状，较具代表性的是椎间盘突出症。

一、颈椎病

颈椎病指颈椎间盘退行性变及继发性椎间关节退行性变所致脊髓、神经、血管损害的相应症状和体征。颈椎病是 50 岁以上人群的常见病，男性居多，好发部位依次为 $C_5 ～ C_6$、$C_4 ～ C_5$、$C_6 ～ C_7$。

【病因】

1. 颈椎间盘退行性变　颈椎病发生和发展的最基本原因。

2. 颈椎先天性椎管狭窄　颈椎管的矢状内径与颈椎病的发病有密切关系。

3. 损伤　可诱发颈椎病。

【分型】

根据受压部位和临床表现不同，一般分为四类。

1. 神经根型颈椎病　在颈椎病中发病率最高，占 50% ～ 60%。

2. 脊髓型颈椎病　占颈椎病的 10% ～ 15%，由于后突的髓核等压迫脊髓所致。

3. 椎动脉型颈椎病　由于颈椎失稳等牵拉或压迫椎动脉所致。

4. 交感神经型颈椎病　因为颈椎病变刺激或压迫交感神经。

有些患者以某型为主，同时伴有其他型的部分表现，称为复合型颈椎病。

【临床表现】

1. 神经根型颈椎病　患者常先有颈痛及颈部僵硬，继而向肩部及上肢放射。咳嗽、打喷嚏及活动时疼痛加剧。上肢有沉重感。颈部肌痉挛，颈肩部有压痛，颈部和肩关节活动有不同程度受限。上肢牵拉及压头试验阳性。

2. 脊髓型颈椎病　患者早期以四肢乏力、行走持物不稳为最先症状。随病情恶化可发生自下而下的上运动神经元性瘫痪。

3. 椎动脉型颈椎病 患者头痛、眩晕、视物模糊等一过性脑缺血的表现；头部活动时可加重；体位改变后症状可缓解。

4. 交感神经型颈椎病 患者头痛、恶心呕吐、头晕、视物模糊、听力下降、心律不齐、血压改变等。

【辅助检查】

1. X 线检查 需摄正位、侧位、斜位、过伸及过屈位片，有退行性改变征象。神经根型颈椎病者和脊髓型颈椎患者，X 线正侧位摄片可显示颈椎生理前凸减小或消失。

2. CT、MRI 检查 可见椎间盘突出、椎管及神经管狭窄、脊神经受压、脊髓受压情况。

【治疗要点】

1. 非手术治疗

（1）颌枕带牵引法 脊髓型颈椎病一般不宜做此牵引。

（2）限制颈椎过度活动，可以佩戴颈托或颈领。

（3）推拿按摩理疗 可减轻肌痉挛，改善局部血循环，促进局部水肿消退和肌肉松弛。脊髓型颈椎病不宜采用推拿按摩。

2. 手术治疗 适用于反复发作和经非手术疗法不理想，或脊髓型颈椎病压迫症状进行性加重者。手术可分前路、前外侧和后路手术。常用的术式有颈椎间盘摘除、椎间植骨融合术。

二、腰椎间盘突出症

腰椎间盘突出症是指由于椎间盘变性、纤维环破裂、髓核组织突出刺激和压迫马尾神经或神经根所引起的一种综合征；是腰腿痛最常见的原因之一。以 20～50 岁高发，男性多于女性。

【病因】

退行性变是腰椎间盘突出的基本因素，长期损伤则是主要诱发因素。随年龄增长，纤维环和髓核水分减少，弹性降低，椎间盘变薄，椎间盘的退行性改变使椎间盘结构松弛，抗震荡能力下降而易发生损伤。反复弯腰、扭转、承重等慢性损伤是椎间盘突出的主要诱发因素。此病具有一定遗传性。

【分型】

1. 根据椎间盘突出的位置分为中央型和后外侧突型。

2. 根据病理变化和 CT、MRI 的表现可分为膨隆型、突出型、脱垂游离型、Schmorl 结节及经骨突出型。

【临床表现】

1. **症状** 腰痛是最先出现、最早期的症状。常为腰部急性剧痛或慢性隐痛。病程长的患者仅能短距离行走，且行走时疼痛不能忍受；患者在弯腰、咳嗽、排便等用力时均可使疼痛加剧。其次坐骨神经痛，表现为绝大多数患者表现为从下腰部向臀部、大腿后方、小腿外侧直到足部的放射痛，在喷嚏或咳嗽时疼痛加剧。早期为痛觉过敏，病情较重者出现感觉迟钝或麻木。少数患者可有双侧坐骨神经痛。有的患者出现鞍区感觉迟钝，大、小便和性功能障碍等马尾神经受压综合征的表现。

2. **体征** 在相应的病变椎体间隙，棘突旁侧 1cm 处有深压痛、叩痛，并可引起下肢放射痛。约 60% 的患者脊柱正常生理弯曲消失，呈现腰椎侧凸、前凸或后凸，腰部各方向的活动受限，以腰椎前屈时最为明显。部分患者表现为膝反射或跟腱反射减弱或消失。绝大多数腰椎间盘突出症直腿抬高试验及加强试验阳性：即患者取平卧位，膝关节伸直，被动直腿抬高下肢，抬高在 60° 以内，即出现疼痛，称为直腿抬高试验阳性。在直腿抬高试验阳性的基础上，缓慢降低患肢高度，待放射痛消失，再被动强力背屈踝关节，如坐骨神经受牵拉引起疼痛，则称为加强试验阳性。

【辅助检查】

1. **X 线检查** 可提示椎体边缘增生及椎间隙变窄等退行性变，但不能直接反映椎间盘突出的程度。

2. **CT 和 MRI 检查** 不仅可显示椎管形态、椎间盘突出的大小和方向等，MRI 还能显示脊髓、髓核、马尾神经、脊神经根的情况。

3. **脊髓造影** 可间接显示有无腰椎间盘突出、突出的程度及椎管狭窄程度。

【治疗要点】

1. **非手术治疗** 适合首次发作、症状较轻和 X 线检查无椎管狭窄者的患者。方法：①绝对卧硬板床休息；②持续骨盆牵引；③理疗和推拿；④非甾体类抗炎药用于镇痛；⑤皮质激素硬膜外注射；⑥髓核化学溶解法。

2. **手术治疗** 对经严格非手术治疗无效或有马尾神经受压症状者应考虑手术治疗。最常用的手术方式有椎板切除术和髓核摘除术，还有椎间盘切除术和脊柱融合术等。近年来，采用微创外科技术，如经皮穿刺髓核摘除术，不仅手术创伤小，而且取得了良好效果。

项目四　骨与关节感染

化脓性骨髓炎是化脓性细菌引起的骨膜、骨质和骨髓组织的炎症。

根据感染途径不同，可分为血源性骨髓炎和外来性骨髓炎。血源性骨髓炎由身体其他部位化脓性病灶中的细菌经血液循环播散至骨骼，以急性血源性骨髓炎最多见。外来性骨髓炎由邻近软组织的感染直接蔓延至骨骼，如脓性指头炎蔓延引起的指骨骨髓炎。从病情发展可分为急性和慢性骨髓炎。还有创伤后骨髓炎，因开放性骨折发生了感染或骨折手术后出现了感染。

案例导入

患者，王某，女，2岁。患者父母亲代述患儿右小腿外侧近踝关节处于3月余前无明显诱因出现局部红肿疼痛，不能行走，在当地某私人诊所行针灸治疗，无明显疗效。后经当地一赤脚医生外敷中药治疗，肿胀疼痛缓解，能勉强跛行，但患处反复蜕皮，局部形成硬结。3周前右小腿患处出现破溃流脓，伴窦道形成。专科检查：双下肢等长，右小腿明显红肿，软尺测得左小腿周径13cm，右小腿周径14cm；右小腿下段外侧有一大小约1.5cm×1.5cm溃疡，内有淡红色过快增生的肉芽高出皮肤，无渗出；患部及周围色素沉着明显，皮温高，局部组织弹性差，压痛明显。右踝关节活动欠佳。X线检查显示"右腓骨下段骨质破坏明显"。

问题：1. 简述患儿的感染入侵途径。

　　　2. 如何确诊本病？

一、急性血源性骨髓

急性血源性骨髓炎是由身体其他部位的化脓性病灶中的细菌经血流传播至骨骼引起骨膜、骨皮质和骨髓的急性炎症。多见于儿童，好发于骨的干骺端，以胫骨上段和股骨下段多见。

【病因】

最常见的致病菌是溶血性金黄色葡萄球菌，其次是乙型链球菌，多为身体其他部位的感染灶或外伤处理不及时或不当，机体抵抗力下降化脓性致病菌进入血液引起。

【病理生理】

基本病理变化是骨质破坏和死骨形成；同时出现反应性骨质增生。早期以骨质破坏为主，晚期以修复性新生骨增生为主，形成骨性包壳。大量的菌栓停滞在长骨干骺端，阻断小血管，导致发生骨坏死，伴有充血、渗出和白细胞浸润，形成脓肿。脓肿不断扩大并与临近的脓肿合并，脓液沿哈佛管蔓延至骨膜下，形成骨膜下脓肿，脓液也可穿破骨膜沿筋膜间隙流注成为深部脓肿，穿破皮肤可以成为窦道。脓液还可以沿着骨髓腔蔓延，严重者骨密质的内外面都受到脓液浸泡而缺血坏死，形成死骨。在死骨形成过程中，病灶周围的骨膜因脓液刺激而产生新骨，包围在骨干的外层，形成"骨性包壳"。

【临床表现】

全身感染中毒症状表现，起病急骤，高热达39℃以上，伴有寒战，脉搏加快，烦躁不安，嗜睡，严重者出现感染性休克、昏迷。患肢疼痛持续性、进行性加重，活动受限，局部皮肤温度增高，干骺处有局限性深压痛。3～4天后，局部肿胀，压痛明显，形成骨膜下脓肿。当脓肿穿破骨膜形成感染时，则出现红、肿、热、痛等局部感染症状。脓肿穿破皮肤时，疼痛反而减轻，体温随之下降，但局部经久不愈形成窦道。由于骨髓受到炎症破坏，1～2周后可能发生病理性骨折。

【辅助检查】

1. 实验室检查　血常规表现为周围血白细胞计数升高，约 $10 \times 10^9/L$ 以上，中性粒细胞占90%以上，核左移。血培养可获致病菌。

2. 影像学检查　X线摄片早期表现不明显。发病2周后，X线片上出现髓端散在虫蛀样骨破坏，并向髓腔扩散，密质骨变薄，并依次出现内层和外层的不规则，可见死骨形成。CT检查可以较早发现骨膜下脓肿。核素骨显像48小时可获阳性结果。

3. 脓肿分层穿刺　在脓肿部位穿刺，逐层深入，边抽边吸。抽出脓液或涂片中发现脓细胞或细菌即可明确诊断。同时可做细菌培养和药物敏感试验。

【治疗要点】

治疗原则：早期诊断、早期治疗。防止炎症扩散形成死骨及演变为慢性骨髓炎。①及早、足量、联合且根据药物敏感试验使用抗生素；②全身支持疗法；③患肢用皮肤牵引或石膏托固定于功能位。

手术的治疗目的在于引流脓液、减压和减轻毒血症症状，手术分为：钻孔引流或开窗减压；伤口闭式灌洗引流或单纯闭式引流。

二、慢性血源性骨髓炎

慢性血源性骨髓炎，是因急性血源性骨髓炎在急性感染期未能彻底控制或反复发作，遗留死骨、无效腔和窦道。

【病因】

大多继发于急性血源性骨髓炎；少数系低毒性细菌感染，在发病时即表现为慢性血源性骨髓炎。

【病理生理】

病灶区域内有死骨、无效腔和窦道是慢性骨髓炎的基本病理变化。由于有窦道形成，病灶与外界相通，造成多种细菌混合、反复的感染，而致难以根治。

【临床表现】

症状在病变静止阶段可无症状，仅见肢体增粗及变形，邻近关节挛缩，皮肤薄、色泽暗，有多处瘢痕，稍有破损即引起经久不愈的溃疡；或有长期不愈合的窦道。全身衰弱、消瘦、呈慢性病容。机体抵抗力低下或体质差时，诱发急性发作。患肢局部皮肤红、肿、热及压痛。原已闭塞的窦道口开放，排出多量脓液，有时排出死骨。在死骨排出后窦道口自动封闭，炎症逐渐消退。急性发作约数月、数年 1 次。

【辅助检查】

X 线片见骨质增厚、硬化形成包壳，内有死骨或无效腔存在。

【治疗要点】

手术治疗为主，以清除死骨、炎性肉芽组织，消灭无效腔，闭合伤口为原则。小儿可采用闭式灌洗的方法来达到消灭无效腔的目的。

项目五　骨肿瘤

📖 案例导入

患者，女，15 岁，学生。主诉右膝疼痛，跛行 3 个月。3 个月前患者不明原因出现右膝酸胀疼痛，无外伤史，无畏寒发热。活动后右膝疼痛加重伴跛行，右膝无红肿、皮温升高现象。体格检查：右小腿上段内侧有 4cm×6cm 大小包块，

扁平，有压疼，质软，边界不清，局部皮温略高，右膝关节活动可，关节间隙无压疼。X线检查：右胫骨干骺端见不规则骨质破坏，可见层状骨膜反应，软组织肿胀，边缘不清，右膝关节间隙无异常。CT检查示：右胫骨上段骨结构异常，可见一不规则破坏区，约 1.1cm×2cm×3.5cm，内可见斑点状高密度影，周围可见放射状骨针，且可见软组织肿块，肿块内密度不均，可见斑点状低密度影。

问题：做出初步诊断，提出进一步的治疗方案。

凡发生在骨内或起源于各种骨组织成分的肿瘤，不论是原发性、继发性还是转移性肿瘤统称为骨肿瘤。发病率男性稍高于女性。原发骨肿瘤中，良性比恶性多见。良性以骨软骨瘤多见，恶性以骨肉瘤多见。骨肿瘤发病与年龄有关，如骨肉瘤多发生于青少年，骨巨细胞瘤主要发生于成人。许多肿瘤多见于长骨的干骺端，如胫骨上端、股骨下端。

【临床表现】

1. 疼痛　是生长迅速的肿瘤最显著的症状。良性骨肿瘤多无疼痛，恶性骨肿瘤几乎都有局部疼痛，开始时为间歇性、轻度疼痛，以后进行性加重为持续性剧痛、夜间痛，并可有压痛。良性肿瘤恶变或合并病理骨折，疼痛可突然加重。

2. 肿块　良性肿瘤多以肿块为首发症状，通常无意识间发现，肿块质硬、无压痛。恶性肿瘤常表现为发展迅速的局部肿胀和肿块。局部血管怒张说明血运丰富，多属恶性。

3. 功能障碍和压迫症状　邻近关节的肿瘤，由于疼痛使关节功能障碍。肿块巨大时，可压迫周围组织引起相应症状，脊柱肿瘤可压迫脊髓，出现截瘫。骨盆内的肿瘤可引起消化道或泌尿道的梗阻。

4. 病理性骨折　发生于骨干骺端的肿瘤因破坏骨的完整性，可发生病理性关节脱位，可破坏骨质，良、恶性肿瘤均可发生病理性骨折。轻微外伤引起病理性骨折是某些骨肿瘤的首发症状，也是恶性骨肿瘤和骨转移癌的常见并发症。创伤常引起肿瘤的早期发现，但不会导致肿瘤。

5. 转移和复发　晚期恶性肿瘤可经血流向远处转移，偶有淋巴转移。晚期恶性骨肿瘤可出现食欲不振、消瘦、低热、贫血等全身症状。

【辅助检查】

1. 实验室检查　骨质有迅速破坏时，血钙往往升高；成骨性肿瘤如骨肉瘤，血清碱性磷酸酶明显升高；来自前列腺癌的转移性骨肿瘤，男性酸性磷酸酶升高。

2. 影像学检查

（1）X线检查　对骨肿瘤诊断有重要价值，能反应骨与邻近软组织的基本病变。良性骨肿瘤具有界限清楚、密度均匀的特点，通常无骨膜反应。恶性肿瘤表现为病灶不规则，呈浸润生长。骨肉瘤多会出现 Codman 三角，"葱皮"现象。若恶性肿瘤生长迅速，超出骨皮质范围，表现为"日光射线"形态。

（2）CT 和 MRI 检查　可以为骨肿瘤的存在及确定骨肿瘤的性质提供依据，也可更清楚地描绘肿瘤的范围，帮助制定手术方案和评估治疗效果。

（3）数字减影血管造影　可显示肿瘤的血供，并可进行选择性血管栓塞、化疗。

3. 组织病理学检查　活检组织的病理学检查是确诊骨肿瘤的唯一可靠手段。按照标本采集方法分为切开活检和穿刺活检两种。

4. 现代生物技术检测　免疫组化技术、流式细胞技术等现代生物技术的应用进一步提高了骨肿瘤的诊断水平与临床转归及预后。遗传学能帮助诊断和进行肿瘤分类，并更精确地预测肿瘤的行为

【常见骨肿瘤】

1. 骨软骨瘤　是一种常见的良性肿瘤。多见于青少年，好发于男性，常见于股骨下端、胫骨上端和肱骨上端。有 1% 左右的单纯骨软骨瘤可恶变。骨软骨瘤单发多见。可长期无自觉无症状，大多数患者是在无意中发现骨性肿块而就诊的。当肿瘤生长到一定大时，可因压迫周围组织，如肌腱、神经、血管等感到隐痛甚至影响正常的骨生长发育。X 线平片显示在干骺端可见骨性突起，其皮质和骨松质与正常骨相连，软骨帽可呈不规则钙化。

2. 骨巨细胞瘤　是一种潜在恶性或介于良恶之间的溶骨性肿瘤，好发年龄为 20～40 岁，女性多于男性，好发部位为股骨下端和胫骨上端。其主要细胞为巨细胞（破骨细胞）和基质细胞。主要症状为局部疼痛，随肿瘤的生长而疼痛加重。若侵及关节软骨，将影响关节功能。X 线平片显示骨骺处偏心性溶骨性破坏，无骨膜反应。骨端呈肥皂泡样膨胀，骨密质变薄，呈"肥皂泡"样改变。当破溃后肿瘤可侵入软组织。

3. 骨肉瘤　是一种最常见的恶性骨肿瘤，恶性程度很高。好发于青少年，好发于长管状骨干骺端，股骨远端、胫骨和肱骨近端。生长迅速，可表现为产生多肿瘤骨，也可以溶骨为主，侵蚀干骺端的骨密质产生病理性骨折。主要症状是进行性疼痛加重，开始时呈间歇性发作的隐痛，逐渐转为持续性剧痛。患肢关节有不同程度的功能障碍。病变局部肿胀，很快形成肿块，局部皮温增高，静脉怒张。X 线片显示病变部位骨质浸润性破坏，边界不清，病变区可有排列不齐结构紊乱的肿瘤骨。骨膜反应可见 Codman 三角或呈"日光射线"现象。实验室检查可有贫血、血沉加快、碱性磷酸酶增高。早期经血循环转移到肺是骨肉瘤的特征。

4. 转移性骨肿瘤　在骨恶性肿瘤中占相当大的比重，尤其是老年人骨肿瘤多从其他部

位的癌症转移而来。原发病灶以乳癌最多，其他依次为前列腺、肺、肾、膀胱、甲状腺、胃肠道、女性生殖器官等恶性肿瘤。转移性骨肿瘤，骨的病灶大多表现为溶骨性破坏。乳癌、胃肠道癌有时可出现溶骨性和成骨性混合型表现。主要症状是局部剧烈疼痛。当发生病理性骨折时，疼痛将明显加剧，脊柱转移性骨肿瘤可因压迫脊髓而出现瘫痪。溶骨性转移性骨肿瘤，血清钙升高；成骨性转移性骨肿瘤，血清碱性磷酸酶升高；前列腺癌骨转移时可出现酸性磷酸酶升高。

【治疗要点】

良性肿瘤以手术切除为主，手术方式有刮除植骨术及外生性骨肿瘤切除术。恶性肿瘤采用手术治疗，化疗、放疗、栓塞治疗和免疫等综合治疗手段。

复习思考

1. 简述骨折的典型表现。

2. 骨折常见的并发症有哪些？

3. 简述骨折现场急救处理原则。

4. 请比较关节脱位与骨折的专有体征的异同。

5. 简述肩关节脱位的临床表现。

6. 颈椎病分型及各类型的典型表现。

扫一扫，知答案

外科学基础实践指导

实践一　液体疗法

【实践目的】

1. 掌握外科补液的原则及方法。
2. 熟悉临床常用液体的种类及选择。

【实践准备】

1. 选择典型临床病例，做好案例设计。
2. 组织学生分组，结合病例分组进行分析、讨论。

【实践内容】

1.案例设计　患者，男性，38岁，体重60kg，因腹痛、腹胀、无肛门排气排便4天收入院。患者伴恶心、呕吐、乏力、尿少、头晕等表现，但无口渴，尿量750mL/d。既往因阑尾炎穿孔行阑尾切除手术。

体格检查：体温37.6℃，脉搏108次/分，血压90/65mmHg，呼吸20次/分。患者神志清楚，口舌干燥，面色潮红，眼窝凹陷，皮肤弹性减低。右下腹见切口瘢痕，脐周见肠型及蠕动波，腹软，全腹压痛，无反跳痛，肠鸣音亢进。

实验室检查：血钠137mmoL/L，血氯93mmoL/L，血钾3.2mmoL/L，HCO_3^- 14mmoL/L，尿比重1.032，红细胞$6.0×10^{12}$/L，血红蛋白160g/L，红细胞比容0.58。X线检查提示小肠低位梗阻。

问题：该患者目前的诊断有哪些？请制订第一天的补液计划？

2.讨论问题一　补多少，即补液总量，患者住院24小时的补液量是纠正体液失衡的关键，一般包括三部分，即：①日生理需要量：成人每日需要量2000～2500mL（40mL/kg），其中生理盐水约500mL，10%氯化钾溶液30mL（不占液体总量），其余补给5%～10%葡萄糖溶液。②累积丧失量：指患者从发病到就诊时已经累计丧失的体液量。由于机体本身有调节体液的能力，所以一般先按估计量的半量补给，其余半量可于次日再酌情补给。③继续损失量：指治疗过程中非生理状态的丢失量，即额外损失量。如呕吐、高热、腹泻、瘘、渗液、出汗和各种管道引流液等。

继续损失量补液时注意事项：①对发热患者，体温升高1℃，每日每公斤体重额外补充水3～5mL；②大量出汗如出汗湿透一身衬衣裤时约丢失水1000mL；③对于气管切开的患者，呼吸丢失水是正常人的2～3倍，所以成人气管切开的患者应额外补充水800～1000mL；④腹泻、瘘、渗液和各种管道引流液，量出为入，以补充盐为主。

输液量的多少，根据病情随时调整。第1天补液量＝生理需要量+1/2累积丧失量；第2天补液量＝生理需要量+前1天继续丧失量+部分累积丧失量；第3天补液量＝生理需要量+前1天继续丧失量。

3.讨论问题二　补什么即液体种类，根据体液失衡的性质，依据"缺什么，补什么"的原则，选用电解质、非电解质、胶体和碱性溶液。

（1）基础需求量　即生理需要量，10%葡萄糖1500～2000mL，钠4.5g，钾3.0g。

（2）累计损失量　根据脱水的性质补液，如高渗性脱水给5%葡萄糖溶液为主，以后再给予盐，糖与盐之比大约为3：1；低渗性脱水以盐为主，必要时给予高渗性盐水；等渗性脱水补给盐和糖各半量。

（3）额外损失量　根据实际丢失的液体成分补充，发热、出汗及气管切开患者补充5%葡萄糖等渗溶液。如呕吐、渗出则补充0.9%氯化钠或平衡盐液。

4.讨论问题三　如何补即补液方法，先计算总量，再安排补液顺序。补液顺序是：先盐后糖、先晶后胶、先快后慢、见尿补钾、晶胶结合。即先输入电解质溶液，然后输入葡萄糖溶液和胶体溶液，待尿量充足时（大于40mL/h）再补钾。但高渗性缺水患者则应先输入葡萄糖溶液，以降低血浆渗透压。严重代谢性酸中毒的患者则应尽早补给碱性药物。各种液体应依病情需要交替补给，避免长时间连续输入单一液体，同时根据患者的具体情况适当调整。、

5.归纳总结　液体疗法主要包括三个方面：补多少（液体总量）、补什么（液体种类）、如何补（补液方法）。体液失衡的治疗应根据其类型和程度而定决定，输液的种类和量原则上"缺什么，补什么；需多少，补多少"。

【注意事项】

首先要处理的应该是：积极恢复患者的血容量，保证循环状态良好，充分激活自身调

节机制；积极纠正缺氧状态；纠正严重的酸中毒或碱中毒；治疗重度高钾血症；保护重要脏器的功能。补液中的其他注意事项还包括：①能经胃肠道最好且安全，其次静脉；②根据计算的液体要参考患者的全身情况选择剂型和速度；③输液量：第一个 24 小时输日基础需要量 +1/2 额外需要量，第二个 24 小时再输当日基础需要量 + 剩余 1/2 额外量；④补液过程中要同时兼顾低钾血症、酸中毒等的治疗。

实践二　休克的临床表现、动态监测、急症处理措施

【实践目的】

1. 掌握休克的临床表现及休克的急救原则。

2. 熟悉休克的各项监测指标及意义。

3. 了解体位摆放的意义。

【实践准备】

1. 选择典型的休克病例，做好案例设计。

2. 组织学生分组，结合病例分组进行分析、讨论。

3. 可在实训室内进行，利用高仿真人体模型进行模拟教学。

【实践内容】

1. 案例设计　男性，35 岁，从 4 米高处落下致左胸、腹部外伤，随被急送入院。体格检查：患者神情紧张，烦躁不安，面色苍白，肢端冰冷。T37.5℃，115 次 / 分，血压100/85mmHg，呼吸 24 次 / 分。可见左侧胸廓畸形，呼吸运动受限。全腹压痛，左上腹为著，伴有轻度肌紧张、反跳痛。移动性浊音（+），肠鸣音 8 次 / 分。尿量少、未解大便。进一步检查提示：左侧 6、7、8 肋骨骨折，外伤性脾破裂、肠破裂。

问题讨论：该患者当前是否存在休克？休克早期判断的标准有哪些？

该患者当前需要做好方面的监测并制订相应的急救措施。

2. 休克临床表现　休克的临床表现可分为两个阶段，即休克代偿期和休克抑制期。

（1）休克代偿期：在休克早期，机体处于代偿阶段，中枢神经系统兴奋性提高，交感肾上腺轴兴奋，患者主要表现为神情紧张、焦躁不安、面色苍白、四肢厥冷，呼吸、心率加快，脉压缩小，尿量正常或减少等。

（2）休克抑制期：患者主要表现为神情淡漠、反应迟钝，甚至意识模糊甚至昏迷；皮肤湿冷、口唇肢端发绀、脉搏细速、血压进行性下降。严重时，全身皮肤、黏膜明显发绀，脉搏触摸不清、血压检测不到，少尿甚至无尿。若出现进行性呼吸困难、烦躁、发

绀，给予一般的吸氧不能改善呼吸状态，应考虑已发生 ARDS。

不同类型休克的症状和体征都不尽相同，典型休克的诊断一般不难。其诊断要点主要有：患者出现神志淡漠、反应迟钝、面色苍白、四肢厥冷、皮肤黏膜发绀、外周静脉塌陷，收缩压 < 90mmHg、脉压 < 20mmHg，脉搏细速（> 100 次 / 分），尿量 < 25mL/h。休克不同分期和程度的临床表现（表 2–1）。

表 2–1 休克不同分期和程度的临床表现

分期	程度	临床表现							周围循环情况	失血量估计（成人低血容量性休克）
		神志	脉搏	血压	口渴	皮肤黏膜		尿量		
						色泽	温度			
休克代偿期	轻度	神志清楚，精神紧张，伴有痛苦的表情	100 次以下，有力	收缩压正常或稍升高，舒张压增高，脉压缩小	口渴	开始苍白	正常发凉	正常	正常	20% 以下（800mL 以下）
休克抑制期	中度	神志尚清楚，表情淡漠		收缩压 90～70mmHg 脉压小	很口渴	苍白	发冷	尿少	表浅静脉塌陷，毛细血管充盈迟缓	20%～40%（800～1600mL）
	重度	意识模糊，甚至昏迷	速而细弱，或模不清	收缩压在 70 mmHg 以下或测不到	非常口渴，可无主诉	显著苍白，肢端青紫	冰冷（肢端更明显）	尿少或无尿	毛细血管充盈非常迟缓，表浅静脉塌陷	40% 以上（1600mL 以上）

3. 休克患者的动态监测

（1）一般监测

1）意识状态：是反映休克的一项敏感指标，可反映脑组织血液灌流情况。休克早期，轻度脑缺氧时，患者出现烦躁不安，随着休克的加重，脑组织缺氧持续存在，患者开始出现神情淡漠或意识模糊，甚至昏迷。

2）脉率和血压：一般认为，收缩压 < 90mmHg、脉压 < 20mmHg 是休克存在的表现。脉率增快往往早于血压的降低，是休克早期的重要诊断指标之一。休克代偿期因心率加快和外周动脉收缩，血压可正常甚至稍升高，多舒张压升高，而脉压差缩小。休克抑制期，血压进行性下降，甚至无法监测，脉压差更小。

3）呼吸：休克早期，患者常因机体缺氧而出现呼吸急促；若存在代谢性酸中毒时，呼吸深而快；随着休克加重，出现呼吸微弱。

4）皮肤的色泽及湿度：休克时患者常出现面色苍白，皮温降低，出冷汗常等。若皮肤、口唇发绀，甲下毛细血管充盈和浅静脉充盈时间延长等，常提示微循环血液淤滞；严重者可发生 DIC；若皮肤由苍白、紫绀转为红润，四肢湿冷转为温暖干燥，提示休克好转。

5）尿量：尿量是反映肾血流灌注情况的常用指标。如尿量 < 20mL/h，比重低且恒定在 1.010 左右，常提示有急性肾衰竭。若尿量 > 40mL/h，则表明肾脏血液灌流改善，是休克好转的一个重要指标。

（2）特殊监测

1）中心静脉压（CVP）：中心静脉压是指近右心房的胸腔段上、下腔静脉的压力，中心静脉压的变化是监测休克的一项灵敏指标，正常值为 5 ~ 10cmH$_2$O。当 CVP < 5cmH$_2$O 提示血容量不足；当 CVP > 15cmH$_2$O 则提示心功能不全或静脉血管床收缩。

2）心指数（CI）与心排出量（CO）：CO 和 CI 的监测对判断中、重度休克患者的血流动力学分型及抢救治疗有很大的帮助。CI 是单位体表面积的心排出量，正常值为 2.5 ~ 3.5L/（min•m^2）。CO 是每搏量与心率的乘积，用 Swan-Ganz 导管由热稀释法测出，成人 CO 正常值为 4 ~ 6L/min。

3）肺毛细血管楔压（PCWP）：肺动脉压（PAP）和肺毛细血管楔压（PCWP），可反映肺静脉、左心房和左心室压力。PCWP 正常值为 6 ~ 15mmHg；PAP 正常值为 10 ~ 22mmHg，与左心房内压接近。PCWP 低于正常值反映血容量不足（较 CVP 敏感）；PCWP 增高反映左房压力增高如肺水肿等。

4）动脉血气分析：常用指标包括动脉血氧分压、二氧化碳分压和动脉血酸碱度等。动脉血氧分压（PaO$_2$）的正常值为 80 ~ 100mmHg，而二氧化碳分压（PaCO$_2$）的正常值则为 33 ~ 46mmHg。休克时可因缺氧而表现通气过度，PaCO$_2$ 可以有所降低。若在通气良好的情况下，PaCO$_2$ 反而呈现增高，则表示有肺功能不全。动脉血酸碱度（pH 值）正常值为 7.35 ~ 7.45，反映机体总体的酸碱平衡状态。pH 值的改变可反映体内酸碱代谢的情况，休克患者代谢性酸中毒比较常见。

5）动脉血乳酸盐测定：正常值为 1 ~ 1.5mmoL/L。休克时无氧代谢必然导致高乳酸血症的发生，监测其变化有助于估计休克程度及预后。乳酸盐值越高，预后越差，若超过 8mmoL/L，几乎无生存可能。

6）DIC 的检测：对于有出血倾向的患者，需要测定血小板、凝血因子及纤溶活性等指标。

7）胃肠黏膜内 pH 值监测：胃黏膜内 pH 正常范围为 7.35 ~ 7.45，能反映组织局部的灌注和供氧情况。

4. 休克的急症处理措施

（1）治疗原则　去除病因，对症治疗，密切监护，抓住主要矛盾，争分夺秒抢救。恢复有效循环血量，保证充足的组织灌注及氧合是休克治疗的主要目标。在恢复血流动力学稳定的同时，尽早去除休克的病因以及并发症的防治是休克治疗的重要部分。

（2）紧急处理 首先处理引起休克的原发伤和原发病，休克患者急救时可采取头部和躯干部抬高 20°～30°，下肢抬高 15°～20°的体位。及早建立静脉通路，并以药物维持血压。早期给予吸氧，注意保温，酌情给予镇静或镇痛剂。

（3）恢复有效循环血量 是治疗休克的重要环节. 休克时存在血容量不足，恢复有效循环血量是纠正休克引起的组织低灌注和缺氧的关键。临床实施静脉补液时应结合患者具体情况选择输液的剂量、成分和输注速度，应以休克的类型、程度、时间、尿量和 CVP 变化作为依据。

（4）纠正酸碱失衡 一般中度以上休克，由于持续缺血缺氧，致使糖、脂肪及蛋白分解代谢亢进，大量酸性代谢产物堆积而发生代谢性酸中毒。合并呼吸衰竭者，也可因呼吸抑制，CO_2 潴留出现呼吸性酸中毒，应根据病情合理纠正。

（5）药物应用 一般来说，在抗休克时经采用消除病因、补充血容量等措施之后血压仍不回升，则可使用血管活性药物，以调节血管舒缩功能，改善微循环的血液灌流。合理使用血管活性药物，改善组织的血液灌流，阻止休克的发展，是抗休克的重要措施之一。

1）血管收缩剂：常用于外科休克的血管收缩药有间羟胺、去甲肾上腺素和多巴胺等。去甲肾上腺素：以兴奋 α–受体为主，收缩血管和升压作用很强；间羟胺（阿拉明）：是临床最常用的升压药物；多巴胺是外科休克最常用的血管活性药。它可作用于 α 和 $β_1$ 受体以及多巴胺受体，不同的剂量所起的效应有所不同。临床可以联合应用两种血管活性药，取长补短。

2）血管扩张剂：外科常用的血管扩张药有硝普钠、硝酸甘油、酚妥拉明、抗胆碱能药物等，它们的药理作用各异。硝普钠主要作用于血管平滑肌，使周围血管阻力和肺动脉楔压降低；酚妥拉明为受体阻滞剂，可使周围阻力降低和心搏增强；硝酸甘油则主要使肺动脉楔压降低；山莨菪碱为胆碱能受体阻滞剂，其血管扩张作用不如前三者，但作用时间稍长，可使心率加快。

3）强心药：包括兴奋 α、β 肾上腺素能受体兼有强心功能的药物，如多巴胺和多巴酚丁胺等，其他还有强心苷如毛花苷丙（西地兰），可增强心肌收缩力，减慢心率。强心剂可防治快速补液时可能发生的心衰和肺水肿，但注意控制用量，以防洋地黄中毒。

（6）治疗 DIC 对诊断明确的 DIC，可用肝素抗凝，肝素 0.5～1mg（50～100μ）/kg，加入 5% 葡萄糖溶液 250mL 中静脉滴注，每 6 小时 1 次，如凝血时间（试管法）超过 30 分钟则须停药。有时还使用抗纤溶药，如氨甲苯酸、氨基己酸，和抗血小板黏附和聚集的阿司匹林、双嘧达莫等。

（7）激素的应用：皮质类固醇可用于感染性休克和其他较严重的休克。其作用主要包括扩张血管、增加心排出量、改善微循环、保护细胞膜、中和内毒素等。

（8）其他　休克晚期或重度、极重度休克多有 1 个或 2 个以上器官功能不全或衰竭，救治困难，故应早期加以防治并加强对症支持治疗。休克治疗中还可中西医结合，利用中医辨证施治以加强临床治疗效果。

【注意事项】

休克是由多种原因引起的一组临床病理综合征，尤其在外科患者更为常见。休克病情进展迅速、变化多端、对于休克的患者必须严密监测生命体征以及相关指标，及早做好病情的预判及治疗方案。休克治疗的关键是补充有效循环血量，纠正组织的低灌注状态，早期诊断，及时治疗，对于预防继发脏器功能衰竭至关重要。

实践三　麻醉并发症的观察与处理

【实践目的】

1. 掌握椎管内麻醉、全身麻醉并发症的观察与处理。
2. 熟悉局部麻醉药毒性反应的临床表现和处理方法。
3. 了解患者麻醉中、麻醉后主要检测的内容及方法。

【实践准备】

1. 临床见习　参观医院麻醉恢复室和 ICU 病房，观察各类麻醉、手术后患者的监测内容、监测设备使用及不同并发症的处理方法。
2. 模拟仿真教学　如无见习条件，可在实训室内进行，利用高仿真人体模型进行模拟教学，或教师准备视频或病案资料，供学生学习讨论。

【实践内容】

学生分小组在老师指导下，观察各种麻醉并发症及处理。

1. 呼吸系统并发症的发生与处理

（1）舌后坠　多由于全身麻醉后镇静镇痛或肌松药物没有完全代谢而导致口咽部软组织压迫而引起的一种呼吸道梗阻，表现为呼吸不畅、打鼾等。拔管后若出现舌后坠，可给予相应拮抗药，唤醒患者，必要时置口咽或者鼻咽通气道、托下颌法等；如仍无改善者，需行气管插管或气管切开。

（2）喉痉挛及支气管痉挛　喉痉挛是一种防御反射，可因静脉麻醉、缺氧及二氧化碳蓄积使咽喉部应激性增高或浅麻醉下咽喉部受刺激，均可诱发喉痉挛。表现为呼吸困难，吸气时鸡鸣声，发绀，重者窒息。处理原则是消除诱发原因，解除呼吸困难，包括吸除咽喉部异物、加压吸氧或药物治疗。

（3）低氧血症　由于麻醉药和肌松药的作用，易造成患者呼吸抑制，通气量不足。拔管后要密切观察患者血氧饱和度，一旦发生低氧血症，可唤醒患者，嘱其深呼吸，并用面罩充分给氧。

2. 循环系统并发症的发生与处理

（1）高血压　发生高血压的原因通常为高血压患者术前血压控制不佳。麻醉手术中可因二氧化碳蓄积，疼痛刺激，各种管道插入的刺激，以及麻醉变浅后的气管导管的刺激都会引起血压升高，因此首先要找到引起高血压的原因，并对症处理。

（2）低血压　麻醉过深、血容量不足、术中失血过多、过敏反应等可导致低血压。应监测尿量、血红蛋白及血细胞比容，必要时监测中心静脉压或肺动脉楔压以指导输血输液；治疗原则包括补充血容量，恢复血管张力（应用血管收缩药）及病因治疗，抬高下肢或使用血管活性药物收缩血管。

（3）心律失常　心律失常多因麻醉过浅、低血容量、贫血及缺氧引起，应针对病因进行治疗。

3. 神经系统并发症的发生与处理　患者术后未完全清醒、术后疼痛、导尿管的刺激、低氧血症以及手术对体位的限制引起的不舒适等均可导致患者出现躁动。应根据原因进行处理，安慰鼓励患者，常规加护床栏，躁动严重者给予适当约束，必要时对患者进行镇静、止痛处理。

4. 消化系统并发症的发生与处理　恶心呕吐：麻醉未清醒患者一旦发生恶心呕吐，应予患者头偏向一侧，防止吸入引起窒息，或予吸引器吸引；清醒患者嘱患者自主吐出。恶心呕吐剧烈的可以遵医嘱予止吐药物，同时做好解释工作，避免患者恐惧紧张。

【注意事项】

1. 麻醉者应熟练掌握各种麻醉操作技术，避免麻醉失误所造成的并发症发生。

2. 应密切观察麻醉手术后患者，及时发现和正确处理各种并发症。

3. 正确使用麻醉恢复室或监护室各种监测设备。

实践四　手术区域消毒铺巾（以腹部手术为例）

【实践目的】

1. 掌握手术区域铺巾的方法和注意事项。

2.熟悉手术区域消毒铺巾的消毒方法及消毒范围。

3.了解手术区域消毒铺巾的目的。

【实践准备】

1.用物准备　清洁干燥器械车1个，上面放腹部布类无菌包（1件剖腹单、2块中单、6块治疗巾、4把布巾钳、1把无菌卵圆钳和2个小药杯，及2件手术衣按顺序摆放），清洁干燥升降器械台1个，碘伏棉球，消毒小药缸，无菌手套2双，无菌干缸和无菌持物钳。医疗垃圾桶和生活垃圾桶。

2.操作者准备　巡回护士衣帽整齐，戴口罩，已进行常规洗手；手术护士和第一助手穿洗手衣裤，已进行外科洗手完毕，拱手姿势。

【实践内容】

1.巡回护士在器械车上打开布类包，用手打开第一层，用无菌持物钳打开第二层，并用持物钳从包中取出一件手术衣递给手术护士，把另一个手术衣放在包内的物品旁边，取出无菌卵圆钳及两个小药杯递给第一助手，并协助第一助手夹取消毒棉球（由巡回护士完成）。

2.第一助手在刷手后、穿手术衣之前，右手持卵圆钳（消毒钳取头低柄高位）夹住消毒纱球或者消毒纱布，浸蘸碘伏，棉球或消毒纱布要干湿适中。

3.消毒范围至少包括切口周围15cm（本操作为腹部手术消毒，范围至少要求上至乳头连线，下至大腿上1/3，两侧至腋中线，包括会阴部）。

4.消毒顺序要以切口为中心，向四周划圈、划框或划双L法消毒，肛门、会阴或者感染区手术消毒方向要相反；已涂过外周部位的纱布或棉球，不能再返回中心区域，手术野内不留空白点。

5.消毒次数为两遍，每遍间隔1～2分钟，后一次消毒范围须小于前一次；完成消毒后应将消毒物品置于指定有菌区。

6.手术护士穿手术衣、戴无菌手套后取治疗巾展开，由近侧向前铺于升降器械台上（在手术野铺巾前后各铺1块）。

7.铺手术野（手术护士和第一助手协作进行）。无菌巾第1～3块治疗巾1/4折叠后折叠面正对消毒者，第4块治疗巾1/4折叠后折叠面对自己（手术护士），手术护士双手持治疗巾两端，保护双手递出；第一助手接巾后分别铺在切口下方、上方、对侧、同侧，最后把手术护士递给的4把布巾钳夹住交角处。注意二人的手不要接触。

8.第一助手穿手术衣、戴无菌手套。手术护士和第一助手继续协作，把中单二块分别进行下、上横铺，切口正对治疗巾边缘，注意保护二人双手不能被污染。

9.确定剖腹单方向，有三角标志的顶角朝向头部，剖腹单孔洞对准切口后放置。手术护士和第一助手协作，双侧抖开布单，手不过低。打开剖腹单，保护双手不接触非无菌物品。

10.手术巾一旦铺好不能随便移动，若需调整只能由内向外移动（口述）。

【注意事项】

1.严格执行无菌操作技术原则。

2.铺巾时最好一次到位，如需移动，只可向外移动。

3.传递无菌治疗巾时要注意折叠面方向不能错误。

实践五　常用手术器械、物品的识别和应用

【实践目的】

1.掌握常用手术器械的正确使用方法。

2.熟悉外科常用器械的结构特点。

3.了解常用手术器械、物品的基本使用方法及基本性能。

【实践准备】

1.物品准备　清洁干燥器械车1个上面放无菌布，备手术刀及刀柄、手术剪、血管钳、手术镊、持针钳、拉钩、缝合针和缝合线等。

2.操作者准备　巡回护士衣帽整齐，戴口罩，已进行常规洗手；手术护士和第一助手穿洗手衣裤，已进行外科洗手完毕，拱手姿势。

【实践内容】

1.认识手术刀及应用

（1）介绍手术刀　手术刀由刀柄和可装卸的刀片两部分组成，刀柄一般根据其长短及大小来分型，刀片的种类较多按其形态可分为圆刀、弯刀及三角刀等。

（2）练习拆装手术刀　刀片的安装与取卸应用持针器夹持，不可徒手操作。装载刀片时，用持针器夹持刀片前端背部，使刀片的缺口对准刀柄前部的刀楞稍用力向后拉动即可装上，反之取下。手术刀有执弓式、执笔式、握持式、反挑式等执刀方式。

2.认识手术剪及应用

（1）介绍手术剪　分为组织剪和线剪两大类。组织剪刀薄、锐利，有直弯两型大小长

短不一。主要用于分离、解剖和剪开组织。线剪多为直剪，又分剪线剪和拆线剪。前者用于剪断缝线、敷料、引流物等，后者用于拆除缝线。拆线剪的结构特点是一页钝凹，一页尖而直。

（2）练习执剪　正确的执剪姿势为拇指和环指分别扣入剪刀柄的两环，中指放在环指的剪刀柄上，示指压在轴节处起稳定和导向作用。

3.认识血管钳及作用

（1）介绍血管钳　是主要用于止血的器械，故也称止血钳。此外，还可用于分离、解剖、夹持组织，也可用于牵引缝线，拔出缝针或代镊使用。代镊使用时不宜夹持皮肤、脏器及较脆弱的组织，切不可扣紧钳柄上的轮齿以免损伤组织。临床上血管钳种类很多，依齿槽床的不同可分为弯、直、直角、弧形、有齿、无齿等。注意前端钩齿可防止滑脱对组织的损伤较大，不能用作一般的止血。

（2）血管钳的正确执法　基本同手术剪，有时还可采用掌握法或执钳操作。关闭血管钳时两手动作相同，但在开放血管钳时两手操作则不一致。

4.认识手术镊及其应用

（1）介绍手术镊　用以夹持或提取组织，便于分离、剪开和缝合也可用来夹持缝针或敷料等。其种类较多有不同的长度，镊的尖端分为有齿和无齿，还有为专科设计的特殊手术镊。有齿镊前端有齿，齿分为粗齿与细齿，粗齿镊用于提起皮肤、皮下组织、筋膜等坚韧组织。细齿镊用于肌腱缝合、整形等精细手术夹持牢固，但对组织有一定的损伤作用。无齿镊前端平，其尖端无钩齿，分尖头和平头两种用于夹持组织、脏器及敷料。

（2）正确的持镊姿势　是拇指对示指与中指，把持二镊脚的中部稳而适度地夹住组织。

5.认识持针钳及作用

（1）介绍持针钳　也叫持针器主要用于夹持缝合针来缝合组织，有时也用于器械打结，其基本结构与血管钳类似。用时将持针器的尖端夹住缝针的中、后1/3交界处，并将缝线重叠部分也放于内侧针嘴内。

（2）持针钳的执握方法　①把抓式，也叫掌握法，即用手掌握拿持针钳钳环紧贴大鱼际肌上，拇指、中指、环指及小指分别压在钳柄上，示指压在持针钳中部近轴节处。利用拇指及大鱼际肌和掌指关节活动维持、张开持针钳柄环上的齿扣。②指扣式，为传统执法，用拇指、环指套入钳环内，以手指活动力量来控制持针钳关闭，并控制其张开与合拢时的动作范围。③掌拇法，即示指压在钳的前半部拇指及其余三指压住一柄环固定手掌中。此法关闭、松钳较容易进针稳妥。

6.认识缝合针与手术用线

（1）缝合针　缝合针简称缝针，是用于各种组织缝合的器械，它由针尖、针体和针尾三部分组成。针尖形状有圆头、三角头及铲头三种。针体的形状有近圆形、三角形及铲形三种。临床上根据针尖与针尾两点间有无弧度将缝针分为直针、半弯针和弯针，按针尖横断而的形状分为角针和圆针。直针适合宽敞或浅部操作时的缝合，如皮肤及胃肠道黏膜的缝合，有时也用于肝脏的缝合。弯针临床应用最广，适于狭小或深部组织的缝合。几乎所有组织和器官均可选用不同大小、弧度的弯针做缝合。无损伤缝针，主要用于小血管、神经外膜等纤细组织的吻合。三角针，针尖前面呈三角形（三菱形）能穿透较坚硬的组织，用于缝合皮肤、韧带、软骨和瘢痕等组织，但不宜用于颜面部皮肤缝合。圆针针尖及针体的截面均为圆形，用于缝合一般软组织，如胃肠壁、血管、筋膜、腹膜和神经等。

（2）手术用线　用于缝合组织和结扎血管。手术用线分为可吸收线和不吸收线两大类。可吸收缝线主要有肠线及合成纤维线。肠线由绵羊的小肠黏膜下层制成。用于缝合深部组织。肠线的粗细通过编号来表示，正号数越大的线越粗。合成纤维线，均为高分子化合物，其优点有组织反应轻、抗张力较强、吸收时间长并有抗菌作用。根据缝线张力强度及粗细的不同亦分为不同型号。正号数越大表示缝线越粗张力强度越大。多用于皮肤、皮下组织、腹膜、筋膜等的缝合；金属线常用于缝合骨、肌腱、筋膜减张缝合或口腔内牙齿固定等。

【注意事项】

1.严格执行无菌操作技术原则。

2.外科器械是精密仪器要操作轻柔动作准确。

实践六　手术体位的安排

【实践目的】

1.掌握常用手术患者的适用体位。

2.熟悉各种外科体位的摆放。

3.了解体位摆放的意义。

【实践准备】

1.模拟手术台或者在手术室内。

2.模拟患者。

【实践内容】

1.讲解手术体位的总体要求　患者舒适、安全、无并发症，充分显露术野便于医生操作，固定牢靠、不易移动，不影响呼吸循环功能。作为一名手术室的护士必须熟练掌握各种手术体位的摆放。

2. 仰卧位　包括水平仰卧位、垂头仰卧位、侧头仰卧位、上肢外展仰卧位等为最常见的手术体位。

（1）水平仰卧位　患者仰卧于手术床上。双上肢自然放于身体两侧，中单固定。双下肢伸直，双膝下放一软垫防止双下肢伸直时间过长引起神经损伤，约束带轻轻固定膝部。

（2）垂头仰卧位　常用于甲状腺、颈前路、气管异物等手术，双肩下垫一肩垫，抬高肩部20°，头后仰颈下垫一圆枕，防止颈部悬空，头两侧置小沙袋固定头部。

（3）侧头仰卧位　适用耳部、颌面部、头部等手术，患者仰卧患侧在上，健侧头下垫一头圈，肩下垫一软垫，其余同水平仰卧位。

（4）上肢外展仰卧位　将患侧上肢外展于托手架上，外展不得超过90°，以免损伤臂丛神经，其余同水平仰卧位。

2. 侧卧位　包括胸部侧卧位、肾脏侧卧位、髋部手术侧卧位。

（1）胸部侧卧位　适用于肺、食管、侧胸壁、侧腰部等手术，适用于肺、食管、侧胸壁、侧腰部等手术。

（2）肾脏侧卧位　适用于肾及输尿管中上段手术，患者肾区要对准腰桥上侧，下肢伸直，下侧下肢屈曲90°。

（3）髋部手术侧卧位：适用于髋部关节及股骨上段、股骨颈手术。侧卧90°，患侧向上，腋下垫一腋垫，束臂带固定双上肢于托手架上，骨盆两侧各垫一长沙袋并固定于中单下，头下垫一软枕，两腿之间放一大软垫约束带将大软垫与下侧下肢一起固定而上侧下肢不约束，以便于术中复位的需要。

3. 俯卧位　适用于后颅窝、颈椎后路、脊椎后路等手术。将弓形体位架调整到手术估计的需要角度，待患者麻醉后将患者俯卧至弓形架上，头置于头托上，患者的胸腹部呈悬空状，保持胸腹部呼吸不受限制，同时避免因压迫下腔静脉回流不畅而引起的低血压，双上肢自然弯曲置于头侧，并用约束带固定，双足部垫一大软枕，使踝关节自然弯曲下垂，防止足背过伸引起的足背神经损伤。

4. 膀胱截石位　适用于肛门、尿道、会阴部、经腹会阴联合切口、阴道手术、经阴道子宫切除、直肠等手术。患者仰卧两腿屈髋，膝放于腿架上，腿与腿架之间垫一棉垫，并用约束带固定，两腿高度以患者腘窝的自然弯曲下垂为准，过高压迫腘窝，两腿跨度小于45°，将膝关节摆正，防止腓总神经损伤，将床尾摇下。

5. 半坐卧位　适用于局部麻醉下扁桃体摘除、鼻息肉摘除术、鼻中隔矫正术等。双上肢自然放于身体两侧，患者坐起与床体成90°。

【注意事项】

1. 患者要安全舒适，骨隆突处要垫好软枕及海绵垫，以防受压。
2. 要充分暴露术野。
3. 俯卧位时，保持呼吸道通畅。
4. 注意血液循环通畅，避免神经受压。
5. 患者的皮肤不能接触手术床的金属部分，防止电灼伤。

实践七　手术人员的无菌准备

【实践目的】

1. 掌握手术人员的无菌规则。
2. 熟悉手术人员的无菌操作。

【实践准备】

1. 手术室及相关的环境准备。
2. 手术衣、手套、帽子、消毒用毛刷、无菌巾、清洁用手巾、消毒液、灭菌王、碘伏。

【实践内容】

1. 术前一般性准备　手术人员进入手术室，首先在非限制区内换上手术室专用鞋，除去身上的所有饰物；穿上专用洗手衣和裤，将上衣扎入裤中，自身衣服不得外露；戴好专用手术帽和口罩，要求遮盖住头发、口鼻；指甲短且无甲下积垢，手臂皮肤无破损及感染，方可进入限制区进行手臂的洗刷与消毒。

2. 手臂的洗刷与消毒

（1）肥皂水刷手法　按普通洗手方法将双手及前臂用肥皂和清水洗净。用消毒毛刷蘸取消毒肥皂液刷洗双手及手臂，从指尖到肘上 10cm 刷手时尤应注意甲缘、甲沟、指蹼等处。刷完一遍，指尖朝上肘向下，用清水冲洗手臂上的肥皂水。然后，另换一消毒毛刷，同法进行第二、三遍刷洗，共约 10 分钟。每侧用一块无菌毛巾从指尖至肘部擦干，擦过肘部的毛巾不可再擦手部，以免污染。将双手及前臂浸泡在 70% 乙醇桶内 5 分钟，浸泡范围至肘上 6cm 处。若有乙醇过敏，可改用 1：1000 苯扎溴铵溶液浸泡，也可用 1：5000 氯己定（洗必泰）溶液浸泡 3 分钟。浸泡消毒后，保持拱手姿势待干，双手不得下垂，不能接触未经消毒的物品。

（2）碘伏刷手法　按肥皂水刷手法刷洗双手、前臂，约 3 分钟。清水冲净，用无菌毛巾擦干。用浸透 0.5% 碘伏的纱布，从一侧手指尖向上涂擦直至肘上 6cm 处，同法涂擦另一侧手臂。换纱布再擦一遍。保持拱手姿势，自然干燥。

（3）灭菌王刷手法　用肥皂水洗净双手、前臂至肘上 10cm，用清水彻底冲净。用蘸灭菌王 3 ～ 5mL 的消毒毛刷刷手、前臂至肘上 10cm，3 分钟，流水冲净，用无菌毛巾擦干。用吸足灭菌王的纱布涂擦，从手指尖到肘上 6cm 处，自然待干。

3. 穿无菌手术衣法　从器械台上拿取折叠好的无菌手术衣，选择较宽敞处站立，手提衣顿，抖开。两手提住衣领两角，衣袖向前，将衣展开，内侧面面对自己。

将衣向上轻轻抛起，双手顺势插入袖中，两臂前伸，不可高举过肩，也不可向左右伸开，以免污染。由巡回护士在穿衣者背后协助提拉衣内侧，并系住衣领后带和腰带。

4. 戴无菌手套法　无菌手套有干、湿两种，戴法各不相同。戴干无菌手套的程序为先穿手术衣，后戴手套。戴湿无菌手套的程序是先戴手套，后穿手术衣。临床多采用前种方法。

5. 脱手术衣法　先由巡回护士解开腰带及领口系带，再由他人帮助或自行脱下手术衣，最后脱去手套。

【注意事项】

1. 各项操作严格执行无菌操作技术原则以及手术的各项管理规定。
2. 术前刷手需要注意甲沟、甲缘、指蹼等部位的刷洗。
3. 戴无菌手套时手套的内外不可以接触，未戴手套的手只可以接触手套的内面。
4. 医生的术前准备若已完善的注意保护自己的无菌区域，避免遭到污染。

实践八　清创与换药（清创示教、换药操作）

一、清创

【实践目的】

1. 掌握清创的方法和注意事项。
2. 了解清创的目的。
3. 熟悉清创的适应证。

【实践准备】

1. 清创前须对患者进行全面评估。

2.如伤口较大，污染严重，应预防性应用抗生素。

3.应用止痛和术前镇痛药物。

【实践内容】

1.清洗去污　分清洗皮肤和清洗伤口两步。

（1）清洗皮肤　用无菌纱布覆盖伤口，再用汽油或乙醚擦去伤口周围皮肤的油污。术者按常规方法洗手、戴手套，更换覆盖伤口的纱布，用软毛刷蘸消毒皂水刷洗皮肤，并用冷开水冲净。然后换另一只毛刷再刷洗一遍，用消毒纱布擦干皮肤。两遍刷洗共约10分钟。

（2）清洗伤口　去掉覆盖伤口的纱布，以生理盐水冲洗伤口，再用过氧化氢冲洗出泡沫，再用生理盐水冲掉泡沫，在用消毒镊子或小纱布球轻轻除去伤口内的污物、血凝块和异物。

2.清理伤口　施行麻醉，擦干皮肤，用碘酊、乙醇消毒皮肤，铺盖消毒手术巾准备手术。术者重新用乙醇或新洁尔灭液泡手，穿手术衣，戴手套后即可清理伤口。对浅层伤口，可将伤口周围不整皮肤缘切除0.2～0.5cm，切面止血，消除血凝块和异物，切除失活组织血管清创术和明显挫伤的创缘组织（包括皮肤和皮下组织等），并随时用无菌盐水冲洗。对深层伤口，应彻底切除失活的筋膜和肌肉，但不应将有活力的肌肉切除，以免切除过多影响功能。为了处理较深部伤口，有时可适当扩大伤口和切开筋膜，清理伤口，直至比较清洁和显露血循环较好的组织。如同时有粉碎性骨折，应尽量保留骨折片；已与骨膜游离的小骨片则应予清除。伤口如有活动性出血，在清创前可先用止血钳钳夹，或临时结扎止血。待清理伤口时重新结扎，除去污染线头。

3.修复伤口　清创后再次用生理盐水清洗伤口。再根据污染程度、伤口大小和深度等具体情况，决定伤口是开放还是缝合，是一期还是延期缝合。未超过12小时的清洁伤口可一期缝合；大而深的伤口，在一期缝合时应放置引流条；污染重的或特殊部位不能彻底清创的伤口，应延期缝合，即在清创后先于伤口内放置凡士林纱布条引流，待4～7日后，如伤口组织红润，无感染或水肿时，再作缝合。头、面部血运丰富，愈合力强，损伤时间虽长，只要无明显感染，仍应争取一期缝合。缝合伤口时，不应留有无效腔，张力不能太大。对重要的血管损伤应修补或吻合；对断裂的肌腱和神经干应修整缝合。显露的神经和肌腱应以皮肤覆盖；开放性关节腔损伤应彻底清洗后缝合；胸腹腔的开放性损伤应彻底清创后，放置引流管或引流条。

【注意事项】

1.伤口清洗是清创术的重要步骤，必须反复用大量生理盐水冲洗，务必使伤口清洁后再作清创术。麻醉，只能在清洗伤口后麻醉。

2.清创时既要彻底切除已失去活力的组织，又要尽量爱护和保留存活的组织，这样才能避免伤口感染，促进愈合，保存功能。

3.组织缝合必须避免张力太大，以免造成缺血或坏死。

二、换药

【实践目的】

1.掌握换药的方法和注意事项。

2.了解手换药的目的。

【实践准备】

1.操作者准备　整理服饰，修剪指甲，常规洗手，戴口罩、帽子。

2.物品准备　常规换药物品包括换药碗2个，一个盛放无菌纱布及油纱布条等干敷料，另一个盛放碘伏棉球、乙醇棉球或湿纱布等湿敷料；弯盘1个，盛放从创面上取下的敷料、引流物和换药时用过的棉球、敷料等污秽物。换药镊两把（有齿、无齿各1把）有时根据伤口创面的具体情况，还要准备引流条（管）、无菌剪刀、探针和必须的外用药、绷带、腹带或宽胶布等。

3.患者准备　做好医患沟通，取得患者配合。

4.模拟仿真教学　如无条件，可在实训室内进行，利用高仿真人体模型进行模拟教学，或教师准备视频或病案资料，供学生学习讨论。

【实践内容】

1.去除敷料

（1）先用手取下伤口外层绷带及敷料　撕胶布时应自伤口由外向里，可用手指轻轻推揉贴在皮肤上的胶布边沿，待翘起后用一只手轻压局部皮肤，另一只手牵拉翘起的胶布，紧贴皮面（即与皮肤表面平行）向相反的方向慢慢取下，切不可垂直地向上拉掉，以免产生疼痛或将表皮撕脱。还可用一只手指伸至敷料边缘与皮肤之间，轻柔地用手指向外推压皮肤或分离胶布与皮肤的黏合部分。若遇胶布粘着毛发时，可剪去毛发或用汽油、乙醚、松节油等浸润后揭去。

（2）伤口内层敷料及引流物　应用无菌镊取下，揭起时应沿伤口长轴方向进行。若内层敷料与创面干结成痂，则可将未干结成痂的敷料剪去，留下已干结成痂的敷料使其愈合；若创面内层敷料被脓液浸透，可用过氧化氢或生理盐水浸湿，待敷料与创面分离后再轻轻地顺创口长轴揭去。在换药过程中两把换药镊要保持其中一把始终处于相对的无菌状态，不可污净不分，随意乱用。

（3）敷料处理　取下的污秽敷料均放在弯盘内，不得随意丢弃，以防污染环境或交叉感染。

2. 创周皮肤处理　去除敷料后，1用％活力碘或70%乙醇棉球在创口周围由内向外消毒，注意勿使消毒液流入伤口内。若创周皮肤粘有较多胶布痕迹及污垢，则用松节油或汽油棉棒擦去，以减少对皮肤的刺激。

3. 创面处理

（1）用0.1%新洁尔灭或等渗盐水棉球自内向外轻柔地拭去创面分泌物，擦洗创周皮肤的棉球不得再洗创口内面。在拭去创面分泌物时切忌反复用力擦拭，以免损伤创面肉芽或上皮组织；擦拭创面所用棉球不应太湿，否则不但不易清除分泌物，反而使脓液外流污染皮肤和被褥，可用换药镊将棉球中过多的药液挤掉。

（2）脓腔深大者，棉球擦洗时应防止脱落在创口内。

（3）创面拭净后，应彻底移除伤口内线头、死骨、腐肉等异物。

（4）最后用乙醇棉球消毒创周皮肤。根据伤口情况选择凡士林纱布、药物或盐水纱布覆盖，或放入引流管、纱布引流条等。

4. 包扎固定　创面处理完毕，覆盖无菌干纱布，胶布黏贴固定。创面大，渗液多的创口，可加用棉垫，若胶布不易固定时须用绷带包扎。

【注意事项】

1. 垃圾分类处理　换药毕，整理好患者床单，并将污秽敷料到入污物桶内，换药用过的盘和器械放入洗涤池中洗净，消毒后备用。

2. 换药中操作轻柔，严格注意无菌原则。

3. 注意保护患者隐私与人文关怀。

实践九　脓肿切开引流术

【实践目的】

1. 掌握脓肿切开引流术的适应证、注意事项。

2. 熟悉脓肿切开引流术的操作方法。

【实践准备】

1. 用物准备　清洁干燥器械车1个上面放脓肿切开引流包（1把手术刀柄、1块手术刀片、1把持针钳，1把弯止血钳、1个穿刺针筒、干纱布若干、2个治疗盘、1块一次性洞巾），内装局部麻醉药 5mL 针管 1 支，无菌手套 1 双，碘伏棉球，消毒小药缸，凡士林纱布 2 包，脓液培养管 1 支，卫生纸若干。医疗垃圾桶 1 个。

2. 操作者准备　向患者解释即将进行的手术操作、效果及意义，征得患者同意后整理衣帽，戴口罩，进行常规洗手。

【实践内容】

1. 助手或家属用卫生纸垫在脓肿下方衣物或病床上。术者打开布类包，徒手打开第一层，带上手套打开第二层，装上手术刀片。

2. 常规消毒、铺巾。行局部浸润麻醉（小儿需用全身麻醉），表浅已近破溃的脓肿则不需麻醉。

3. 在波动最明显处，沿皮纹平行方向做切口，深部脓肿则根据穿刺留置的针头定位做切口。

4. 浅表脓肿以尖刀反挑割破皮肤，伸入血管钳，撑开切口排脓。较深脓肿，则应逐层切开直达脓肿，手持血管钳沿穿刺针插入脓腔，撑开血管钳，排出脓液。取部分脓液装入培养管。

5. 拔去定位穿刺针，示指从撑开的血管钳两臂间伸进脓腔，退出血管钳。

6. 以脓腔内的示指探查脓腔大小及方向，分开间隔，把引流不畅的多房脓腔变为一个单房脓腔；在脓腔最低处适当扩大切口，一般应与脓腔等长，必要时可做双切口对穿引流。

7. 用缠绕干纱布的手指伸入脓腔，清除游离的坏死组织；以 3% 过氧化氢溶液冲洗脓腔，并用生理盐水洗净。

8. 用凡士林纱布顺序填塞脓腔，尾端置于切口之外，并准确计数，外加敷料，绷带加压包扎。如脓腔较大，可用橡皮管置入脓腔底部引流，外端加以固定。

【注意事项】

1. 引流切口应在脓肿低位。切口大小以保证引流通畅为准。脓肿较深时应注意避免损伤血管和神经。为防止感染扩散，一般不伤及脓腔侧壁。

2. 术后第一次换药应留待 2 ～ 3 天后施行。

3. 表层敷料如被脓性渗出物浸透需随时更换，每次更换时，应如数拔除上次置入的引流物，并记录本次放入的引流物数目。

4. 术中穿刺所得脓液，应立即送细菌培养和药敏试验。

实践十 石膏绷带固定术

【实践目的】

1. 掌握石膏绷带固定术的操作方法。

2. 熟悉石膏绷带固定术的并发症及注意事项。

3. 了解石膏绷带固定术的目的。

【实践准备】

1. 石膏固定前，患处拍 X 线片，以备术后对照。向患者及其家属说明石膏固定的必要性。

2. 解释操作过程及术中石膏散热属正常现象，并告知患者肢体关节必须固定在功能位或所需的特殊体位，中途不能随意变动，以取得患者配合。

3. 对拟行石膏固定的肢体，用肥皂及清水清洁皮肤并擦干。若有伤口应提前更换敷料。

4. 备齐石膏固定所需用物，如石膏绷带、泡石膏绷带的水桶或水盆、石膏、刀、剪、衬垫、支撑木棍、卷尺和有色铅笔等。

【实践内容】

1. **体位** 摆好患者体位，一般取关节功能位。

2. **覆盖衬垫** 在石膏固定处的皮肤表面覆盖一层衬垫，骨突出部位辅衬软垫，以防局部受压形成压疮。

3. **浸透石膏** 水桶内盛水（水温约 40℃），将石膏卷平放并完全浸没在水中。等石膏卷停止冒气泡，完全浸透后，两手持石膏卷两头取出，并向中间轻挤，以挤出过多水分。

4. **石膏包扎** 右手握住石膏卷，左手将石膏卷贴着躯体向前推动，从肢体近侧向远侧，边推边在绷带上以手掌抚摩使绷带各层贴合紧密，无缝隙且平滑无褶。每一圈绷带盖住上一圈绷带的下 1/3，一般包 5～7 层，绷带边缘、关节部及骨折部要多包 2～3 层，注意松紧适宜。曲线明显、粗细不匀之处要用拉回打"褶裥"，使绷带贴合体表。

5. **捏塑整理** 石膏未定型前，需根据解剖特点适当捏塑及整理，使石膏在于固过程中固定牢稳。重点注意关节部位。石膏整理后，将衬垫从内面向外拉出一些，包起石膏边，用石膏糊粘贴在石膏上，以免毛边摩擦皮肤。四肢石膏绷带应露出手指或足趾，以便观察肢体末端血液循环、感觉和运动，同时可做功能锻炼。

6. **标记** 用红记号笔在石膏外标记石膏固定的日期及预定拆石膏的日期。

7. 干燥　石膏一般自然风干，必要时可用灯烤或热风机吹以促其干固。若石膏未干燥时不可用手指压迫石膏表面，托起时应用手掌而非手指，以防局部向内凹陷。

8. 开窗　石膏未干前，为便于局部检查或伤口引流、交换敷料等，可在相应部位开窗。已经开窗的石膏须用棉花填塞后包好，或将石膏盖复原后，用绷带加压包紧，以防软组织向外突出。

【注意事项】

1. 观察石膏固定肢体的末端血液循环情况，注意评估"5P"征：疼痛（pain）、苍白（pallor）、感觉异常（paresthesia）、麻痹（paralysis）及脉搏消失（pulse less）。若患者出现以上任何一种异常，应立即采取措施，以避免严重并发症。

2. 禁止患者将异物放入石膏内或搔抓石膏下皮肤。

3. 禁止患者将石膏内衬垫取出。

4. 石膏干固前用手掌平托石膏固定的肢体，维持肢体的位置，避免石膏折断。

5. 石膏固定常见并发症包括骨筋膜室综合征、关节僵硬或肢体坏死、压疮、石膏综合征、失用性骨质疏松等。应注意观察末梢循环，一旦出现血运障碍，立即通知医师，予以松解石膏等处理。

6. 四肢包扎石膏时需将患肢抬高，以预防肢体肿胀及出血。石膏背心及人字型石膏患者勿在头及肩下垫枕，避免胸腹部受压。下肢石膏应防足下垂及足外旋。

参考文献

［1］谢建兴.外科学［M］.北京：中国中医药出版社，2012.

［2］陈孝平.汪建平.外科学［M］.第8版.北京：人民卫生出版社，2013.

［3］李乃卿.西医外科学［M］.北京：中国中医药出版社，2003.

［4］梁力建.外科学［M］.第6版.北京：人民卫生出版社，2009.

［5］陈主初.病理生理学［M］.北京.人民卫生出版社，2005.

［6］吴在德，吴肇汉.外科学［M］.第7版.北京：人民卫生出版社，2010.

［7］吴孟超.吴在德.吴肇汉，等，外科学［M］.第8版，人民卫生出版社，2013.

［8］谢建兴.等.外科学［M］.第10版.中国中医药出版社，2016.

［9］龙明，王立义，等.外科学［M］.第7版.北京：人民卫生出版社，2014.